全球健康与发展

探索医疗创新的低碳之路

刘国恩　秦雪征◎主　编
方　海　许　铭　张海滨◎副主编

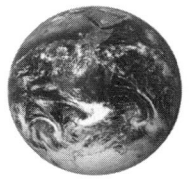

GLOBAL HEALTH AND DEVELOPMENT

Low-Carbon Economy and
Health Innovation

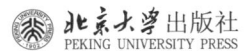

图书在版编目(CIP)数据

全球健康与发展：探索医疗创新的低碳之路／刘国恩，秦雪征主编. -- 北京：北京大学出版社，2025.7. -- ISBN 978-7-301-36000-2

Ⅰ.R199.1-53

中国国家版本馆 CIP 数据核字第 2025XG7669 号

书　　　名	全球健康与发展：探索医疗创新的低碳之路 QUANQIU JIANKANG YU FAZHAN: TANSUO YILIAO CHUANGXIN DE DITAN ZHILU
著作责任者	刘国恩　秦雪征　主编　　方　海　许　铭　张海滨　副主编
责任编辑	王　晶
标准书号	ISBN 978-7-301-36000-2
出版发行	北京大学出版社
地　　　址	北京市海淀区成府路 205 号　100871
网　　　址	http://www.pup.cn
微信公众号	北京大学经管书苑（pupembook）
电子邮箱	编辑部 em@pup.cn　　总编室 zpup@pup.cn
电　　　话	邮购部 010-62752015　　发行部 010-62750672 编辑部 010-62752926
印　刷　者	北京宏伟双华印刷有限公司
经　销　者	新华书店
	720 毫米×1020 毫米　16 开本　19 印张　296 千字 2025 年 7 月第 1 版　2025 年 7 月第 1 次印刷
定　　　价	76.00 元

未经许可，不得以任何方式复制或抄袭本书之部分或全部内容。
版权所有，侵权必究
举报电话：010-62752024　电子邮箱：fd@pup.cn
图书如有印装质量问题，请与出版部联系，电话：010-62756370

主　编：

　　刘国恩　秦雪征

副主编（按姓氏拼音排序）：

　　方　海　许　铭　张海滨

编　辑（按姓氏拼音排序）：

　　陈尔默　陈晋阳　付　煜　何庆红　李珊珊
　　刘　猛　彭　楠　孙　宇　王清波　武子婷
　　肖　楠　谢　琛　叶欣晨　尹　凯　张豆豆
　　张圣捷　章湖洋　赵慧童

序　　全球健康与发展：健康、科学和创新的普遍性

施贺德[*]

星球健康（Planetary Health）是指人类文明及其依赖的自然系统的健康，这个概念从未像现在这样显而易见、意味深长。尽管科学家和政策制定者做出了种种努力，但国际社会仍未能真正把这些"点"联系起来，未能采取集中、果断的行动来保护环境和阻止全球变暖，也未能确保人们公平获得健康。

洪水、干旱以及正以创纪录的速度融化的冰盖和冰川，都是人类文明赖以生存的自然系统受到威胁的信号。不健康的生活方式在世界各个地区和不同文化背景中已成为疾病和过早死亡的主要危险因素。快速城市化与农田开垦从根本上改变了动物的自然栖息地，这既对星球的生物多样性构成了威胁，也改变了人和动物与新型健康危险因素相互作用的方式，如虫媒病以及包括 MERS（中东呼吸综合征）、SARS（严重急性呼吸综合征，即传染性非典型肺炎）在内的新型病毒型疾病带给人类的威胁剧增。

以上这些情况及相关的机遇和挑战，以及相关领域顶级科学家和政策制定者提出的干预举措都将在本书中被讨论到。本书的出版也为了庆祝北

---

[*] 施贺德博士，Dr. Bernhard Schwartländer，北京大学全球健康发展研究院理事会联席主席、特聘资深研究教授，德国外交部前全球卫生特使，世界卫生组织（WHO）前驻华代表。

京大学全球健康发展研究院（以下称"全健院"）的成立。全健院高瞻远瞩，吸引了来自公共卫生、外交与卫生经济领域的教研人员。当本书读者沉浸在这些精心呈现的、探讨人类文明最紧迫挑战的文字中时，我想强调的是一些重要的教训，以及这样的一种愿景：作为全球科学界的一分子，我们要奋力解决问题，守护人类文明，并且保护依赖自然系统的人类健康。

在过去的几年里，新冠疫情大流行以令人痛苦的方式和创纪录的速度，展现出全球各地的相互联系如何使一种可通过空气传播的病原体在各个大陆、地区和国家间进行多轮传播。全球化被认为是一种风险，各国的反应远不止关闭国门——目睹了许多国家与文化中的种族歧视，目睹了疫苗可及性的严重不平等，目睹了政治诘难与指控。

当然也有一些好消息，其中许多内容将在本书中详细讨论：新冠疫苗的快速研发成为现代文明史上的一项重要成就。在世界卫生组织以及其他一些卫生相关组织和参与者的远见卓识与领导下，在新冠肺炎被发现仅几个月后，"获取抗击新冠肺炎工具加速计划"（ACT-A）就得以创立，具体内容将在本书 Victor J. Dzau 博士的相关章节中细化阐述。ACT-A 伙伴关系中的各个机构不知疲倦地工作，在疫苗、治疗和诊断方法的设计、开发、分发的每一个步骤中竭力节约时间，为世界各地提供疫苗。为全力保护每一个人的健康免受同一种威胁，在许多方面，科学家、基金会、联合国与政策制定者们已经展现出聚焦共同目标的各方努力将会带来怎样的可能：新冠病毒的基因序列在该疾病发现的短短几周内得以共享，使得疾病的诊断与全球应用成为可能；在导致不明原因肺炎的病毒被分离出来不到 1 年的时间里，第一批疫苗就被注入人体；等等。这些都是生物科学和全球健康领域史无前例的巨大里程碑式成就。

当然，并非一切都能按计划进行。事实上，2022 年夏天，富裕国家的多数人口已经接种了三剂或四剂疫苗，而非洲低收入国家的疫苗接种率还达不到 20%，这是一种巨大的不平等。在道德标准下，这不仅是不可接受的，更意味着全球应对新冠疫情的失败，因为病毒会卷土重来。在所有人都安全之前，没有人是安全的。一个地区出现的病毒亚种可以随时威胁到其他地区的抗疫成就。

在地缘政治紧张和世界日益分裂的背景下，健康与环境或许是我们拥有的唯一共同语言。当谈及我们文明的健康、我们依赖的自然系统的健康时，我们是一致的。健康与我们赖以生存的自然系统有着内在的联系，这可能是我们最后的共同语言。健康与生命的权利并不因你在哪里、你的工作和你的信仰而改变。

在本书中，全健院作为一个联结者，联系和汇聚了来自全球不同领域的顶级专家与决策者，为引发大家思考人类文明及其所依赖的自然系统的数个重要问题创造了机遇。

将点连成线

1978年，世界卫生组织在《阿拉木图宣言》中首次承认了采取跨部门行动促进健康的必要性，并在1986年《渥太华宪章》中提出了"健康公共政策"的概念。"星球健康"的概念建立在这些原则之上，将健康行动与自然环境紧密联系起来（Horton 等，2014）。尽管健康的多部门行动已被提出多次，但现实远不理想，当时的协调机制薄弱，几乎毫无效果，科学研究与实施的资金主要是针对特定部门。尽管存在一些积极范例，如"健康城市"（Healthy cities）运动，然而似乎政治承诺更容易在当地实现，因其对当地的影响更加直接，相关的经验需要扩大宣传。

我们现在已经拥有了大量健康与环境、创新与数字化方面的专业科学知识，正如本书中所呈现的。然而我们对如何最优地激发科学领域的联合行动却投入甚少。我们需要将研究作为优先任务，以生产全球健康行动所需的知识，并达成共识。在这里，整体的力量将大于单个个体的加总。

安全与健康

在这个日益分裂的世界里，安全问题变得更加紧迫。战争、食物可及性不足、疾病威胁、自然灾害只是人类文明健康受到威胁的少数几个例子。2000年，联合国安全理事会首次讨论了一个健康议题，并一致通过了具有里程碑意义的与艾滋病相关的第 1308 号决议，引发了规模空前的抗击艾滋病的全球行动。此后，安理会多次启动了与健康相关的讨论，主要围绕艾滋病毒、埃博拉、新冠疫情等突发卫生事件。然而，我们还未见到这一层面上对全球健康的讨论，因此还需要做很多工作来收集战略信息，与安理会主要成员进行沟通。这需要具体的研究，以及跨越国家、文化的对话，在科学领域达成共识，作为引起安理会重视的关键基础。

数字化力量

数字化创新对于人类生活的各领域产生了变革性的影响。新的工具和应用程序有可能极大地提升医疗信息、诊断和健康干预措施的可用性和可及性，有可能帮助解决卫生工作者短缺以及健康不平等的问题，并将干预措施带给人们。虽然已经有许多令人振奋的例子，但我们只处于健康领域数字革命的起点。

尽管数字健康在许多方面取得了惊人的进展，但其出现的初衷往往是技术导向，而非健康需求导向。很多时候，是"数字奇才"把想法引向健康问题，或是医疗机构求助技术专家，为某些特定问题寻求解决方案。这可能导致在实现更宏大的目标时，会出现能力的使用不均衡或总体无效的情况。确定需要数字解决方案的问题并将其列为优先事项，有可能会帮助人类整体提升健康水平。换句话说，我们需要一个明确优先事项的重要议程和战略，以指导我们来保护人类文明健康及其依赖的自然环境。

假新闻泛滥

社交网络创建了信息共享与连接的新维度，但与此同时假新闻层出不穷。主要的平台在分辨"真人"和所谓的机器人上投入了大量资金，这些机器人会自动对触发器做出反应，众多的无用信息淹没了信息空间。毫无疑问，这样有目的的虚假信息会导致错误的认知与理解。在健康领域，我们已经看到过去几年中，这样的不实信息急剧增加，而在新冠疫情流行期间，政治与健康科学之间的交叉所导致的不实信息达到了新的水平。主流社交媒体平台首次开始与"可信信息"的提供者合作,以"科学正确"来反击虚假信息,从而阻断由假信息导致的危害个人或公共健康的行为和决策。值得注意的是,这不仅关乎一个人对信息喜欢与否,更关乎科学,关乎信息在科学上正确与否。归根结底,这项工作必须由世界卫生组织这样的规范性机构来引领,但研究什么会引发虚假信息、人们如何处理虚假信息以及如何做出决定的科学,必将远超世界卫生组织所能单独完成的范围。这是一个新的研究和科学领域,也是一个充满挑战但潜力巨大的领域。

本书有力地展现了北京大学设立全球健康发展研究院背后的愿景。全球健康、外交以及卫生经济学等学科以新的方式相互交融。即使全球化存在风险,解决人类文明健康最关键的问题还是全球化。如果我们想找到需要的解决方案,科学全球化是一种价值、一种必然的趋势。全健院可以为全球科学家提供一个平台——一个以分享、倾听和理解为起点的平台,一个拥有新一代卫生外交人才的卫生外交中心和核心,一个创新的中心——以解决人类文明及其赖以生存的自然系统所面临的最重要和最复杂的挑战。

参考文献

Horton, R., et al., "From public to planetary health: A manifesto", *Lancet*, 2014, 383 (9920): 847.

前言　合作并建立韧性　以促进全球健康

刘国恩　阎丽静　许　铭[*]

1918年9月,约翰·霍普金斯大学教授兼美国陆军军官威廉·韦尔奇(William Welch)抵达距离波士顿60公里的德文斯营地。在目睹了数百名病人惨死后,他对时任洛克菲勒研究所附属医院(The Hospital of the Rockefeller Institute for Medical Research)院长的鲁弗斯·科尔(Rufus Cole)博士说:"这一定是某种新的感染或瘟疫。"(Barry, 2005)看到韦尔奇博士在那个瞬间失去了固有的冷静,鲁弗斯·科尔博士感到不安和惊讶。离开太平间后,韦尔奇打了三个电话,其中第三个是警告美军,这种疾病会迅速蔓延到其他营地,并下令扩大营地医院,同时实施隔离措施。后来发生的事情,就是我们现在所知道的导致了全球近三分之一人口感染和数百万人死亡的1918年大流感。事实证明韦尔奇的警告还是来得太晚,遏制疾病传播的努力也微不足道。

然而,韦尔奇的前两个电话以及他漫长的一生和职业生涯都体现了科

---

[*] 刘国恩,北京大学国家发展研究院博雅特聘教授,中国医学科学院学部委员,北京大学全球健康发展研究院院长,北京大学教育经济研究所学术委员会主席,"中美健康二轨对话"中方召集人。阎丽静,北京大学全球健康发展研究院兼职教授,昆山杜克大学教授,昆山杜克大学全球健康研究中心慢性病科研室主任。许铭,北京大学公共卫生学院全球卫生学系主任、研究员,北京大学全球健康发展研究院副院长。

学合作的精髓。他给哈佛大学病理学家伯特·沃尔巴克（Burt Wolbach）和洛克菲勒研究所附属医院的免疫学家奥斯瓦尔德·埃弗里（Oswald Avery）打了电话，以让他们协助确定疾病的性质并找到治愈方法。另外，在20世纪初，韦尔奇博士指导洛克菲勒基金会在中国创办了北京协和医院（PUMCH），发挥了重要作用。2021年，北京协和医院在新冠疫情的背景下举办了百年庆典，反映了中美在医学和公共卫生领域合作的悠久历史。

与一百多年前人们对疫情的有限认识相比，现在的医学研究已经有了巨大进步。例如，那时科学家们花了十多年的时间才消除了1918年大流感由细菌引起的普遍观点，但现在科学家们只用了几周时间就明确了病原体为新型冠状病毒，并将其正式命名为SARS-CoV-2，而由该病毒感染的肺炎被命名为COVID-19。由于中国科学家在2020年1月及时公开地分享了所发现的新型冠状病毒基因组序列，并与学术界、商业及政府部门密切合作，几类新冠疫苗的开发只用了几个月的时间而不是几年。因1918年大流感而经受痛苦和死亡的人——估计至少有1 000万，甚至可能高达5 000万或1亿，没有机会通过疫苗或创新药物得到拯救。所幸的是，由于现代技术的加速发展，据估计，从2020年12月到2021年12月，仅疫苗接种一项措施就在全球避免了近2 000万人死亡（Watson等，2022）。

疫情蔓延、地缘政治紧张、所谓对"国家安全"的担忧，使得全球多国出现去全球化趋势，在这样的背景下，公开分享新冠病毒基因序列和成功研发安全有效的疫苗背后的国际合作并未引起足够的重视。许多科学家和企业界人士感叹，双边和多边或全球密切合作的黄金时代已经成为过去，很难在不久的将来成为现实的明确前景。本书所记录的2021年12月22日北京大学全球健康发展论坛上的许多演讲都表达了这种情绪。对此，出席本次论坛的专家和意见领袖提出了各种解决方案和行动呼吁。在前言中，我们希望重点讲述在这个经历新冠疫情的时代，合作和韧性在促进全球健康方面的作用。

全球健康与国家安全

全球卫生问题,特别是全球卫生安全问题从未像现在这样重要,尤其是考虑到不断发生的席卷全球的各种深刻变革。原则上,全球卫生安全是为了最大限度地减少跨越地理区域的、危害人们健康的急性公共卫生事件的危险和影响(WHO,2022)。虽然在如何促进全球卫生安全方面可能没有明确的答案,但事实证明,全球合作和韧性对于人类进步至关重要。在世界处于不确定性中,面临地缘政治和经济危机以及疫病流行相互交织的挑战时,更是如此。

病毒不需要护照和签证即可旅行,也不顾国界。毫无疑问,严重急性呼吸综合征(SARS)和新型冠状病毒感染(COVID-19)等新兴传染病将人类命运的相互关联性推到了全球事务的首要位置,占据了集体意识的"前沿"。有些矛盾的是,意识到这种相互关联性,一个国家在面对风险时,往往选择把国家边界甚至区域边界关闭,以此遏制传染病传播。与之前的传染病暴发相比,新冠疫情中边境关闭更为普遍,持续时间也更长,这可能是由于其病毒具有更高的传播性和持续性。

虽然我们承认边境封锁、社会隔离和隔离检疫是传统的有效遏制传染病的措施,但长期使用这些措施无疑在很大程度上影响了人们的正常生活秩序和国民经济发展。这一系列策略也没有充分利用低成本和有效疫苗的进步以赢得新冠疫情"战争"。在新冠疫情的"战争"中,获胜并不等同于消灭病毒或疾病,而是意味着尽量减少它们对社会的影响。以在本国境内遏制新冠疫情为目标的边境关闭虽然是可以理解且合理的,但对于全球安全来说既不可持续也不有效,从长远来看甚至不利于国家安全。

新冠疫情遏制措施导致的两难困境仅仅是国家安全不能成为孤立概念的佐证之一。国家安全受到许多因素的影响,除了政治和军事因素,还包括广泛传播的传染病对全球健康的威胁。我们赞同世界卫生组织的观点,即健康是全球人民的一项基本人权。于1946年签署并于1948年生效的《世界卫生组织组织法》包括以下声明:"各民族之健康为获致和平与安全之基本，须赖个人间与国家间之通力合作。"我们想指出，健康是一个可以超越狭隘民族主义的领域，实现全球健康安全与国家安全的目标是一致的。没有全球卫生安全，就没有真正的国家安全。

目前，我们需要联合起来，在全球范围内应对许多健康挑战。我们共同的脆弱性催生了对集体防御共同承担责任的需求。这一原则是2007年生效的经过修订的《国际卫生条例》（International Health Regulations，IHR）的基础。2014年推出的全球卫生安全议程（Global Health Security Agenda，GHSA）表明全世界在努力加强预防、发现和应对传染病威胁的能力。已有70多个成员签署了GHSA框架。GHSA和IHR都旨在提高政治关注度并鼓励多个利益相关者的参与、协调和合作，同时利用先前已经存在的承诺和多边努力（Katz等，2014）。过去几年全球抗击新冠疫情的斗争使人类更加信服共享的价值观能使协作变得更多、更好。

清晰度和安全性

我们认识到对国家安全的担忧是真实的和多方面的。然而，限制跨境交流和合作的理由通常是笼统的，并没有给出明确的规则来确定面临风险的特定国家的安全利益或减轻这些潜在风险的具体方法。因此，几乎所有类型的国际科学合作都受到了影响和停滞。在很大程度上，人类历史上的进步和发展从来都不是在不承担风险的情况下取得的，无论是自然的还是人为的。因此，当我们继续人类的共同发展之旅时，如果需要在安全管理的成本和收益之间做不可避免的权衡，那么我们必须始终考虑最佳策略。我们强烈鼓励各国政府明晰哪些类型的活动会对国家安全利益构成威胁，并将对合作的禁令仅限于这些活动。如果当前的世界政治和紧张局势不允许这样做（因为这意味着所有其他未列出的活动都将被允许），那么，一个变通的办法是创建一个为跨境交流与合作开绿灯的活动清单，这将有助于打破隔离。总之，没有清晰明确的规则，就没有真正的国家安全。

安全的数据共享和协作

改善各国之间的数据共享是维持卫生安全并使我们更有效应对卫生挑战的关键。有必要澄清的一个良好的例子是有关安全数据共享的规则。例如,关于新冠疫苗有效性和安全性的临床试验数据对于加快疫苗开发和市场化非常有价值。对于罕见的副作用,需要大样本量才能获得明确的结果。

数据共享和汇总分析是解决此问题的一种方法。如果临床试验数据由试验申办方所有,那么它就具有专有性。尽管对个人数据进行去识别化的方法很多而且安全,但为了共同利益而共享这些数据的做法即使不是完全不存在也很少见。当两个国家或机构之间由于缺乏相互信任或标准操作程序而无法直接交换和共享数据时,寻求世界卫生组织或洛克菲勒基金会等国际组织的支持可能会是一种解决方案。如果因为疫苗在帮助人类对抗新冠病毒方面的价值而促进人们在共享疫苗非机密数据上取得突破,我们就具备了建立安全共享诊断、医学或科技等其他数据的规则的良好基础。数据是科学研究的基石,没有明确的安全数据共享规则,就没有真正的国际合作。

合作与全球健康

由一种新病毒引起的新冠疫情流行对全球卫生安全构成了巨大威胁并不难理解。作为传染病研究中的另一个例子,多重耐药细菌如果得不到解决,也可能会对许多国家的人们造成严重后果。然而,全球卫生安全不只是受到传染病的影响,全球卫生研究的其他主要领域也需要全球共同努力,正如"全健康"(One Health)概念所要求的那样。慢性非传染性疾病(noncommunicable diseases,NCDs)如糖尿病、心脏病、中风和癌症等,尽管不会在人与人之间传播或跨国界传播,但事实上都构成全球性挑战,其深层原因根植于国际贸易、世界饥饿和贫困、性别不平等等多个方面。因应对新冠疫情而搁置的一项日渐重要的议程,即应对全球非传染性疾病挑战,同样需要共享数据、相互学习和共同合作。

在更大范围内,新冠疫情流行在一定程度上破坏了在可持续发展方面取得的进展。这对全面实施《2030年可持续发展议程》构成了重大挑战,因为全球极端贫困、不平等和不公正现象有所增加(OHCHR,2022)。我们正在目睹以新冠疫情、气候变化和冲突为主导的接连发生和相互关联的危机,这些危机在许多方面产生了负面溢出效应。为了实现以可持续发展为目标的全民健康覆盖的蓝图,我们应该采取协调一致的行动,更好地加强社会保障体系,改善公共服务,并通过共同努力投资于健康。

抵抗与合作

我们既面临新冠疫情之前就存在的通常挑战,同时也面临类似破坏性的新冠疫情所导致的不同寻常的挑战,尤其是考虑到我们无法找到能同时遏制病毒传播又不会影响经济的策略。从历史和长远的角度来看,我们不能失去希望。人类历史上赢得的有价值的事业都是不屈不挠努力的结果。新冠疫苗和药物方面的科学进步,移动医疗技术在新冠疫情和非传染性慢性病管理方面的应用,以及通过更密集和有效的远程协作实现的创新商业模式和新的生活与工作方式,不仅是新冠疫情中涌现的正面结果,也是进步的真正标志。

我们对弱势同胞的逝世感到悲痛,但让我们深受鼓舞的是,坚韧不拔的人们不仅在1918年大流感和新冠疫情中幸存下来,还不知疲倦地努力拯救生命并建立了有韧性的医疗保健体系。我们也倡议有韧性的全球卫生治理,以便于我们通过合作实现全球卫生保障。2021年12月,新冠疫情还在持续之时,第二届北京大学全球健康发展论坛以视频方式成功举办,中方参会者与国际领袖、专家共同出席,这是面对困难时保持韧性的一个小例子。没有韧性,就没有真正的合作和进步。

于1934年去世的威廉·韦尔奇是一位有影响力的美国人,留下了将跨越国界的科学界连接在一起的宝贵遗产。愿我们这一代人和这个时代不仅因为新冠疫情流行而被写入历史,更因为我们如何通过足够的韧性来克服障碍并保持团结而被历史所铭记。

参考文献

Barry, J. M., *The Great Influenza: The Story of the Deadliest Pandemic in History*, Penguin, 2005.

Katz, R., et al., "Global health security agenda and the international health regulations: Moving forward", *Biosecur Bioterror*, 2014, 12(5): 231-238.

OHCHR, COVID-19 and the 2030 Agenda for Sustainable Development, https://www.ohchr.org/en/sdgs/covid-19-and-2030-agenda-sustainable-development, accessed on October 23, 2022.

Watson, O. J., et al., "Global impact of the first year of COVID-19 vaccination: A mathematical modelling study", *The Lancet Infectious Diseases*, 2022, 22(9): 1293-1302.

WHO, Health Security, https://www.who.int/health-topics/health-security/#tab=tab, accessed on October 23, 2022.

目录

第一篇 全球健康与经济发展 / 001

如何应对健康与发展的全球性挑战　陈　竺 / 003

健康无国界　任明辉 / 005

全健院的创立顺应天时、地利、人和　韩启德 / 007

中美合作打造更有责任的未来　Stephen Orlins / 009

新冠疫情对未来全球健康影响的五点观察
　　　Christopher Murray / 012

新冠疫情的全球影响　韩启德 / 015

做好应对大流行的准备　Victor J. Dzau / 017

提高新冠疫苗可及性的策略　Somil Nagpal / 023

促进全球疫苗公平可及　查道炯 / 026

GAVI 对人类健康的贡献　张　丽 / 031

科学将会胜利：新冠肺炎全球抗疫行动　黄玮明 / 035

疫苗和免疫接种的经济学分析　张海军　方　海 / 039

中国的预期寿命变化趋势及地区差异：2004—2020 年
　　　李泓孪　张丹丹 / 060

经济发展及其对健康的影响　林毅夫 / 072

后疫情时代的健康经济：如何治愈"鲍莫尔病"　刘国恩　/ 075

释放中国作为全球卫生公共产品提供者的潜力　Steve Davis　/ 079

构建人类卫生健康共同体：中国的实践及启示　张清敏　/ 082

健康援助如何提升人类健康　许　铭　/ 097

全球健康传播：国际经验与中国立场　许　静　/ 101

提升全民健康素养，服务健康中国战略　秦雪征　/ 112

推动公共卫生产品创新、储备和机制建设　助力实现医药可
　　持续发展和全球卫生公平　黄旸木　马继炎　/ 116

慢性病防控与国际合作　王友发　/ 124

大力推广低钠盐，防控高血压和相关慢病
　　　　马陈西南　乔子钰　尹学珺　武阳丰　阎丽静　/ 128

我国老龄化的突出特征与人口政策建议　雷晓燕　/ 148

生育、女性就业与家庭　王格玮　赵耀辉　/ 152

第二篇　人类健康与低碳经济　/ 161

低碳经济时代的人类健康与医药创新　韩启德　/ 163

低碳经济转型中的人类健康与医药创新　詹启敏　/ 165

通向低碳经济的健康与创新系统方式　Gauden Galea　/ 167

中国气候变化与碳中和的健康效应　宫　鹏　/ 171

医疗创新与减碳策略　Guido D. Giacconi　/ 174

践行全健康和低碳发展理念　迈向创新驱动的可持续未来
　　　　Pavol Dobrocky　/ 178

中国医药的可持续发展　Pius S. Hornstein　/ 182

理解"碳达峰、碳中和"目标的三个维度　徐晋涛　/ 185

避免"运动式"减碳，科学设计长效机制非常关键　徐晋涛　/ 190

实现碳达峰碳中和目标的机遇与挑战
　　戴瀚程　吴　凯　朱衍磊　/ 194

日本的低碳社会与公共卫生　薛进军　/ 201

挑战与机遇并存：危机中问世的全球气候议程　胡玉坤　/ 207

将健康置于全球气候议程核心：双重危机夹击下新一轮
　　国际健康行动的启示　胡玉坤　/ 215

气候变化与传染病概述　张振宇　/ 220

人工智能与气候变化：机遇、挑战和建议　David Rolnick　/ 230

生物工业与绿色转型　Kasim Kutay　/ 236

全球行动，减少海洋塑料　周咏梅　/ 239

第三篇　医疗创新与数字医疗　/ 243

数字健康：建设更健康世界的有力工具　谭德塞　/ 245

开启数字健康的大门　Liz Ashall-Payne　/ 246

智能医学机器人赋能医生和患者　欧阳琼　/ 251

面向可持续健康服务，数字为先的价值医疗　Mobasher Butt　/ 253

全球创新与"健康中国2030"　Jean-Christophe Pointeau　/ 257

加速创新，促进健康和可持续发展　周霞萍　/ 260

"支付+服务"商业创新促进人类健康发展　刘挺军　/ 263

强化卫生系统　全球基金在行动　Peter Sands　/ 266

助力国家多层次医疗保障制度体系建设　协助构建可持续
　　医药险产业融合　张小栋　/ 268

中国式养老：从家庭走向社会　王格玮　赵耀辉　/ 272

后　记　/ 279

第一篇
全球健康与经济发展

如何应对健康与发展的全球性挑战

陈　竺[*]

尊敬的各位来宾、各位同道，老师们、同学们：

大家上午好！值此北京大学全球健康发展研究院成立之际，我谨表示热烈祝贺！向致力于应对全球健康与人类发展挑战的各位专家学者致以崇高敬意！

对人类而言，健康与发展寄托着生存和希望，象征着尊严和权利。2020年新冠肺炎的大流行，突显了全球健康作为人类发展核心议题的重要性与紧迫性。环顾世界，要应对包括新冠肺炎疫情在内的各种健康与发展的全球性挑战，根本出路在于构建人类命运共同体，实现更为互信、互助、包容、公平的发展。唯有沿着健康与发展两大主线，才能消除冲突的根源。唯有推进健康与发展，才能保障人们的基本权利。唯有实现健康与发展，才能更好满足人们对美好生活的追求。

世纪疫情和百年变局交织，国际格局深刻演变，但我们始终坚信，和平与发展的时代主题没有改变，世界多极化和经济全球化的时代潮流也不可能逆转。要想实现人类的健康与发展，各国必须加强团结协作，坚持多边主义，共同应对挑战。北京大学全球健康发展研究院的成立可谓恰逢其时，具有重要的现实意义。我以为，这是北京大学面向全球化趋势和国家对外发

---

[*] 陈竺，第十三届全国人大常委会副委员长，原卫生部部长，中国科学院院士。本文根据陈竺在北京论坛（2020）分论坛暨北京大学全球健康发展研究院成立庆典上的致辞整理。

展的重大需求,培养未来引领全球健康研究和国际治理的高层次人才迈出的重要一步,充分展现了北京大学走向世界一流大学的愿景和担当。

长期以来,北京大学在医疗卫生、经济管理、外交政治、人口环境等相关领域积累了强大的学科基础和人才优势。希望全球健康发展研究院继续发挥北京大学多学科优势,充分利用学术研究的优秀成果,助力中国参与全球健康治理能力的提升;统筹国内国际两个大局,深入、广泛地开展合作,以国内外高等院校间的密切合作,共同促进人类发展和健康福祉。我相信,在詹启敏理事长、刘国恩院长的带领下,北京大学全球健康发展研究院在不远的将来一定能够为全球健康和人类发展事业贡献中国学者的研究成果和杰出智慧。

最后,再次祝贺北京大学全球健康发展研究院成立!预祝本次论坛取得圆满成功!

健康无国界

任明辉[*]

新冠疫情全球大流行的影响远远超出了卫生与健康的范围,我们还看到了经济危机和人道主义危机,这对全球化及其议程产生了重大影响。健康是政治的一部分,是一种政治选择。在过去的几十年中,世界卫生组织一直秉持这样的基本理念:享有健康是所有人的基本权利。没有人应该死于贫困,任何家庭都不应该因病致贫,任何人都应该享有获得全面的卫生服务,包括药品、疫苗及其他健康产品的平等机会。

基于这一理念和共识,世界卫生组织致力于建立广泛的合作伙伴关系,与各方一道为实现全民健康,保障全球卫生安全,促进人人享有良好的公共服务而努力。人类对健康的追求无止境,这构成了人类社会经济发展历史中重要的篇章。城市化发展使得人与动物的接触更加密切,增加了动物源性新发疾病暴发的风险,全球化也加大了传染性疾病跨越国界传播的风险,慢性非传染性疾病负担增长与生活方式密切相关,生态环境恶化更是威胁了整个地球村的安危,这些都是全球健康和援助面临的关键挑战。健康是人类命运共同体的最好的诠释,全球健康是全球可持续发展议程中的重要

---

[*] 任明辉,北京大学公共卫生学院教授,北京大学全球卫生研究院院长,北京大学中国卫生发展研究中心主任,北京大学首都卫生与健康发展研究院院长、首席专家,世界卫生组织全民健康覆盖合作中心主任。本文根据任明辉在北京论坛(2020)分论坛暨北京大学全球健康发展研究院成立庆典上的致辞整理。

内容,需要全球合作。

在全球的卫生体系中,中国发挥着重要作用。相信北京大学全球健康发展研究院的成立,对于进一步丰富全球健康发展的理论和实践,具有重要的意义。世界卫生组织期待未来与你们的合作,谢谢!

全健院的创立顺应天时、地利、人和

韩启德*

在2020年这个不同寻常一年的年末,北京论坛如约而至,而我们同时迎来了北京大学全球健康发展研究院的正式成立。创立全健院的构想,始于2020年5月4日北大校庆日,经过几个月的筹备,如今我们迎来了全球健康发展研究院的诞生,可喜可贺。全健院的创立是顺应了天时、地利、人和的时代趋势。

首先是天时。2020年全面暴发蔓延全球的新冠疫情,对于人民健康和经济发展都带来了百年一遇的重大冲击,这些冲击既是挑战也是机遇。新冠本身的传播趋势、防控模式和疫苗研发等各方面的研究,都是我们需要面对的全新挑战,新冠疫情影响到整个医疗卫生体系,所带来的经济、社会、国际政治方面的问题,关乎全体人类的发展。全健院作为北大的一个全新的研究院,聚焦全球健康和发展,在2020年成立可谓顺势而立,一定是大有作为的。

再看地利。全球健康作为一门学科是从热带医学、地域医学、国际健康演进而来的,还不到20年的发展历史。这门新兴学科有三个主要特点:关注跨国界的健康问题和解决方案,强调以人群和预防为主要策略的公共卫生,

---

* 韩启德,中国科学院院士,发展中国家科学院院士,美国国家医学科学院外籍院士,中国科学技术协会名誉主席。曾任北京大学常务副校长、北京大学医学部主任、九三学社中央委员会主席、全国人大常委会副委员长、政协全国委员会副主席等职务。本文根据韩启德在北京论坛(2020)分论坛暨北京大学全球健康发展研究院成立庆典上的致辞整理。

结合以个人疾病诊疗为主的临床医学,此外还是多学科交叉。随着我国经济的发展和国际影响力的提高,我国在全球健康领域发挥越来越大的作用。

刘培龙教授几年前在《柳叶刀》(Lancet)上发表的文章指出,我国在知识交换、卫生援助、健康安全和全球卫生治理方面,都对世界做出了杰出的贡献,如何在未来不确定性可能被放大的新时代里,更好地发挥我国的作用,促进全球健康和我国人民健康、各项事业的进一步发展,是非常值得研究的课题,也是全健院这所崭新的研究院在北大成立的地域性优势的体现。

最后看看人和。大家知道北大医学部已经在公共卫生学院有一个全球卫生学系,是中国全球健康大学联盟的创始成员和第一届的主席单位,还创立了联合政产学研的中国全球卫生网络。近年来,我们的全球卫生学系为我国全球健康学科的发展做出了很大的贡献,而我们今天新成立的这个研究院将在这个基础上,更好地发挥北大综合学科的优势,调动各个相关学科资源,比如经济学、管理学、国际政治学、数据科学、生命科学、临床医学、心理学、医学史等。我们期待全球健康发展研究院能够成为一个旗舰式、枢纽型机构,充分发挥北大校内各学科人才优势和广泛的国内外合作网络的优势,带来相关领域在教学、科研、影响力等各方面的长足发展。

在今天全球健康发展研究院成立的日子里,我向所有为筹备全健院和这次成立大会而付出辛勤劳动的工作人员表示感谢和祝贺,也向所有在座的、在线的和未能出席今天盛典的支持和关心全健院发展的同事表示感谢!

我本人非常高兴能够和萧庆伦教授一起担任全健院的顾问委员会主席,我也深信全健院将在各位的带领下,站在高的起点,攀登新的高峰,取得辉煌的成就,为我国和世界的全球健康和人类发展事业建功立业,谢谢大家!

中美合作打造更有责任的未来

Stephen Orlins[*]

今天上午非常高兴见证了北京大学全球健康发展研究院的成立。但不得不说我也有一点悲伤。在劳伦斯·萨默斯就任哈佛大学校长之前,在曹文凯成为哈佛大学医学院院长之前,在杰弗里·萨克斯成为教授之前,我是一名哈佛大学的年轻本科学生。五十多年前,在我大学二年级时,一位年轻教授打开了我通向中国的眼界,给我上了关于中国的第一课,他就是傅高义先生。在这门课之后的五十多年间,他一直都是我的朋友、我的导师,给我启迪,给我建议。他在北大做过很多次演讲。令人心碎的是,昨天早上(2020年12月20日)傅高义先生去世了。如果他还健在,我肯定会在今晚发言前给他打电话。他本会告诉我,你们在这里所做的事情象征着中国的发展,也象征着北京大学的现在和未来的21世纪,他会说这真的真的重要。

今天有很多杰出的朋友和同事在此发表演讲,这证明北京大学全球健康发展研究院的成立是一件非常重要的事。我很荣幸受刘国恩教授的邀请,能跟林毅夫、高福等同台演讲。他们三位在加强美中关系全国委员会与北京大学的合作中都承担了重要角色。我想和大家分享一个秘密。在1986年,林毅夫是芝加哥大学博士研究生的时候,我们安排了他主持与中国经济

---

[*] Stephen Orlins,美国美中关系全国委员会主席,中美健康二轨对话美方召集人。本文由北京大学全球健康发展研究院根据 Stephen Orlins 在北京论坛(2020)分论坛暨北京大学全球健康发展研究院成立庆典上的主旨发言翻译整理。

代表团的会谈,其中包括周小川先生等。十多年前,林毅夫、姚洋和我,启动了中美二轨经济对话,上周我们进行了第21次会谈。在此艰难时刻,中美二轨经济对话对美中关系中一些棘手的经济问题提出了非政治解决方案,而且,多年的经验证明,中美二轨经济对话对改善中美人民生活是非常有价值的。

多年前,我联系刘国恩教授,讨论建立中美医疗卫生顶级专家二轨对话的可能性。刘国恩教授做得很好,他有国际的视野,也召集了中国的杰出专家。美方代表团由今天也在会上致辞的美国食品药品监督管理局(FDA)前局长马克·麦克莱伦先生领衔,中方代表团由中国原卫生部副部长刘谦带队。由于他们的高瞻远瞩,中美健康二轨对话极大地促进了中国和美国之间的医疗卫生合作。为了更健康的中国和美国人民,我非常高兴作为非医疗卫生领域的专家参与北京大学的合作,我也欣喜于北京大学全球健康发展研究院的成立。

对于美中关系的未来,媒体总问我是悲观主义者还是乐观主义者。如果中国媒体问我,我会说:"这要看你们如何报道以及中国政府做了什么,中国需要改变一些相关的政策。"如果美国的媒体问我,我会说:"这要看你们报道什么以及美国政府做了什么,美国需要改变一些政策。"然后我会详细阐述:从长期来看,我是一个乐观主义者,因为我认为美中关系的未来是由两国人民来决定的。比如说上海的一位母亲和纽约的一位母亲,她们有相同的四件最害怕的事情:她们都担心气候变化会导致黄浦江或哈德逊河溢出堤岸,淹没她们的家园;她们都担心恐怖主义会夺走自己孩子或朋友的生命;她们都担心经济危机会剥夺他们孩子更好的生活;最后,她们都担心瘟疫大流行会夺走他们家人的生命。正如高福所说,只有中美之间的合作才能战胜这些全球威胁。

我也坚信不管政府做出什么,中国和美国的人民不会允许疫情夺走他们子女的光明未来。因而,我认为即使美中双方关系遭遇了困难,也并不能够阻止大洋两岸在抗击疫情、救助生命方面的合作。我不认为本可以让我们团结起来的新冠肺炎大流行会撕裂我们。这一刻,中国人民和美国人民都认识到,我们只有团结一致,才能直面中美都正在经历的疾病,只有团结一致,我们才能直面这些跨越国界的难题。

新冠疫情是一场悲剧,但是就像劳伦斯·萨默斯所说,这绝对不会是最后一次疫情,并且也不是最严重的一次疫情。医疗卫生和疾病没有国界,我们必须关注那些可以增进中国人民和美国人民的健康的领域。我们需要医药生产和上市后的监管协调,从而提高企业和政府机构的效率,努力将疫苗和其他药物推向市场。我们需要马上协助来制定沟通策略,以消除公众(尤其是美国)对疫苗安全性的不信任。如高福所述,我们需要加强透明度,使民众能及时获取数据,推进疫苗开发和有效治疗方案。

新冠疫情促使人们在医院系统以外提供医疗卫生服务,例如远程医疗和数字医疗。中美需要分享这些专业知识,共同合作来为更有效地应对疫情做准备。我期望北京大学全球健康发展研究院将起到引领作用。

祝贺北京大学有此远见,在此关键时刻,成立了这样的一个具有重要意义的研究院。再次衷心祝贺北京大学全球健康发展研究院的成立。

新冠疫情对未来全球健康影响的五点观察

Christopher Murray*

我在此想与各位分享新冠疫情对未来全球健康影响的五点观察。

第一点,国际社会对于瘟疫大流行准备方面将会有很大的变化。世界卫生组织与其合作伙伴所进行的外部评估的分值并不能体现各国应对新冠疫情的管理水平。其实,至少到目前为止,这些分值与随后的新冠死亡率之间没有关联。

国际社会在反思 JAE(*Journal of Accounting and Economics*)的程序及评分,诸如"全球健康安全指数"(Global Health Security Index)的问题,它们均与疫情的相关性弱,因而,应对瘟疫大流行相应的准备,包括两种监控规则的内容要重新考量。

第二点,人们越来越关注大流行影响非传染性疾病增加的风险,比如说高血压、肥胖症、糖尿病等。因为在新冠疫情的冲击下,这些慢病不能被很好地管理,所以这些慢性病人群就成了高风险的人群。我们在近一两年内要加强研讨的是,如何帮助各国更好地管理慢病风险,特别是对瘟疫临床易感的人群,以应对大流行再次来临。

第三点,非传染性疾病风险是新冠疫情传播的一个主要决定因素。新

---

* Christopher Murray,华盛顿大学健康指标与评估研究所所长。本文由北京大学全球健康发展研究院根据 Christopher Murray 在北京论坛(2020)分论坛暨北京大学全球健康发展研究院成立庆典上的主旨发言翻译整理。

冠疫情传染度及死亡率在高风险人群中非常之高，这也显示出不平等的问题。比如说在美国，黑人人群、西班牙裔人群的新冠死亡率平均比非西班牙裔白人高三倍。也就是说，在新冠疫情下他们的风险更高。我相信，在未来的几年里，我们将重新关注、理解社会中的不平等现象，并思考能够减少不平等现象的政策策略。

第四点，在世界范围内，像北京大学全球健康发展研究院这样的研究机构，将对疫情的防控起到重要作用，其研究包括政府及个人在应对疫情时的举措与行为。我们反思一下就会意识到，当疫情发生时，政府及早的行动是防控死亡和疫情传播最重要的决定因素。而当疫情在社区广泛传播时，就目前而言最必要的手段就是政府强制的隔离指令，这在不同司法管辖区之间是非常不同的。这也是人们为什么对定量的政治学分析产生了浓厚兴趣的原因，我期待有更多关于政府指令与控制疫情传播的相关研究成果。

同样，我们已经看到个人的行为反应差异巨大。在一些地区，人们会佩戴口罩并且遵循社交距离，而另一些地区却不然。即便有大规模的规范执行，但还是有一些人的行为是我们不能够理解的。人类行为学家能够帮助我们更好地理解人类的行为方式。比如，对于打疫苗，不同国家、不同性别、不同社会地位、不同种族人们的反应都是不一样的。即使在同一个地区，对疫苗的接受程度也有所不同。这也是接下来的两到三个月之间我们讨论的中心。

第五点是数据。新冠疫情改变了我们的认知，我们很少想到的是私营机构所能提供的数据剧增。比如在追踪疫情传播、进行建模方面，我们很大程度上依赖于私营机构的数据收集，而不是政府。数据非常有用，以智能手机为基础的移动数据是通过定位信息获得的数据集，这在几年前是难以想象的。我们甚至可以在事后第二天就知道有多少人去了一个宗教仪式，多少人去过这个餐馆、那个酒吧，24小时的延迟已经非常了不起了。脸书（Facebook）每周对全球200万人进行调查，为口罩佩戴、应对新冠疫情的行为、疫苗接种意愿等提供了主要数据来源。

也就是说，在全球数据收集方面出现了一个非常不同的局面，即私营部门发挥了更大的作用。但也会有很多问题从中产生。我相信，当人们了解到可以公开购买一个数据集,可以通过跟踪手机或智能手机获得更多细节信息时,在隐私方面会有争议。但我认为,在未来几年,我们会看到很多关于通过私营部门收集公共卫生监督或其他相关数据的讨论。

我们生活在一个非常有趣的时代。在我们的模型中,随着疫苗规模的扩大和季节性的变化,北半球的大规模流行病可能会在北半球夏季达到非常低的水平,不太可能出现第三波。在世界其他地区还尚待探究。但在接下来的两个半月,我们应更好地为未来做好准备,以应对包括经济低迷在内的更广泛的影响。

新冠疫情的全球影响

韩启德*

新冠疫情是我们面对的最严峻的全球健康危机,影响深远。新冠疫情暴发于 2019 年,恰好是 1918 年大流感结束后的第 100 年。1918 年大流感导致全球超过 5 亿人被感染,死亡人数超过 5 000 万。截至 2021 年 4 月 25 日,针对新冠疫情的最新预估数据为超过 1 400 万感染病例,超过 300 万死亡病例。毫无疑问,新冠疫情给我们带来了诸多问题和挑战。但是,在与新冠病毒斗争和并存一年多之后,我们是否已做好准备,从另一个积极的角度来看待这场疫情?

在座多位都曾见证北京大学全球健康发展研究院的成立及其在过去四个月内的发展。北京大学全球健康发展研究院正是在新冠疫情蔓延全球的背景下应运而生。

作为北京大学全球健康发展研究院国际顾问委员会中方主席,我想强调全球健康发展问题的三个关键要点,这也是本次论坛的重要主题,是北京大学全球健康发展研究院的核心议程。

我希望强调的第一个要点是人类命运息息相关,我们仍需在全球范围内开展合作。新冠疫情暴发前,去全球化,甚至反全球化的趋势日趋高涨。但病毒不分国界,与非典或近代史上其他大流行病不同,新冠疫情的影响波及全球所有国家,具有真正意义上的全球影响。关闭边境和保持社交距离

---

* 本文根据韩启德在北京大学全球健康发展论坛 2021 上的致辞整理。

等防疫措施让全球的人们感到孤独。在疫情前被视为理所当然的自由旅行和社交聚会活动,对于许多人来说已变成难以实现的愿望。但是,失去面对面社交也让我们强烈意识到了我们之前的人际交往方式的珍贵价值。蔓延全球的新冠疫情也让我们清晰地认识到人类的命运息息相关,克服疫情的一大必要条件就是在全球范围开展合作。病毒无国界,合作亦无国界。尽管部分合作形式仍然受到限制,技术创新和进步也为我们提供了新的合作方式。这也是本次论坛以南南合作为关键主题的原因。

我的第二个要点是强调人类健康的核心共同价值。遗憾的是,大多数人直到生病或衰老之后才意识到健康的价值,可那时为时已晚。国家和社会也是如此。此次疫情仿佛一个极具破坏性和毁灭性的炸弹,但也为我们敲响了警钟,警醒我们重视健康的重要性,重视公共卫生和医疗保健体系建设以应对新冠疫情和未来的健康威胁。疫情之下,我们也看到年轻一代对健康科学和全球健康问题的兴趣骤增,各国政府也加大了对卫生设施和相关基础设施的投资。但是,这还远远不够。我们需要坚持不懈,践行习近平主席强调的"将健康融入所有政策",实现世界卫生组织倡导的全民健康覆盖,并将健康促进作为所有人、家庭、社区、社会和国家的优先事项。

我想指出的第三个要点是,发展在提升人类健康与应对疫情中起到了至关重要的作用。从狭义上讲,发展是一个经济术语,指的是经济发展或发展经济学给出的定义。但是,发展并不局限于经济领域,还涵盖社会、文化、技术和其他方面。自疫情暴发以来,我们看到许多领域均实现了发展与创新,包括与新冠病毒有关的科学研究,以及疫苗研发和接种都实现了前所未有的发展速度。发展不仅体现在新产品上,还体现在新产品和服务的交付方式上;发展不仅涵盖人与人之间的互动和合作,更涵盖人类的生活、学习和工作方式,数字健康就是一个很好的例子。我很高兴看到论坛的主题不仅包含新冠病毒疫苗,也包含数字健康。

面对未来,当我们回顾2020年和2021年时,我相信,除了危机,我们还会看到我们迎难而上、克服危机的勇气。即使我们在短时间内无法彻底消灭疫情,人类历史也教会了我们一件事:从长远来看,发展创新是战胜死亡、破坏和挫折的核心力量。

做好应对大流行的准备

Victor J. Dzau*

今天我主要回顾一下全球应对新冠疫情的情况及相应准备工作。我想强调两件事:一是全球防范工作监测委员会(Global Preparedness Monitoring Board,GPMB,又译为"全球备灾监测委员会")的报告;二是抗疫对策与疫苗,以及我们如何努力满足全球需求,实现全球团结。

2018年,在埃博拉疫情暴发后,应联合国秘书长建议,世界卫生组织和世界银行联合召集成立了全球防范工作监测委员会(GPMB)。我很荣幸能与中国疾控中心主任高福博士一起担任委员会委员。2019年,全球防范工作监测委员会(GPMB)发布了第一份报告《危机四伏的世界:全球突发卫生事件防范工作年度报告》。重要的是,该报告指出,致命的呼吸道病原体是导致大流行迅速蔓延的真正威胁之一,因为我们都知道这意义非常重大且有过先例。然而尽管我们考虑过这种风险,但没有人认为这会发生——事实上它还是在2020年发生了。在这份报告中,我们要求采取七项紧急行动,尤其是政府首脑、各个融资体系应相互配合,然而各方没有太多反应。

我们现在知道,新型冠状病毒引起的大流行已在全世界造成了巨大损失和影响。这已不仅仅是健康威胁,而实际上是经济危机、教育危机,甚至

---

* Victor J. Dzau,美国医学科学院院长,杜克大学名誉校长,中国工程院外籍院士。本文由北京大学全球健康发展研究院根据Victor J. Dzau在北京论坛(2020)分论坛暨北京大学全球健康发展研究院成立庆典上的主旨发言翻译整理。

是自杀的危机,是全世界共同的危机。

我们得到了什么教训?首先,新冠肺炎疫情揭示了一种集体的失败:我们未能预防与应对疫情大流行,未能相应做出慎重反应与优先处理。我们生活在一个互联互通的世界,因此任何一地的感染都会导致各地的灾难。

同时,我们也意识到了人的重要性,尤其是人的领导力和公民责任的重要性。我们已经看到领导者需要果断做出具有战略性的选择,并将这些决定建立在科学的基础上。同时,必须鼓励公民参与保护自己以及互相保护。

我们还了解到,目前的预防准备评估是无法预测的。根据全球健康安全指数,美国排名第一,但是美国总体表现得并非很好。

卫生应急准备需要有效敏捷的系统。如前所述,大流行的防范是人类共同的利益,必须要在这个领域投资,且投资的潜在回报是巨大的。没有人是安全的,除非所有人都安全。全球的防疫准备并不是各国准备的简单叠加,全球的抗疫工作已很复杂,我们更需要团结而不是分裂。

2020年9月,全球防范工作监测委员会(GPMB)发布的第二份全球备灾报告基本反映了现实情况,我们可称之为"失衡的世界"。报告提出了五项举措:负责任的领导、公民参与、强有力的全球备灾治理、强大的卫生安全敏捷系统、可持续的投资。另一项总体建议是针对全球范围内的合作研究和开发。

接下来我将回顾一下这份报告中的一些建议。像我之前所说的,区别各国做法成功与否,实际在于领导力——基于科学做出决策,制定国家战略,使我们每个人,作为对公共利益负责的公民,保护我们自己,但更重要的是,保护彼此。

该报告中的一项主要建议是全球备灾治理,我们必须修订世界卫生大会的国际卫生条例。我们必须建立多边备灾评估机制,必须有一个明确又不复杂的全球治理体系。

我们还必须为每个国家建立强大、敏捷的健康保障体系。各国政府必须采取全面的政策方针来加强国家体系——不只是健康,不只是经济学,也不是健康或经济的二分法,而是全社会的一体健康:建立强有力的公共卫生队伍、加强卫生健康体系建设,以及建立保护弱势群体的制度。各国政府必须加强在世界卫生组织指导和协调下的大流行应对和备灾工作,以及多边合作体系重建。

有另外两点我想特别提出。

第一,对于可持续投资至关重要的是,全球领导人与联合国、世界卫生组织及国际金融机构一道,将备灾视为全球共同利益,而不是受政治和经济周期支配。各国必须确保除全球投资外,每一个国家都必须要有足够的国内投资。而且必须有一种为全球卫生安全提供可持续资金的机制,该机制可以及时大规模调动资源,而不依赖于发展援助。第二,在研究领域,各国政府、世界卫生组织、国际组织和私营部门必须建立端到端的研究—开发协调机制。在突发卫生事件中,必须建立可持续的机制,保障疫苗、治疗、诊断以及其他非药物干预快速公平的可获得性。

拥有资源的国家已经积极调动国内资源做好准备并做出反应。在疫苗、诊断学、治疗学等领域,美国已经投入巨资,实施了加速 COVID-19 治疗干预和疫苗计划(Accelerating COVID-19 Therapeutic Interventions and Vaccines,ACTIV)以及"曲速行动"(Operation Warp Speed),到目前为止在疫苗、治疗和诊断等方面已经花费了 180 亿美元。中国与俄罗斯在投资和疫苗研发方面也做得很好。

在疫情早期,我们缺乏一个协调系统,让全世界团结起来协调应对 COVID-19,以及协调相关资源的投资。

2020 年 3 月 10 日,由杰里米·弗莱(Jeremy Fry)和我本人领导的 GPMB 呼吁在全球注入 80 亿美元的新资金,用于开发疫苗、药物和诊断学。还有一个好消息是,由我的好朋友冯德莱恩领导的欧盟委员会主持了一项全球认捐活动,在短短七个星期内筹集了 180 亿美元。除此之外,一个名为"获取抗击新冠肺炎工具加速计划"(ACT-A)的全球健康行动者联盟已经建立。ACT-A 支持了史上最快、最协调和最成功的全球行动,通过部署测试、治疗和疫苗来开发抗击疾病的工具。

我认为 ACT-A 加速计划的独特之处在于把全球多个各自为政的机构与实体以协调和自愿的方式联合起来。这些机构包括世界卫生组织、全球疫苗免疫联盟(The Global Alliance for Vaccines and Immunisation,GAVI)、流行病防范创新联盟（The Coalition for Epidemic Preparedness Innovations，CEPI）、英国惠康基金（Welcome Trust）、联合国国际药品采购机制组织（Unitaid）、世界银行、全球抗艾滋病、结核病和疟疾基金（The Global Fund to Fight AIDS, Tuberculosis and Malaria）、全球创新诊断基金会（the Foundation for Innovative New Diagnostics，FIND）以及其他组织等。

ACT-A 加速计划由世界卫生组织、G20、欧盟以及其他一些合作伙伴组成的管理委员会监督执行。它有一个协调中枢与指导小组，即我所在的 ACT-A，组织上分为三大支柱：疫苗合作伙伴关系、治疗合作伙伴关系和诊断合作伙伴关系，除此之外还包括跨领域的连接系统。我想强调的是，这个创举把研发、制造、采购和部署的整个过程点到点地连在一起。人们第一次在一起工作，不仅关注要投资的疫苗，而且支持从采购到分发的风险管理。例如，名为新冠肺炎疫苗实施计划（COVID-19 Vaccines Global Access，COVAX）的疫苗合作伙伴关系中，CEPI、WHO 和 GAVI 正在合作，联合国儿童基金会（The United Nations Children's Fund，UNICEF）也是一个重要的交付伙伴。这是我积极参与的主要活动之一。

那么，ACT-A 加速计划目前做到了什么？在疫苗方面，目标是 2021 年年底实现 20 亿剂疫苗接种。如果按照萨默斯博士所说的，我们应该在 2022 年之前实现疫苗接种全覆盖，而这还有很长的路要走，然而这是一个宏伟的目标，需要人们团结起来共同实现。在治疗方面，我们希望到 2021 年年中，实现覆盖 2.45 亿人次。在诊断方面，希望到 2021 年年中将进行 5 亿次测试。从 2020 年 4 月至 12 月，仅 8 个月就完成了巨额资金投资，不仅要确保候选疫苗的安全，还要支持临床试验，且保障接种疫苗过程的安全。在诊断学领域，第一个抗原复制品诊断测试已经完成，并被批准实施。

我们还有很长的路要走。但是当我们说到疫苗，好消息是：如大家所知，辉瑞（Pfizer）和生物科技（BioNTech）疫苗在 2020 年 12 月获得了英国的批准，并于 12 月获得了美国的紧急使用授权，而莫德纳（Moderna）、阿斯利康（AstraZeneca）也紧随其后。

从一月份对病毒进行测序，到实际生产疫苗，再到疫苗第三阶段临床试验已获得批准并进入使用，这只用了短短的十个月的时间。当然，有理由庆祝 RNA 和 DNA 技术、病毒载体以及其他科技的进步，我们对此感到鼓舞。

然而，许多国家，特别是低收入国家，尽管有 GAVI 的帮助，仍无法保障疫苗。但重要的是，中等收入国家甚至小型高收入国家，不像中国、俄罗斯和美国拥有很多资源，因此必须共同努力，以适合的对冲与筹资机制获得所需的大量疫苗。因此，COVAX 作为 ACT-A 加速计划的疫苗支柱，成功地将 190 个经济体联合起来，加入 GAVI，并将高收入和中等收入国家联合起来，建立了一个疫苗采购库。今天在全球范围内，我们可有 10 亿剂疫苗的保障。

然而，我们还有很长的路要走。要实现 ACT-A 到 2021 年年底的目标，迄今资金仍有 280 亿美元的缺口，其中疫苗就需要额外的 70 亿—80 亿美元。因此，面对未来，我们可以想象拥有可持续融资的重要性。不仅需要现在获得疫苗，更要为将来的其他疫情大流行做好准备。

如前所述，多边主义确实很重要，而且正在发生，为此我们要赞扬中国的作为，中国正准备向其他国家和地区运送 4 亿剂疫苗。我们需要协调疫苗交付与公平分配，以便每个人无论是否付费，都可获得疫苗接种。还需要确保公众对疫苗的信任，以及形成未来可持续的合作协调框架和融资机制。

疫苗也带来了很多问题：疫苗被如此迅速地批准，仅在两个月后就迅速地推向市场，安全吗？人们会接受疫苗接种吗？如果目前只有有限的疫苗，那么先分配给谁，再分给谁？如何分配才能实现全球疫苗公平性？

世界卫生组织作为 COVAX 倡议的领导者之一，发布了一个公平分配疫苗的两阶段框架。在此框架下，疫苗将首先接种给卫生工作者、老年人和高危人群。这组人群占全球人口的 20% 左右。COVAX 的目标是在 2021 年确保每个国家都实现 20% 人群的接种。但当疫苗从世界卫生组织和其他地方分配给每个国家时，配送是个问题，因为从全球疫苗免疫联盟配送到低收入国家是非常具有挑战性的。现有的经验是，有两条独立的、没有联系的供应链：一条是将疫苗从供应国运到需求国，另一条是将疫苗运到地方疫苗储备分发点。我们自己的国家正面临着这个问题：疫苗供应如何从中央政府，到州政府，再到地方政府？如何将疫苗给个人接种？重要的是，mRNA 疫苗的储存是有温度要求的，辉瑞疫苗是 $-70℃$，莫德纳疫苗是 $-20℃$。世界卫生组织估算，由于温度控制、物流和运输的问题，全球每年可能浪费 50% 以上的疫苗,而且也没有足够的人力来完成大规模的疫苗接种。

总之,我们还有很多工作要做。关于接种疫苗的犹豫态度,美国2020年的调查显示,约50%的人声称将会接种疫苗,30%的人表示不会,大约20%到30%的人不确定,有许多人在犹豫。全球调查报告显示,70%的人非常有可能接种疫苗。好消息是,中国几乎90%的人口愿意接种疫苗,但这一比例在俄罗斯仅有50%。对接种疫苗犹豫不决的情形比较广泛。多年来,美国有很多人觉得自己一直受到医学界的剥削和错误对待,部分少数族裔人群不信任政府。因此,解决办法是通过一致努力应对大家对疫苗的犹豫:宣传运动,公众教育,对接种副作用要透明和诚实,确保疫苗安全体系,使患者在接种疫苗后得到关注和随访。

国际社会从新冠肺炎中学到了很多。如下几点至关重要:①全球协作的端到端的疫苗、治疗和诊断的应对与反应研发生态系统;②国家和全球层面的公共卫生干预(包括检测、测试、接触者追踪、数据报告和分析)以及数字创新的策略和协调;③多边合作,促使所有国家共同努力,实现全球协作和公平准入;④提供可持续的资金,为全球预防、准备和应对大流行的共同利益提供可预测的、可靠的长期资金。

总之,新冠大流行的应对和准备有四个关键的、相互关联的维度:一是负责的领导,二是民众参与(这些都是至关重要的人的维度),三是敏捷系统,四是持续投资。我们必须共同努力,以多边合作为核心,确保广泛努力的所有组成部分在地方、国家、区域和全球各层面连贯有效地运作。团结是我们必须实现的,这样才能实现人人平等。

我对我们今天的处境也很乐观。随着新一届美国政府的到来,在此我希望中国和美国共同合作,造福人类。

提高新冠疫苗可及性的策略

Somil Nagpal*

现在，我举例来充分说明疫苗生产设施和分配机制的重要性。我们会以印度尼西亚为例来说明我们的团队正在尽最大努力确保新兴经济体能够获得新型冠状病毒疫苗（以下简称"新冠疫苗"）。

新型冠状病毒肺炎（以下简称"新冠肺炎"）的发病率在亚洲依然很高，在部分国家的发病率有稳定和下降的趋势，但仍处于较高水平。然而，幸运的是，亚洲国家中并没有出现太多死亡病例；在很多国家，疫情被控制得很好。非常高兴能够看到屏幕的另一边正在举行这么多人参加的大会，我希望包括我的祖国在内的所有国家都能如此，期待有一天我们能够欢聚一堂。那些成功遏制疫情的国家已经得到了很多赞誉，在此刻中国的会议上，所有听众亲临现场就是一个值得表扬的例子。

一些国家已经开始接种疫苗。但是与中国和印度这两个大国相比，印度尼西亚也受到疫苗供应限制的影响。印度尼西亚的人口数量相对不多，整体情况比其他许新兴经济体和低收入国家要好，这些国家可能需要多年时间才能完成疫苗接种。这确实是我们需要关注的问题。

在疫苗分配的公平性方面，统计数据表明，目前大多数疫苗的购买都发生在高收入国家，与新兴经济体和低收入国家相比可以发现，全球大多数可

---

* Somil Nagpal，世界银行雅加达卫生项目协调员。本文由北京大学全球健康发展研究院根据Somil Nagpal 在北京大学全球健康发展论坛 2021 上的主旨发言翻译整理。

获得的疫苗的分配并不十分均匀。在这种背景下，COVAX 计划在 2021 年提供 18 亿剂疫苗，这将为提高发展中国家的疫苗可及性做出巨大贡献。对疫苗可获得性的其他挑战包括新菌株的影响以及新疫苗研发后监管部门的审批时限。目前制造商所面临的挑战来自原材料和消耗品的可及性，因为这些供应品的订购有几个月的延迟，制造商对此非常担心。

扩大制造业所需要的人力资源也受到新冠肺炎疫情的影响，因为新冠疫苗研发所需的技能并不十分普及。即使全球的疫苗生产能力相当充足，知识产权、质量和监管问题也对疫苗的协调使用和供应提出了挑战。

在印度尼西亚，国家总统接种了新冠疫苗，以显示对疫苗运动的支持。其他几位政界和社会名人也加入了他的行列。疫苗接种状况不断改善，每天新增接种人数达到了近 50 万。但考虑到疫苗供应量的减少，现在每日新增接种数又回落到峰值的一半左右。这是一个令人担忧的问题，但这是因为最近供应链受到了限制。印度尼西亚预计到 6 月或 7 月，接种状况能够得到较大改善。

在推广计划方面，印度尼西亚正在分阶段进行疫苗接种。第一阶段目前已完成。在 1 月至 2 月期间，全国各省的所有卫生工作者都接种了疫苗。自 2 月起，一线公共服务员和老年人开始接种疫苗。接下来，弱势群体，包括那些患有并发症的人将从 6 月左右开始接种疫苗。然后到 2021 年晚些时候，在上述群体完成接种之后，其余人群也会接种疫苗。因此，共有 1.815 亿成年人将免费接种政府提供的新冠疫苗。为每个人免费接种疫苗是新兴经济体在免费接种疫苗方面做出的最大努力之一，我们为此制定了为期一年的时间计划。这是我们国家正在努力实现的一个非常好的目标。

目前在印度尼西亚部署的疫苗包括来自中国的科兴生物制品有限公司（Sinovac）的疫苗和由 COVAX 提供的阿斯利康（AstraZeneca）。这两种产品已获国家监管机构批准，目前正在使用。此外，未来将会有更多的新冠疫苗供应，将包括 COVAX 组合中的多种疫苗，目前尚不完全清楚。此外，还会供应印度血清研究所生产的阿斯利康和 Novavax 的疫苗。政府还设立了一个私营机构雇主计划，雇主可向雇员免费分发疫苗，但他们应使用国家计划使用的疫苗以外的那些疫苗。这个私营机构项目订购了国药集团 COVID-19 疫苗、俄罗斯卫星 V 疫苗（Sputnik V）以及康希诺公司（CanSino BIO）COVID-19 疫苗。印度尼西亚尝试储备的疫苗很多都是基于 2021 年年初的可获得性，以便不拖延计划，并保证实现每个人都在来年 3 月前完成疫苗接种的目标。为了满足印度尼西亚的需求，很多订单和产品供应并不一定来自最发达的国家，而是从中国和印度购买产品。

对比而言，印度作为另一个新兴经济体，没有足够的疫苗满足其国内所有的需求，而来自海外供应商的原材料短缺又加剧了这一问题，这进一步影响了疫苗的全球可及性和 COVAX 生产设施的运转。但在疫苗的获取方面，印度尼西亚和印度有一些相似之处。我们可以借鉴印度在获取可负担得起的疫苗方面所做的努力。如果有时间的话，我认为现在或将来我们应该进行深入探讨，以期从印度制药业改善疫苗可获得性方面获取更多经验。

促进全球疫苗公平可及

查道炯[*]

接种疫苗是预防和控制传染病最经济且有效的手段。面对新型冠状病毒(COVID-19)所导致的疫情,在所有人都安全之前,没有人是安全的。健康是所有人的人权,而不是那些负担得起疫苗的人的特权。这些都是世界公共卫生科学与政策领域的常识。

人类开发并使用疫苗应对传染病有一百多年的历史,就方法而言经历了从培育牛痘到今天运用基因工程等高科技的过程。但部分因为跨大洲的流感疫情暴发次数不多,流感疫苗的研发和生产的全球化程度并不高。在2003年出现非典型性肺炎疫情时,流感疫苗的国际化又一次受到广泛关注,但当时因疫情结束得比预料的快而没有成为一个"问题"。之后,疫苗的研发和生产能力依然集中在九个国家(澳大利亚、加拿大、法国、德国、意大利、日本、荷兰、英国、美国)。2009到2010年,甲型H1N1流感疫情在墨西哥和美国比较严重,对症疫苗的研发很快获得了成功,但因相关国家的疫苗出口限制政策,接种范围有限。也就是说,在新型冠状病毒出现之前,疫苗生产和供应领域的不平均是具有结构性的。

新冠疫情的严重程度诱发了对症疫苗研发在产品推出进度上的飞跃,但其产能依然集中在少数发达国家。按照国家人口计算,发达国家在疫苗

---

[*] 查道炯,北京大学国际关系学院教授。本文根据查道炯在北京大学全球健康发展论坛2021上的主旨发言整理。

订购数量上遥遥领先于其他贫困国家。一些发达国家政府许诺愿意在满足国内需求的前提下,拿出一部分疫苗捐赠给较穷的国家。如果缺乏疫苗供应机制的创新,没有研发和购买能力的欠发达国家出现无疫苗可用的情况就在所难免。

新冠肺炎疫苗实施计划(COVAX)是一种创新,它基于2009年H1N1疫苗的跨国可及性严重不足的教训,由全球疫苗免疫联盟(GAVI)倡议,世界卫生组织提供政策协调支持,COVAX于2020年6月推出。这是一个有商业性质的预销售承诺(Advanced Marketing Commitment,AMC)安排。高收入和中高收入(以世界银行的数据为准)国家通过签订AMC可获得疫苗订购数量保障,但不享受单价优惠;中低收入和贫穷国家则可获得优惠价格的疫苗,差价由联合国儿童基金会等统筹捐款弥补。

COVAX这一创新的目的是避免之前大流感疫情出现时的窘况:中低收入国家只有等高收入国家满足国内需求后,通过获得捐助才有疫苗可用的选项,因为疫苗生产商事前没有将后者的需求纳入产量规划。这个机制之所以是一种创新,是因为生产疫苗就像生产飞机一样,只有在有订单的前提下才会启动。新冠疫情下,COVAX的出现能够急人之所急。

一支在发达国家销售的新冠疫苗,在纳入COVAX机制后与中低收入国家谈判销售时,销售企业是否以优惠价格出价,受不同注册国的反倾销(antitrust)法规制约。这样差价的空间如何填补,就得看进口国的出价能力、援助金额是否到位,以及援助提供方是否有受援方收入水平以外的附带用款条件等。

与疫苗生产加工国进行双边新冠疫苗交易安排,是中低收入国家的另一个选项。例如,根据官方在网上发布的消息,中国到2021年3月2日已经或正在向53个国家提供疫苗援助,向27个国家出口疫苗。中国对蒙古、埃及、泰国、新加坡、多米尼加、玻利维亚等国的疫苗援助和出口都已运抵当地。春节期间,中国向津巴布韦、土耳其、秘鲁、摩洛哥、塞内加尔、匈牙利、阿联酋等7国交付了疫苗。双边疫苗安排与多边途径相比可节省环节、节约时间。当然,这要求进口国要么具有自主从事疫苗使用技术审核的能力,要么认可疫苗生产国监管机构的审核结论。

"最需要"国家的标识,不仅仅体现在收入水平和付款能力上。新冠疫苗与常用疫苗的一大不同是所有年龄段的人群都有同期接种需求。而根据世界卫生组织 2018 年统计的数据,194 个成员中有 74 个没有成人流感疫苗接种项目。为了给日常生活活动范围更灵活的成人接种疫苗,需要基础设施方面的投入。在很多中低收入、城镇化程度低的国家,成人疫苗接种过程的"最后一公里"相当长。在不少国家,还有文化、宗教方面的社会性因素影响接种进度。

新技术研制的疫苗对运输、储藏的时间有更严格的要求。所以,从宣布援助意向到疫苗运抵一个国家,前提性条件是事前做好周密的运输和接种安排。也就是说,只有在援助国与受援国在接种措施层面做好了对接时,才能实现在"雪化"前将"碳"送到户的愿景。

获批入市新冠疫苗产能的保障是中低收入国家获得疫苗的物质基础。英国的 Chatham House 智库在 2021 年 3 月 9 日召开了全球疫苗生产机构的峰会。为该峰会准备的市场调研材料称,新冠疫情前,全球的疫苗需求在 35 亿到 55 亿支之间,而到 2021 年年底,全球有望生产 140 亿支。产能的保障和进一步扩充,受多方面因素的制约。

新冠疫苗的研发和生产能力高度集中在发达国家。在新冠疫苗满足它们的国内接种需求后,再向外捐出,这也是一种援助。在捐出前,如何保障在国内具体需求支数也难以确定的背景下,未雨绸缪地对全球疫苗生产链上的要素流动做出限制,是一个政治判断方面的考验。

如果疫苗援助款可用于推动获批入市的疫苗的批量加工,则既有助于充分利用现有产能扩大产量,给承担加工任务的企业和社会增加收入,也有助于减轻因产品点集中而造成的运输压力。一笔钱做三件事(即新冠疫苗的研发、生产和援助),实现这个愿景到目前为止还有困难。

根据前面提到的 Chatham House 报告数据,现有的疫苗加工能力,55% 在东亚地区,40% 在欧洲和北美,非洲和南美则不到 5%。已经获准使用及处于研发阶段的新冠疫苗,包括应对变种用的补充疫苗,集中在欧美地区。东亚则有"富余"产能可用。一般情形下,授权加工的知识产权等环节需要数个月甚至数年的时间。在世界贸易组织框架下,新冠疫苗的授权加工便利化的讨论还在进行,一些发达国家不太乐意在新冠疫苗的生产方面就原则和商业利益做出让步。

通过外交途径促进新冠疫苗的跨国接种是必要的。由于疫苗供需缺口大,全球经济和社会运行秩序恢复的需求一时得不到满足。在这种背景下,包括中国在内的国家向无力自主研发疫苗的国家和社会提供疫苗,是在全球公共健康治理领域所做的具体贡献。

政府在疫苗的跨国使用中必须直接介入,原因之一便是疫苗接种不同于普通药品的跨国流通。对受接种人员特别是成年人进行后续跟踪,并且由有政府公共财政保障的卫生机构进行,更符合疫情控制和公共卫生保障的需求。

倘若将疫苗的跨国流通交由"公开市场"去进行,就难免出现非法、高价、接种进度不科学也不公正的"灰色市场"。其后果不仅损害了受负面影响的人群的健康利益,也不利于疫情的控制。因此,疫苗提供方与接种方在政府层面的全过程、无缝隙合作是通过外交途径促进疫苗跨国接种的基础性逻辑所需。

中国疫苗进入全球市场的历史并不长。在2011年,经过十多年的不懈努力,中国国家药品监管机构通过了世界卫生组织疫苗监管体系的评估。经历了此后每三年的复审,作为发展中国家成员,中国被认定为具有与发达国家相当的严格疫苗监管体系。此后,中国的疫苗产品开始获得世界卫生组织疫苗预认证的资格,且已有四种疫苗进入联合国儿童基金会等机构组织的国际采购。

对"疫苗外交"的观察,不能简单地看有哪个国家向哪个国家提供了疫苗产品。对疫苗产品的质量认证、运输和使用各个环节的公共卫生基础设施的物质和知识领域的投入,都是经由通常意义上的外交渠道,缩小国家间公共卫生能力差距努力的一部分,这也是将疫苗视为"全球公共卫生公共品"的内涵。随着越来越多的新冠疫苗获批使用,时下的供需不匹配将有望得到缓解。但是,依然有通过外交努力而促进全球疫苗事业的必要。

通过降低疫苗的生产成本而促进产能扩大可以提高新冠疫苗的可及性。教科书式的途径包括鼓励或要求通过"专利池"等途径降低专利使用成本。南非和印度向世界贸易组织提出的对涉及新冠肺炎疫苗、药物等的知识产权进行豁免的动议，尚未得到更广泛的支持。如何应对研发与生产、金融逐利的本能与全球公共健康需求之间的矛盾，是外交努力所需要应对的一个挑战。

综合起来看，新冠疫苗的国际使用是一项极具挑战性的工程。要实现"即产即运，到运就接种"的愿景，有意愿和能力提供疫苗的国家更多地是在跟时间竞赛。如果从"软实力"竞争的角度考虑，仅看援助金额的大小是远远不够的。如何在疫苗的生产、认证、运输、接种的各个环节都做到无缝隙对接，需要政府、企业、社会各方面的共同努力。成功接种的援助才是最为真实地践行将新冠疫苗作为全球公共卫生公共品的许诺。

"疾病无国界"如何成为制约地缘政治竞争的道德力量，还有待外交实务和研究界的努力。面对新冠病毒所导致的这次百年不遇的全球性传染病大流行，现实的挑战包括供应保障、产品可及性和可负担性。如何避免生物医药等领域的竞争成为零和游戏，如何缩小疫苗及更广范畴的医疗产品和服务的国别差距，则是具有长期性的挑战。

GAVI 对人类健康的贡献

张　丽[*]

首先,我想给不熟悉全球疫苗免疫联盟(GAVI)的朋友,快速介绍一下这个联盟的情况。GAVI 在 2000 年设立,是一个全球健康领域核心机构的联盟,成员包括世界卫生组织、世界银行、联合国儿童基金会和比尔及梅琳达·盖茨基金会,主要应对低收入国家无法负担新疫苗的紧急市场失灵。

GAVI 的使命主要是通过确保低收入国家对新疫苗的可得性而挽救儿童生命,保护公众健康。众所周知,疫苗是人类历史上最成功、最具有成本—效果的健康投资之一,且在人的一生中会产生广泛的收益。最近约翰·霍普金斯大学的一项对 73 个 GAVI 支持的低收入国家的研究显示,每 1 美元在免疫上的花费,会产生 21 美元的收益,收益包括医疗成本的节约,收入损失的避免,以及由于疾病和死亡而造成的生产力损失的避免。当我们实际考虑挽救生命以及人们更长和更健康的生命的社会价值时,1 美元的疫苗投资会产生 54 美元的收益。因此投资于疫苗领域是多么重要。

新冠肺炎全球大流行威胁着我们过去几十年里取得的进步,因此我们也看到 2020 年全球经济收缩是自大萧条以来在和平时期最严重的一次。据估计,截止到 2021 年,新冠肺炎疫情的直接和间接影响将使 1.41 亿至 1.63

---

[*] 张丽,全球疫苗免疫联盟战略创新与新投资者中心主任。本文根据张丽在北京大学全球健康发展论坛 2021 上的主旨发言整理。

亿人陷入贫困，并对健康、教育和营养方面取得的进步造成逆转，而对全球各地区经济、国际贸易和旅游上造成的损失约为每个月 3 750 亿美元。

国际社会很早就认识到，要终结疫情，在未来的 10 年中全球需要一次最大和最快速的国际努力。因此，在国际社会的要求下，GAVI 与来自世界卫生组织的同事一起，积极推动一项旨在加速新冠疫苗在全球分发的全球协作和融资计划——COVAX Facility。

COVAX 在 ACT-A 加速计划的疫苗支柱下，是一项集合科学家、产业界、捐赠者和全球健康组织的全球合作，旨在通过对疫苗、诊断和治疗的支持，加速终结疫情。就 COVAX Facility 来说，它基本上是一项全球采购机制，旨在使各个国家都能够快速、公平、安全地获取新冠疫苗。

COVAX Facility 已经集合了 119 个经济体，其中也包括中国，并且覆盖了全球 90% 的人口。COVAX Facility 基本上已经证明了参与成员的购买力，在此基础上，为各国政府提供了众多极具前景的疫苗候选产品和更大的市场。

众所周知，疫苗从研发到生产再到采购，通常需要好多年才能到达普通大众的手中。因此，COVAX Facility 的核心就是加速这个过程。早期疫苗市场的特征是严重的供不应求，这会驱动成本上升从而阻碍疫苗在低收入和中低收入国家的可获得性。

GAVI 还对 COVAX 预先市场承诺（Advance Market Commitment，AMC）的发展和实施进行了协调。这是一个通过公共和私人捐助，为 92 个低收入和中低收入国家获取新冠疫苗提供支持的财务工具。发起 COVAX Facility 是为了提供足够的疫苗，以保护高风险和脆弱人群，以及必要的前线医疗工作人员来终结新冠肺炎大流行的急性阶段。

疫苗在不同国家的分发基本上按照世界卫生组织的发放框架指引执行，以实现 COVAX Facility 汇集众多候选疫苗和疫苗的目标。

截止到 2021 年 4 月，我们已经与 6 家疫苗制造商达成了协议，与更多疫苗制造商的协商正在进行中。我们的目标是在 2021 年年末向符合 AMC 资质的国家提供 13 亿剂疫苗，并计划扩展另外 5 亿剂疫苗的覆盖。

COVAX 目前正在执行对加纳、科特迪瓦的承诺，这两个国家是 COVAX

计划支持疫苗的首批受惠国,在 2021 年 3 月 1 日就获得了首批疫苗,仅仅比在富裕国家英国的首批疫苗获得时间晚 83 天。

截至 2021 年 4 月,COVAX 向全球 113 个经济体输送了超过 3 900 万新冠疫苗,超过 65% 的低收入和较低的中等收入国家已经获得了首批疫苗。第一轮供应在 2021 年 5 月覆盖 AMC 国家总人口的 2.5%。这是巨大的进步,但仍然存在新冠疫苗的分发不平等。

较高收入国家已经在本国人群免疫的竞赛中取得先机。然而,在病毒变种数量不断增加的情况下,只要新冠病毒仍在威胁世界上的其他地区,高收入国家取得的进展就仍面临危险。

最新研究显示,如果世界上最富有的国家完成人群的完全接种,然而贫穷国家只有一半人口完成了接种,仍然会导致全球经济损失 9.2 万亿美元,其中几乎一半的损失,即 4.5 万亿美元,发生在最富有的国家。

疫苗公平是经济复苏的核心。持续的进步将塑造 GAVI 及 COVAX 与其他合作伙伴的协作方式。我们承认,应对新冠疫情挑战的唯一道路,特别是在病毒变异出现的情况下,是尽快实现新冠疫苗全球覆盖。

作为过去十年里最大和最快的一次国际行动,COVAX Facility 计划是全球各类组织协作方式的一次测试,也开发出了新的工作模式。我们非常感谢公共和私人部门提供的各类援助和支持,让我们这个组织的最初设想成为现实。实际上,我们刚刚发起了对 COVAX AMC 计划的一项融资,填补 20 亿美元的融资空缺,将用于支持在 2021 年年末为 AMC 国家提供总计 18 亿剂疫苗,以终结新冠肺炎疫情的急性阶段。该计划不仅会决定我们能多快结束当前的危机,也将帮助我们准备应对下一次大流行。因为将来总会有下一次,从进化的角度上来说,有潜力称为大流行的新病毒的出现是一个确定性事件。

我们现在面临的全球挑战只能通过稳固的国际合作来实现。如同另一位嘉宾所展现的,直到每一个人都安全,没有人是安全的。这是我今天想分享的,非常感谢大家,我也衷心地期待聆听其他嘉宾分享他们的工作。

参考文献

Statistics measuring our impact on global immunisation, https://www.gavi.org/programmes-impact/our-impact/facts-and-figures, accessed on April, 2021.

The Gavi COVAX Advance Market Commitment (AMC) ensured access to COVID-19 vaccines and support for lower-income countries, https://www.gavi.org/gavi-covax-amc, accessed on April, 2021.

The global pooled procurement and distribution mechanism at the heart of COVAX, https://www.gavi.org/covax-facility, accessed on April, 2021.

To end this global health crisis we don't just need COVID-19 vaccines, we also need to ensure that everyone in the world has access to them, https://www.gavi.org/vaccineswork/covax-explained, accessed on April, 2021.

WHO Director-General's opening remarks at the media briefing on COVID-19, https://www.who.int/director-general/speeches/detail/who-director-general-s-opening-remarks-at-the-media-briefing-on-covid-19-25-january-2021, accessed on April, 2021.

Working for global equitable access to COVID-19 vaccines, https://www.who.int/initiatives/act-accelerator/covax, accessed on April, 2021.

World Health Day 2024: My health, my right, https://apps.who.int/gb/COVID-19/pdf_files/2021/15_04/Item3.pdf, accessed on April, 2021.

World leaders unite to commit to global equitable access for COVID-19 vaccines, https://www.gavi.org/news/media-room/world-leaders-unite-commit-global-equitable-access-covid-19-vaccines, accessed on April, 2021.

科学将会胜利：新冠肺炎全球抗疫行动

黄玮明[*]

我们正身处一个前所未有的时代，能够服务全世界的患者，对我们而言既是荣誉也是沉甸甸的责任。今天，我希望与大家分享一下过去 22 个月里辉瑞的经历。在这段关键的日子里，辉瑞大力支持全球新冠疫情抗疫举措，也积累了许多经验。这是一个让我们引以为傲的故事，一个关于科学的力量以及合作的力量的故事。

疫情之初，我们就明确意识到以下两点：安全有效的疫苗和治疗手段是打败病毒的关键；同时，仅凭一家公司、一种疫苗或治疗药物是不够的。

因此，2020 年 3 月，在世界卫生组织宣布新冠疫情全球性大流行几天后，辉瑞就宣布了一项全面的五点计划，呼吁生物科技行业开展史无前例的合作，共同应对病毒。具体而言，我们致力于：

- 召集公司专家，加速疫苗和治疗药物的发现与研发；
- 与科学研究组织广泛分享我们的科学工具与见解；
- 与小型生物医药企业分享我们在研发与监管方面的专长；
- 提供我们的生产能力以支持其他抗疫战线上的企业；
- 建立跨行业快速响应团队，以应对未来卫生健康危机。

---

[*] 黄玮明，生命科学基金和创新孵化平台 Flagship Pioneering CEO 合伙人，辉瑞全球生物制药商业集团前总裁。本文由北京大学全球健康发展研究院根据黄玮明在北京大学全球健康发展论坛 2021 上的主旨发言翻译整理。

我们还设立了一个大胆的目标：以创纪录的速度研发并提供新冠疫苗。对辉瑞而言，这是践行我们的使命——"为患者带来改变其生活的突破创新"的最佳例证。因此，为帮助人类度过此次危机，我们准备好充分发挥我们在科学、制造、上市等方面的优势与资源。

时隔两年，我对我们齐心协力共同努力所取得的结果深感自豪。我们在创纪录的时间内研发、制造了具有突破性的创新疫苗。从我们与监管机构就疫苗研发密切协作，直到与卫生系统就疫苗分发紧密合作，都是行业与政府真正携手努力的结果。从那时起，我与各级官员的会面中都会提及我们的疫苗。截至 2021 年 12 月，辉瑞已向全球 163 个国家和地区交付了 22.5 亿剂疫苗。我想代表我的同事们说：这是一项我们永远不会忘记的成就。

尽管如此，我们知道要做的事还有很多。世界上仍然存在我们尚未触达的人群，因此合作仍然一如既往的重要。为此，辉瑞承诺将在 2022 年通过与 COVAX 等国际组织合作，以及与政府签订直接供应协议等方式，为中低收入经济体生产 20 亿剂疫苗。我们也与南非 Biovac 公司、巴西 Eurofarma 公司开展合作。其生产的疫苗将分别供应非洲联盟和拉丁美洲中的 55 个国家。而且我可以向大家保证，为了各国各地区的人民，我们会继续锲而不舍地努力，争取疫情早日结束。

过去 22 个月中，合作的力量不是我们的唯一收获。在公司内部，我们找到了更好的工作方式。作为团队，我们学会了大胆想象、认可突破性思维、破除官僚主义，以及果断行事。以上这些工作方法皆是可复制的，能帮助我们比以往更快地加速推进项目。我们坚信，如果这次我们完成了不可能的任务，就能在其他患者急需的产品上复制同样的工作方式。最终，我们的目标是，到 2025 年，为患者带来 25 种突破创新的药品和疫苗。这就意味着以最快的速度推进最有希望的项目，同时一如既往地重视产品质量与患者安全。

我很高兴地与大家分享，我们加速研发的努力已经在口服抗病毒治疗药物 PAXLOVID 上取得进展。上个月，辉瑞宣布 PAXLOVID 第 2/3 期试验中期分析取得积极结果。数据显示 PAXLOVID 有潜力拯救生命、降低新冠病毒感染重症率并将住院率降低近 90%。辉瑞已将相关数据作为申请紧急授权使用资料的一部分递交美国食品药品监督管理局。如果获批,我们希望在取得当地监管审批的前提下①,将这一突破创新尽快送达全球患者,包括中国患者。相信 PAXLOVID 这样的治疗药物能够为中国政府高效迅速的抗疫措施提供又一有力工具。

　　PAXLOVID 能够取得快速进展,离不开我们疫苗团队在 2020 年积累的经验。这反映了我们新的"光速工作方式",我们计划将这一方式扩展至更多产品管线。总而言之,我们在疫苗研发项目上积累的经验将会作为全公司的典范。

　　最后,无疑也是最重要的一点经验,就是建立完善、可持续创新生态体系的重要性,包括强有力的政策环境,以助力药物和疫苗的突破创新。我们在过去 22 个月中的成就,离不开此前多年积累的研发与合作基础。必须看到,正是因为辉瑞与 BioNTech 公司自 2018 年起就开始合作研发季节性流感 mRNA 疫苗,我们才能在新冠疫苗的研发中取得领先优势。此前积累的经验让我们有信心快速转向,大胆押注我们有能力用同样的技术研发新冠疫苗。简言之,我们今天的成功是生物医药行业年复一年投资、实验、失败、调整的结果。

　　说到政策环境,平均来看,研发一款新药的成本高达 26 亿美元,从实验室到临床平均需要 10—15 年,风险巨大。像辉瑞这样的公司要平衡这样的投资,只能依靠一个强有力的政策环境,让投资回报有合理的预期。这样一个强有力的、鼓励创新的政策环境主要包括:

- 一个对标国际最佳实践的、强大稳定的知识产权体系;
- 一个支持全球同步研发的监管体系;
- 一个支持可及与创新、透明且可预期的定价与支付体系。

　　因此,我们强烈支持中国在建立更强大、注重价值、鼓励创新的卫生创新生态体系方面的种种努力。我们期待继续与政府开展合作,进一步深化相关改革。

---

① 美国食品药品监督管理局(FDA)于 2021 年 12 月批准 PAXLOVID 紧急使用授权。中国国家药品监督管理局(NMPA)在 2022 年 2 月附条件批准 PAXLOVID 在中国上市。

最后，我还想分享一点自己的看法。近年来，医药行业实现了很多重要的突破性医学创新，从 HIV 治疗手段到能够达到接近治愈效果的基因治疗。这些成就的达成，都是我们共同努力的结果。全球抗疫的过程也是如此。这种新型病毒会影响每个人，无论种族、民族、年龄、性别，也无论一个人有何种理想抱负或身处何方。因此，要打败病毒，我们必须跨越边界和国界，团结协作。

我们坚信，科学将助力我们赢得抗疫斗争。只要团结协作，就没有人类无法克服的健康挑战。

疫苗和免疫接种的经济学分析

张海军　方　海[*]

疫苗是指为预防、控制疾病的发生和流行而用于免疫接种的预防性生物制品。疫苗接种是预防传染病最有效、最经济的卫生干预措施之一。世界各国均将疫苗接种列为优先的公共卫生服务项目。本文旨在重点针对疫苗的经济学属性、需求与供给、市场、接种筹资和经济学评价等方面进行介绍,并指出中国疫苗经济学分析的未来重点方向。

疫苗的经济学属性

（一）外部性

在经济学中,外部性（externality）是指个体或群体的行动和决策使另一个体或群体受损或者受益,而该个体或群体并没有因这一后果支付赔偿或获得报酬,这种危害或利益被称为外部性（曼昆,2015）。市场运行的结果不仅包含参与市场交易的买方与卖方的各自福利,还包括间接受到影响的其他个体的福利。由于商品的外部性价值在市场中没有价格,买方与卖方在决定供需数量时并没有考虑市场行为的外部效应,因而无法通过市场机制

---

[*] 张海军,北京大学公共卫生博士生;方海,北京大学中国卫生发展研究中心教授,北京大学医学部—中国疾病预防控制中心疫苗经济学联合研究中心副主任,北京大学全球健康发展研究院双聘教授。

进行调控,市场均衡不能使社会总福利最大化。

外部性有正外部性和负外部性之分,其划分取决于个体或群体是无偿地享有额外收益还是承受了不由自身导致的额外损失。正外部性是指当事者的行为对其他个体或群体产生了有利影响,但当事人却无法从中获得相应收益。负外部性是指当事者的行为对其他个体或群体产生了损失,但其他个体或群体却无法得到补偿。

疫苗是具有典型正外部性的产品。当个体接种疫苗后,不仅其自身被传染的概率降低,其他个体被感染的概率也会降低,因此间接为其他个体提供了免疫保护。当疫苗接种取决于个体自身意愿时,由于个体做决策时并不会优先考虑额外的社会福利,使得市场中个体疫苗的需求量难以达到社会整体福利最大化的水平,最终造成次优结果。

(二)公共产品属性

按照萨缪尔森于1954年发表在 Review of Economics and Statistics 的经典文章《公共支出的纯理论》(The Pure Theory of Public Expenditure)中的定义,纯粹的公共产品或服务是每个人消费这种产品或服务不会导致其他人对该种产品或服务消费的减少。而且公共产品或服务具有与私人产品或服务显著不同的三个特征:受益的非排他性、消费的非竞争性和效用的不可分割性(Samuelson,1954)。非排他性是指个体在使用一种物品时不会使其他个体无法使用该物品的特性;非竞争性是指个体使用该物品将不会减少其他个体的可使用量的特性;效用的不可分割性是指公共产品带来的效用为全体社会成员所共享,任何个体既不能将这一效用分割为若干部分,分别归属于部分群体或个体,也不适用"谁付款谁受益"的一般性原则,不能限定付款方为唯一受益人。因此,公共产品是向整个社会的所有个体同时提供,具有共同受益的特点(陈文,2017)。

疫苗虽不完全具有公共产品的属性,在消费上存在竞争性和排他性,但是疫苗接种后群体免疫效用不可分,为全体社会成员所共享,因此具有准公共产品属性。药品是针对个体患病后的治疗措施,而疫苗是针对群体的预防性公共卫生措施。公众接种疫苗后所产生的群体免疫具有公共产品属性,会对全社会成员形成保护。群体免疫(herd immunity)是指人或动物群体中的很大比例获得免疫力,使得其他没有免疫力的个体因此受到保护而不被传染。对于一个社会来说,每一个体享有同等的免疫保护,任何个体既无法阻止其他个体获得群体免疫带来的保护效果,也无法因获得了这一好处而降低保护效果,人群接种疫苗后产生的群体免疫体现了疫苗的准公共产品属性(Buttenheim 和 Asch,2013)。与其他公共产品一样,群体免疫由于存在"免费午餐"(free lunch)的机会,也存在着"搭便车者"(free rider)的现象。

(三)有益物品属性

有益物品(merit goods)是指对消费者有益(例如疫苗可以有效地预防疾病),但由于各种原因消费者并不偏好,需要政府制定干预个体支付意愿的政策来提高需求水平的物品(Head,1966,1969)。出现有益物品属性的原因主要包括以下三类。

第一,信息不充分(imperfect information):由于消费者缺少相关信息无法对有益物品的价值做出正确评价,导致消费不足。个体难以通过日常生活规律和经验获取到疫苗对自身和社会重要性的认知,对疫苗效果的信息不充分。

第二,非理性偏好(irrational preference):即使在信息充分的情况下,受生活习惯等因素的影响,消费者不选择能使自己福利最大化的有益物品(Desmarais-Tremblay,2019)。个体因生活习惯等因素对疫苗等公共卫生服务不如临床服务那样偏好。

第三,不确定性(uncertainty):有益物品给人们带来的不确定性收益使得人们对它并不偏好。个体对自身发生疫苗可预防疾病的感知较低,并且对疫苗的保护效果和安全性存在担心。

(四)健康时间偏好

健康时间偏好(time preference for health)是指人们会在短期成本和长期健康收益之间进行权衡(Ortendahl 和 Fries,2005)。从个体层面来说,健康时间偏好指个体对短期的非健康成本与长期健康收益间的权衡(Daugherty

和 Brase，2010）。短期成本包括各种财务成本（金钱）和非财务成本（如时间、精力、心理上的感受等），长期健康收益包括在未来降低疾病发病率和死亡率等潜在益处（Fuchs，1980）。

健康时间偏好在现实中主要表现为延迟折扣（delay discounting）。延迟折扣是指当前人们对未来收益的价值评价随着时间的延长而降低的心理现象（Kirby 和 Marakovic，1995）。若未来获益的时间折扣率高于即时获益的时间折扣率，则表示对于当前的个体来说，未来获益的价值低于即时获益的价值，反之则说明延迟获益的价值更大（Chapman 和 Coups，1999）。

疫苗的接种在当期，然而作为一种预防类措施，其收益却在未来，人们需要基于未来的健康收益在当期进行选择。疫苗的保护效果具有长期性，但是不同疫苗的保护效果持续时间不同，根据有效抗体滴度的持续时间可分为终身免疫和非终身免疫。例如，脊髓灰质炎疫苗对小儿麻痹症的免疫保护力可持续终身（世界卫生组织，2016），而接种灭活流感疫苗对抗原类似毒株的保护作用仅维持 6—8 个月从而需要每年接种[中国流感疫苗预防接种技术指南（2020—2021）]。由于疫苗保护效果的长期性，疫苗带给个体的益处并不会在短时间内全部呈现，接种疫苗的获益主要在未来体现，但是消费支出却是在当下。对于偏好当下获益的个体，其接种疫苗的未来获益贴现到当下较低，导致这类个体对疫苗的需求低于偏好未来获益的个体。

疫苗的需求与供给

（一）疫苗的需求

在经济学中，需求（demand）是指有支付能力的需要（want）。疫苗的需求是指疫苗的消费者在一定时期、一定价格水平下，愿意购买且具有购买能力的疫苗及其数量（孟庆跃，2013）。如果把影响疫苗需求量的所有因素作为自变量，把疫苗需求量作为因变量，就可以使用疫苗需求函数来表示疫苗需求量和这些影响因素之间的依存关系。

$$Q_d = f(T, I, P, P_x, E \cdots)$$

其中，Q_d 表示疫苗的需求量，T 代表偏好，I 代表收入，P 代表疫苗的价格，P_x 代表相关卫生服务的价格，E 代表消费者对未来的预期，还有其他的一些影响因素。经济学一般认为，价格是影响消费者需求的最主要因素。

疫苗需求曲线是指用于描述疫苗价格和疫苗需求关系的曲线。大多数情况下，自费疫苗即非免疫规划疫苗的需求曲线如图1所示（Rice University，2022）。

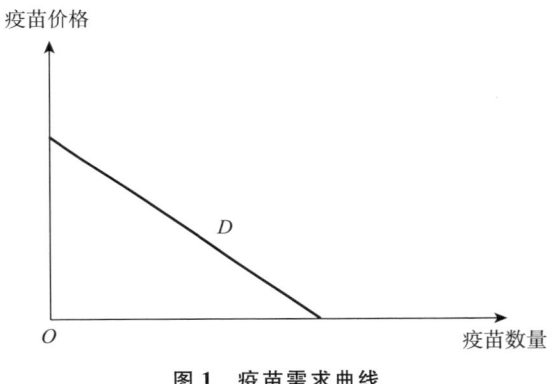

图1　疫苗需求曲线

在其他条件不变的情况下，自费疫苗需求量与其价格之间存在反向依存的关系，也就是说，自费疫苗的需求量随着疫苗价格上升而下降，反之，自费疫苗价格下降而疫苗需求量上升。但是纳入国家免疫规划的免费疫苗由于其特殊性，不存在这类关系。

（二）疫苗的需求弹性

弹性（elasticity）在经济学中是指经济变量之间存在函数关系时，因变量对自变量的反应程度。弹性的大小一般用弹性系数来表示。需求弹性可分为需求的价格弹性、收入弹性和交叉弹性。其中最重要的是需求价格弹性。疫苗的需求价格弹性是指疫苗需求量变动对价格变动的反应程度。疫苗需求价格弹性系数等于需求量变动的百分比除以价格变动的百分比。假如使用 V_d 表示疫苗需求的价格弹性系数，用 Q 和 ΔQ 分别表示疫苗需求量和需求量的变动量，用 P 和 ΔP 分别表示疫苗价格和价格的变动量，则公式可以如下：

$$V_d = \frac{疫苗需求量变动的百分比}{疫苗价格变动的百分比} = \frac{\Delta Q/Q}{\Delta P/P} = \frac{\Delta Q}{\Delta P} \times \frac{P}{Q}$$

因为需求量和价格的变动是反向的,需求曲线是一条向下倾斜的曲线,所以自费疫苗的需求价格弹性系数是负值。由于自费疫苗的可替代卫生服务品较多,需求一般不具有紧迫性和必需性,所以大多数自费疫苗的需求价格弹性绝对值是大于 1 的,即富有弹性,例如 13 价肺炎球菌多糖结合疫苗(PCV13)(Kondo 等,2012)和流感疫苗。但是,纳入国家免疫规划的疫苗由国家承担疫苗费用,个人免费,不涉及需求弹性的问题。

(三) 疫苗的供给

在经济学中,供给(supply)是指某一特定时期内,在每一种可能的价格下,厂商愿意且有能力提供的产品或服务的数量。疫苗的供给是指疫苗厂家在一定时期内,在一定价格水平下,愿意且能够提供的疫苗数量。影响疫苗供给的因素有很多,例如疫苗生产能力、冷链运输等。如果把疫苗供给量作为因变量,用 Q_s 表示,把各种影响供给的因素作为自变量,用 $a, b, c, \cdots, n$ 表示,则疫苗的供给函数可以表示为:

$$Q_s = f(a, b, c, \cdots, n)$$

疫苗供给曲线是用于描述疫苗价格和疫苗供给关系的曲线。大多数情况下,自费疫苗的供给曲线如图 2 所示。

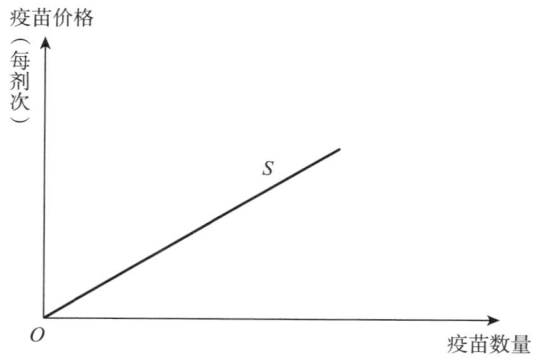

图 2　疫苗供给曲线

在其他条件不变的情况下,自费疫苗供给量与其价格之间存在正向依存的关系,也就是说,自费疫苗的供给量随着疫苗价格上升而上升,反之,自费疫苗价格下降而疫苗供给量下降。但是纳入国家免疫规划的免费疫苗由于其特殊性,不存在这类关系。

(四)疫苗的供给弹性

供给弹性是指一种商品的供给量对其价格变动的反应程度。其弹性系数等于供给量变动的百分比与价格变动的百分比之比。疫苗的供给价格弹性是指疫苗供给量变动对价格变动的反应程度。疫苗供给价格弹性系数等于供给量变动的百分比除以价格变动的百分比。假如使用 V_s 表示疫苗供给的价格弹性系数,用 Q 和 ΔQ 分别表示疫苗供给量和供给量的变动量,用 P 和 ΔP 分别表示疫苗价格和价格的变动量,则公式可以表示如下:

$$V_s = \frac{疫苗供给量变动的百分比}{疫苗价格变动的百分比} = \frac{\Delta Q/Q}{\Delta P/P} = \frac{\Delta Q}{\Delta P} \times \frac{P}{Q}$$

因为供给量和价格的变动是正向的,供给曲线是一条向上倾斜的曲线,所以自费疫苗的供给价格弹性系数是正值。由于疫苗的生产调整难度较大,生产规模短时间内较难变动,所以大多数自费疫苗的供给价格弹性绝对值是小于 1 的,即缺乏弹性。但是,纳入国家免疫规划的疫苗由于其特殊性,不涉及供给弹性的问题。

全球和中国疫苗市场分析

(一)全球疫苗市场概述

据世界卫生组织公布的 2020 年全球疫苗市场报告显示,2019 年全球疫苗市场大概为 55 亿剂次,总市值高达 330 亿美元,占全球医药市场总额的 2%。其中,疫苗普及率增加和新疫苗品种的不断推出是全球疫苗市场增长的主要因素(WHO,2020)。根据相关机构报告显示,按销售收入口径,全球疫苗市场规模由 2016 年的 275 亿美元增加至 2020 年的 365 亿美元,占全球医药市场总额的 2.8%,年复合增长率为 7.3%(见图 3)(Frost 和 Sullivan,2022)。

在全球经济水平逐渐提高和世界卫生组织、全球疫苗免疫联盟(GAVI)等国际机构的努力推动下,中低收入国家居民的疫苗意识不断加强,疫苗的可及性得到提高,同时药企在新疫苗产品上持续投入,促进了全球疫苗市场的增长。2020 年,全球前三位畅销的疫苗分别为肺炎、HPV、流感疫苗(见表 1)。

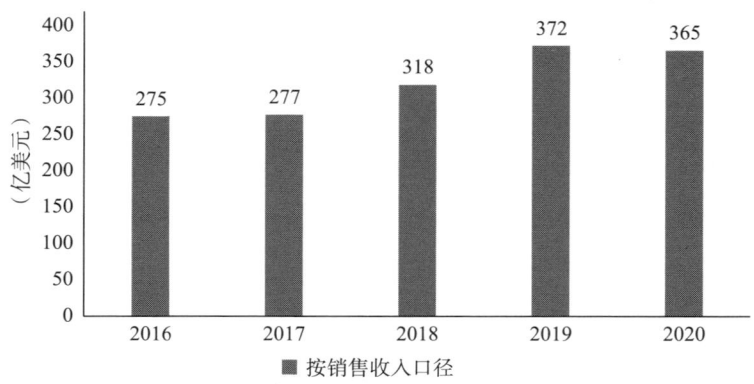

图 3　2016—2020 年全球疫苗市场规模

2020 年，按照销售收入口径排序，2020 年全球疫苗市场份额最高的厂商为葛兰素史克、默沙东、辉瑞和赛诺菲（见图 4）。四家厂商包揽了全球销量最高的十大疫苗，其中辉瑞的 PCV13（Prevenar13）疫苗多年销量全球第一。

表 1　2020 年全球十大畅销疫苗

排名	疫苗产品	目标疾病	厂商	2020 年销售收入（亿美元）
1	Prevenar 13	肺炎	辉瑞	58.50
2	Gardasil 9	HPV	默沙东	39.38
3	Fluzone	流感	赛诺菲	28.39
4	Shingrix	带状疱疹	葛兰素史克	25.64
5	Pentacel	脊髓灰质炎、百日咳、流感	赛诺菲	24.17
6	ProQuad/M-M-R II/Varivax*	麻腮风、水痘	默沙东	18.78
7	Pneumovax 23	肺炎	默沙东	10.87
8	Fluarix，FluLaval**	流感	葛兰素史克	9.45
9	Bexsero	流行性脑膜炎	葛兰素史克	8.38
10	Infanrix，Pediarix	百白破、乙型肝炎	葛兰素史克	8.11

注：*汇率按 1 英镑 = 1.289 美元计算。

　　**汇率按 1 欧元 = 1.148 美元计算。

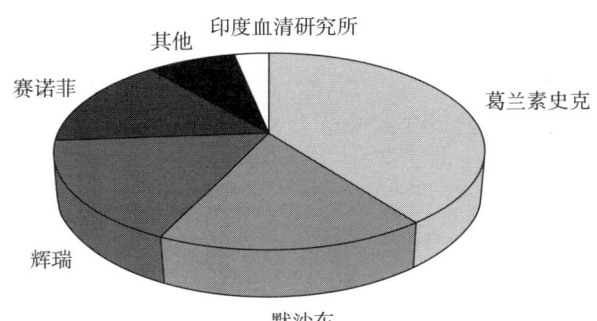

图 4　2020 年全球疫苗市场竞争格局（按销售收入口径）

全球的疫苗市场定价呈现阶梯定价的特点，出现这一现象与疫苗的特点、企业垄断、市场规模、国家财政投入和国际组织统一采购等因素有关。以 PCV13 疫苗为例，2022 年美国的 PCV13 定价为 226 美元/剂次（USA CDC，2022），中国的 PCV13 定价大约为 107 美元/剂次，但联合国儿童基金会和全球疫苗免疫联盟提供给低收入国家的 PCV13 疫苗价格为 3.3 美元/剂次（UNICEF，2022）。出现这一定价现象的主要原因有两点：一是 PCV13 疫苗的国际市场长期由美国辉瑞公司垄断，辉瑞公司承诺长期低价提供给中低收入国家的儿童一定数量的 PCV13 疫苗（Pfizer，2015）；二是联合国儿童基金会和全球疫苗免疫联盟与疫苗厂家签订了长期的疫苗购买协议，一次性提供了足够的销售量，进一步降低了疫苗价格（WHO，2017）。

（二）中国疫苗市场概述

中国是 2020 年全球第二大疫苗市场，所占市场份额为 31.7%。在创新型疫苗的可及性增加、政府政策利好、疫苗技术创新及疫苗接种意识增强的推动下，中国疫苗市场由 2016 年的 271 亿元增加至 2020 年的 753 亿元，复合年增长率为 29.10%（见图 5）。近年来，疫苗产品在中国医药市场的占比呈现上升趋势，主要推动因素包含新冠疫情的暴发及反复、中国国民经济水平以及健康意识的提升等。

2020 年中国疫苗市场销量由本土企业垄断，销售的疫苗主要以免疫规划疫苗为主。国有七大所（除昆明所）销售量靠前，其中武汉生物以 64 890 945 剂次排名第一，占前十企业销量的 15.3%（见图 6）。根据中国食品药品检

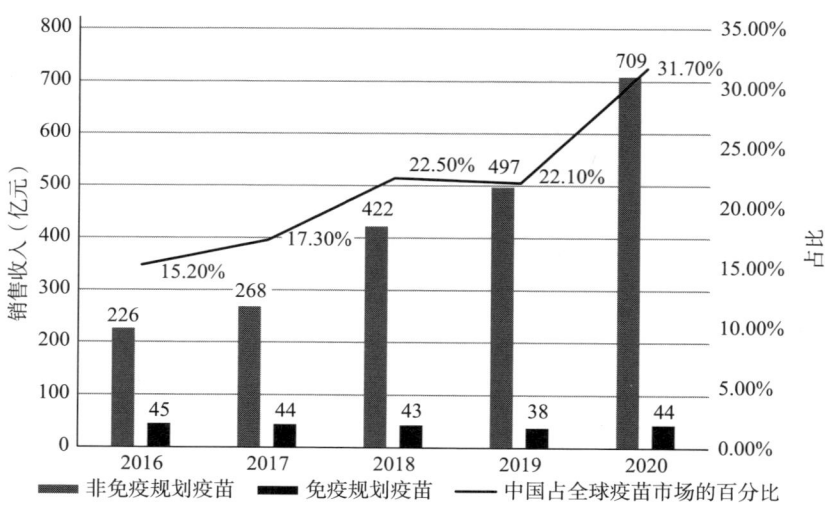

图 5　2016—2020 年中国疫苗市场规模及全球市场占比（按销售收入口径）

注：中国疫苗占全球疫苗市场比例根据汇率当年（2016—2020 年）平均汇率计算。

定研究院批签发公示数据，2020 年中国免疫规划疫苗总批签发量为 3.98 亿剂次，非免疫规划类总批签发量为 2.52 亿剂次。免疫规划类疫苗批签发量占比呈逐年下降趋势。

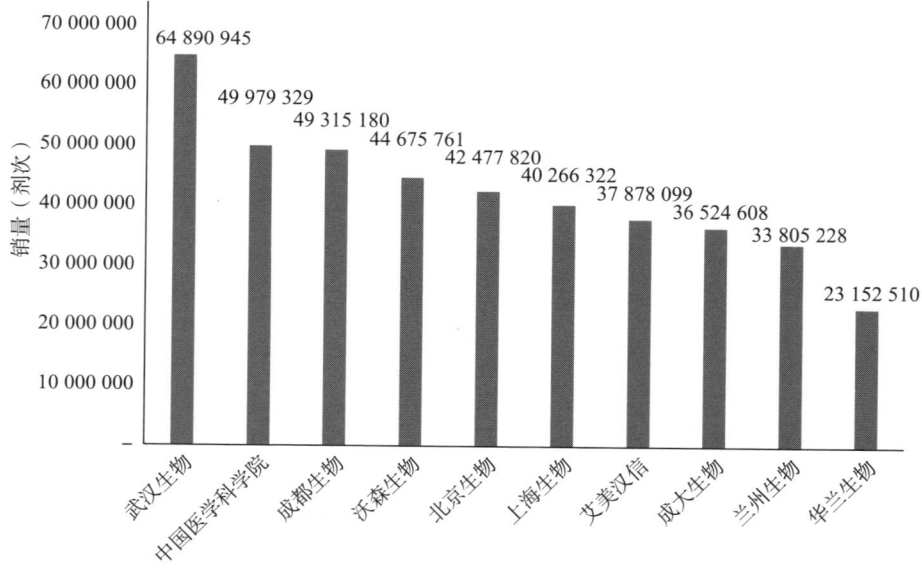

图 6　2020 年中国疫苗销售量前十的企业

默沙东的疫苗产品占据2020年中国疫苗销售额排行首位。尽管默沙东的疫苗销售量较低,但其4价HPV疫苗和9价HPV疫苗定价较高,分别达到798元/剂和1 298元/剂,因此疫苗产品销售额较高,占2020年中国疫苗市场销售额前十企业的31.0%(见图7)。

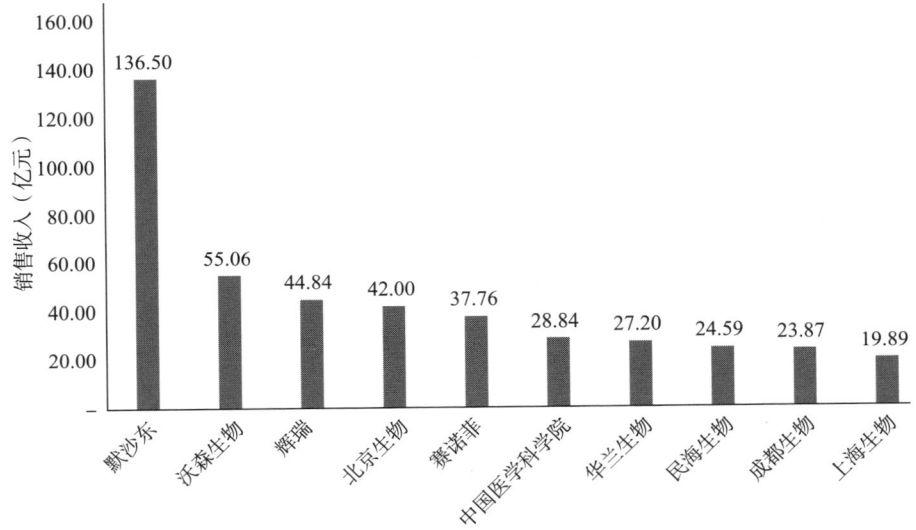

图7　2020年中国疫苗销售额前十的企业

中国的疫苗可以分为免疫规划疫苗和非免疫规划疫苗两大类。免疫规划疫苗市场呈现中央财政统一采购、单价便宜、销售量巨大的特点。2020年中国疫苗销售量前十产品以免疫规划产品为主。2020年,中国销量前十的疫苗中,有7款属于免疫规划产品,占前十产品销量的68.4%。

中国的非免疫规划疫苗市场主要呈现个人自费、市场需求相对较小、单价较高的特点。2020年仅有狂犬疫苗、四价流感疫苗和水痘减毒活疫苗进入前十(见图8)。但是非免疫规划疫苗的单价相对高,例如9价HPV疫苗高达1 298元/剂。因此,非免疫规划疫苗在中国疫苗销售额排名中领先(见图9)。

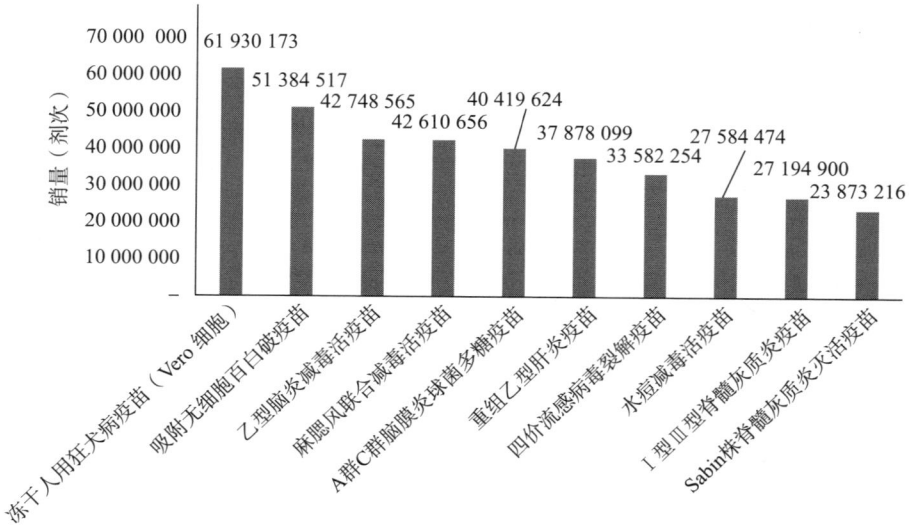

图8 2020年中国疫苗销售量前十的疫苗种类

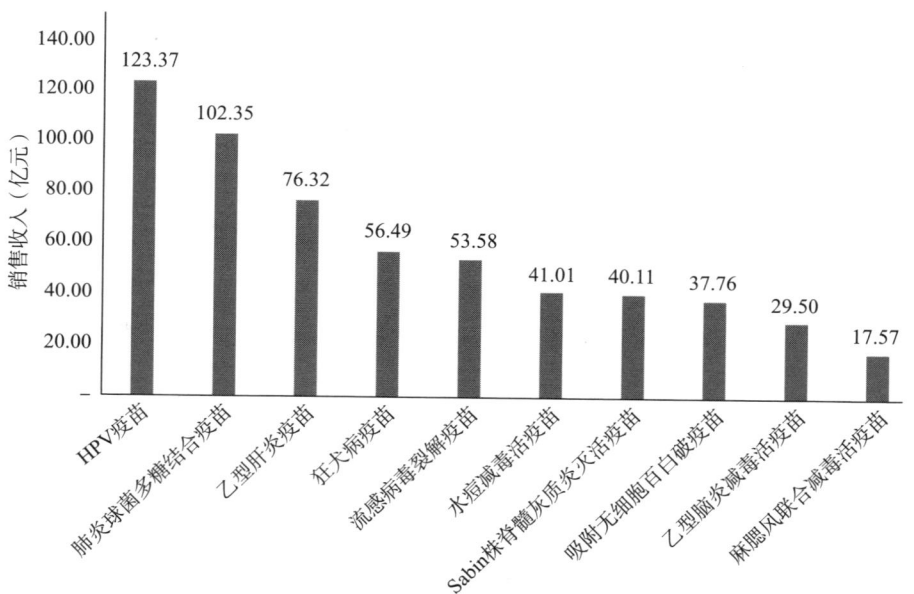

图9 2020年中国疫苗销售额前十的疫苗种类

疫苗接种筹资

疫苗接种筹资是为实现足够的、公平的、有效率和效果的卫生资金的筹集、分配和利用活动的总和。疫苗筹资不仅是为疫苗筹集资金，还涉及向哪些人筹资、用何种方式筹资以及如何使用筹集到的资金等问题。

（一）筹资项目

疫苗接种服务的成本包括材料费、人力成本、业务费和办公费，分别对应疫苗和注射器费用、接种服务费、预防接种工作经费和其他办公费用。其中，预防接种服务工作经费包括冷链储存运输、疾病监测、信息系统维护、异常反应补偿等内容。上述这些费用是开展预防接种服务需要筹资的项目，无论是免疫规划疫苗还是非免疫规划疫苗接种服务，其需要筹资的项目是相同的。

（二）筹资渠道

1. 全球筹资渠道

联合国儿童基金会和全球疫苗免疫联盟的疫苗筹资主要来自国家政府、国际组织、慈善组织、药企以及个人的捐赠，例如美国、欧盟、英国和比尔及梅琳达·盖茨基金会等的资助。新冠肺炎疫苗实施计划（COVAX）是由联合国儿童基金会、全球疫苗免疫联盟、世界卫生组织、流行病防范创新联盟（CEPI）等组织牵头发起的一项旨在让全球公平获取新冠疫苗的计划。其资金来源主要是国家政府、世界银行、药企和慈善组织等的捐赠。

发达国家的疫苗筹资来源是根据国情和卫生体系特点构建的混合疫苗筹资组合，主要包括政府税收、社会医疗保险、集体医疗保险、私立医疗保险和个人付费这五种筹资渠道（吴琼等，2014）。以美国为例，其疫苗的筹资渠道主要包括政府税收、医疗保险和个人付费，其中以政府税收为主要资金来源。并且，美国颁布了一系列的法案进行政策支持，例如美国的《儿童疫苗法案》（Vaccines for Children Act）和《疫苗协助法案》（Vaccination Assistance Act）（Hinman 等，2004）。

2. 中国筹资渠道

中国的免疫规划疫苗作为政府规定接种的疫苗,免费向居民提供。疫苗和注射器费用由政府中央财政承担。提供免疫规划疫苗接种服务的接种人员的接种服务费由公共卫生服务经费补偿,在国家财政和各级财政中配套。免疫规划疫苗的工作经费由预防接种工作经费保障,在政府各级财政中配套。非免疫规划疫苗作为居民自愿接种的疫苗,一般由居民自费接种。疫苗和注射器的费用、接种服务费均通过向受种者或其监护人收取费用来补偿。至于非免疫规划疫苗的工作经费,由于非免疫规划疫苗的疾病监测、信息统计与管理等内容在实际中往往与免疫规划疫苗整合在一起,所以非免疫规划疫苗的这部分工作经费实际上由各级财政配套的预防接种工作经费支持;而非免疫规划疫苗的储存运输费、异常反应补偿费用,则分别由疫苗生产企业、相关疫苗上市许可持有人来承担。

我国已有部分地区在积极探索改革非免疫规划疫苗的筹资方式(彭质斌等,2018),如将非免疫规划疫苗纳入医疗保险支付范围。目前已有部分省(市),如浙江省、福建省、贵州省、苏州市等,允许城镇职工基本医疗保险的个人账户历年结余资金用于支付除国家免疫规划以外的疫苗费用,有些地区还可用于支付近亲属的疫苗接种费用。另外,以老年人群接种流感疫苗筹资为例,国内部分地区也已经开始积极尝试对流感疫苗接种进行政府财政补助和(或)医疗保险补偿,主要途径为政府全额或部分补助、医保部分报销和医保账户余额补充,且优惠政策主要惠及老年人群(来晓真等,2021)。

疫苗经济学评价

(一)什么是疫苗经济学评价?

疫苗经济学评价(vaccine economic evaluation)是以卫生经济学为基础,运用投入产出分析来评价疫苗经济性的经济学方法(方海,2022)。疫苗经济学评价的经济成本是指在疫苗接种过程中所消耗的社会资源,健康产出则可以通过疫苗接种后效用和/或效益来衡量,疫苗经济学评价就是结合疫苗接种的经济成本和健康产出,研究疫苗的价值及其经济性。

（二）为什么需要做疫苗经济学评价？

在中国进行疫苗经济学评价的主要原因有两点：一是由疫苗的重要性和特殊性决定；二是受国家疫苗政策需求牵引。

以疫苗为代表的预防为主的观念一直深深影响着国家重要的卫生方针政策。《"健康中国2030"规划纲要》提出了新时期中国卫生与健康工作方针："以基层为重点，以改革创新为动力，预防为主，中西医并重，将健康融入所有政策，人民共建共享"，疫苗接种是能体现预防为主观念的最为重要的措施之一。同时，为了加强疫苗管理，保证疫苗质量和供应，规范预防接种，促进疫苗行业发展，保障公众健康，维护公共卫生安全，2019年12月1日，我国开始施行《中华人民共和国疫苗管理法》。该法明确指出，疫苗的价格由疫苗上市许可持有人依法自主合理制定，同时疫苗的价格水平、差价率、利润率应当保持在合理幅度，并且国家将疫苗纳入战略物资储备，实行中央和省级两级储备，疫苗也具有一定的特殊性。

全球疫苗可预防疾病威胁依旧严峻，新发突发传染病防控与疫苗接种工作仍面临巨大挑战，国家疫苗政策循证需求巨大。当前，中国免疫规划疫苗种类虽不断增加，但与其他主要国家免疫规划接种疫苗种类相比，仍存在免疫规划疫苗种类少、更新频率低、单价疫苗或单病种疫苗居多、多联多价疫苗种类少等问题，其中，缺乏疫苗经济学评价研究导致无法通过科学的方法衡量疫苗接种的经济价值，是一个重要原因。此外，随着中国经济社会发展和健康中国战略持续推进，将有更多疫苗陆续纳入国家免疫规划，我国亟须探索研究建立一套符合国情的评价疫苗纳入免疫规划的指标体系，国务院卫生健康主管部门建立国家免疫规划专家咨询委员会，并会同国务院财政部门建立国家免疫规划疫苗种类动态调整机制，疫苗经济学评价正好可以满足以上国家相关部门的循证需求。

（三）如何来做疫苗经济学评价？

疫苗经济学评价步骤主要可以分为以下六步：

第一步，构建分析框架。研究者须根据目标受众关切的重点来确定研究问题、研究角度、研究人群以及研究类型。根据研究的目标受众,选择研究角度,确定投入和产出涵盖范围,也进一步决定评价类型。建议将各个利益方的相关成本和收益进行分解展示,这样有利于不同读者对结果进行解读。对照的选择须根据研究问题来确定,可以是不同免疫策略下的同种疫苗、不同免疫程序的疫苗、不同种类的疫苗、其他非疫苗干预手段或无干预。由于不同接种人群可能会有截然不同的成本和收益,因此须在研究中明确界定评价的目标人群。最后,研究设计须确定时间框架及收益范围,评价年限应根据研究设计可观测到疫苗接种后研究对象发生的影响确定。

第二步,测算和明确疾病负担。疾病负担是研究疾病经济负担和疫苗接种流行病学影响的基础,一般可采用发病、就诊、住院和死亡等相对数(如比率)和绝对数等流行病学指标,以及通用的效用指标进行测量。疫苗经济学评价研究中,疾病负担的测量方法一般包括根据系统文献综述估计、基于传染病监测系统数据估计、开展流行病学调查,以及通过传播动力学模型估计。研究者可依据数据资源的可获得性选择最为适合的疾病负担测量方法。

第三步,成本分析。疫苗经济学评价的成本需要额外考虑以下几点:首先,应熟悉成本的分类方式及其包含的内容。如直接医疗成本中包括疫苗采购成本、注射服务成本、疾病监测成本和不良事件管理成本等;间接成本中包括与接种疫苗/治疗疾病相关的劳动力损失成本等。其次,应明确研究需要纳入成本的范围。因为不同研究角度的成本纳入范围不同,不同疫苗类型下的成本纳入范围也有所不同。再次,需确定研究中成本的核算方法,是选择从微观角度进行的自下而上法,还是从宏观角度进行的自上而下法。最后,在计算疫苗采购成本时,应注意非免疫规划疫苗和免疫规划疫苗的价格有着巨大的差异,分析时应结合研究角度选用合理的单位价格。

第四步,选择合适的经济学评价方法。经济学评价方法主要包括最小成本分析(cost minimization analysis,CMA)、成本—效果分析(cost-effectiveness analysis,CEA)、成本—效益分析(cost-benefit analysis,CBA)和成本—效用分析(cost-utility analysis,CUA)。成本—效果分析是经济学评价中普遍使用的方法。疫苗的效果一般使用疫苗可预防疾病负担指标,例如发病率和死亡率等衡量。计算的结局指标一般为增量成本—效果比值（incremental cost effectiveness ratio，ICER）。效果的货币化即为效益。成本—效益分析的指标包括净现值（net present value）和效益—成本比值（benefit cost ratio）。效用是最为重要的经济学概念，成本—效用分析是疫苗经济学评价研究中使用最为广泛的方法。质量调整生命年和伤残调整生命年是最为广泛使用的效用指标。增量成本效果比是疫苗经济学评价中通常选择的最终结果。不同的评价方法应该要根据研究目的和对象进行选择。

第五步，模型分析。研究者须根据病原体在目标人群中传播力是否变化、是否考虑间接保护效应以及疫苗是否会对目标人群的流行病学特征产生影响等因素来选择静态或动态模型。针对非传染性疾病及媒介传染病（如狂犬病）一般采用静态模型，而可发生人际传播且研究人群为易感人群的传染病（如水痘）多采用动态模型。病原体的传播特征并非模型选择的唯一因素，疫苗接种产生的间接免疫效果（如群体免疫、抗体依赖性增强效应、血清替换等）的大小和正负也是选择模型须考虑的因素。为了保证模型模拟结果的准确性，研究者通常需要将模型输出结果与专家评审意见、观察性数据和其他模型的结果进行比较来进行模型的验证。

第六步包括贴现、差异性、不确定性、公平性和外推性分析。当研究时限为一年以上时就应该对成本和健康产出进行贴现，一般二者采用相同的贴现率，通常为3%，敏感性分析为0—5%。差异性一般指在不同的研究背景下开展相同研究，其结果间具有差异。不确定性分析的作用是增加结果的可靠性，同时使读者明确对结果有重要影响的参数。不确定性来源于三个层面：研究方法、模型结构和参数取值。一般包括确定性敏感性分析和不确定性敏感性分析。公平性是指在经济学评价中涉及不同亚组研究对象时，组间的生命、生命年及质量调整生命年的价值应相同。外推性指在解释结果时应说明结果的适用范围。

（四）中国的疫苗经济学评价研究

中国疫苗经济学评价研究起步较晚，之前大部分研究由从事疫苗与免疫相关工作的科研工作者开展，近年来，越来越多的卫生经济学者也参与到疫苗经济学评价研究中,共同推动了中国疫苗经济学评价的发展,研究数量呈现快速上升的趋势(见图10)。但是中国疫苗经济学评价研究的质量,尤其是规范性、标准化方面,还亟待提高,这也阻碍了中国疫苗经济学评价研究的科学性以及与国际研究的可比性。

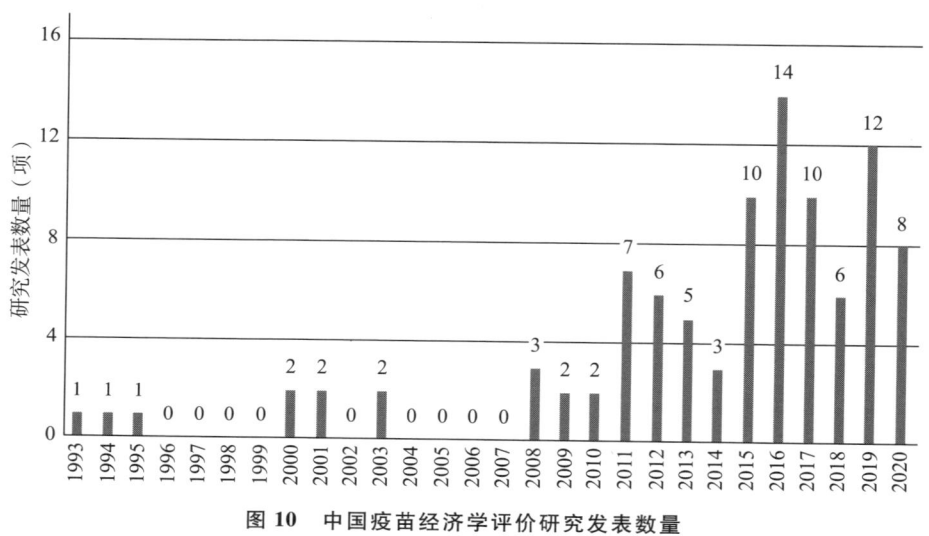

图10　中国疫苗经济学评价研究发表数量

北京大学医学部与中国疾病预防控制中心于2019年12月10日共同成立"北京大学医学部—中国疾病预防控制中心疫苗经济学联合研究中心"。该研究中心致力于推进中国疫苗应用与免疫规划相关卫生经济学研究的能力建设,提升中国疫苗应用政策循证决策水平。该研究中心邀请国内高校和研究机构的专家学者,编写了中国首部《中国疫苗经济学评价指南(2022版)》并于2022年正式公开发布。该指南为规范中国疫苗经济学评价研究、促进中国疫苗价值科学评价、科学制定疫苗接种策略和免疫规划政策提供了很好的参考作用。

中国疫苗经济学分析的未来重点方向

对疫苗进行经济学分析需要有重点问题和未来方向。笔者认为目前中国疫苗经济学分析的重点问题和方向主要有四个方面。第一,需要加强疫苗接种筹资研究，特别是需要关注疫苗筹资机制和政策顶层设计问题。第二，开展深入和系统的疫苗接种行为研究。例如，关于中国疫苗犹豫行为和疫苗事件发生后对疫苗接种行为的影响研究。第三，建立疫苗经济学评价和动态调整体系。结合我国实际国情，针对现有免疫规划疫苗的免疫原性、疾病负担、经济性等方面进行多方面评估，以建立科学合理的免疫规划疫苗动态调整制度，并开展新的方法学的实际应用研究，比如拓展成本—效果分析（extended cost-effectiveness analysis，ECEA）的研究。第四，持续关注疫苗公平性研究，尤其是非免疫规划疫苗在中国人群中的公平性问题。特别需要关注疫苗可预防疾病在不同地区、不同社会经济地位人群中的疾病负担（包括经济负担）和疫苗在不同人群中的接种率问题。

参考文献

陈文，卫生经济学（第4版），北京：人民卫生出版社，2017年.

方海，中国疫苗经济学评价指南组，中国疫苗经济学评价指南（2022版），2022年.

来晓真，彭质斌，秦颖等，中国老年人群流感疫苗接种筹资共付机制探索与费用测算，中华医学杂志，2021，101（26）：2029-2036.

曼昆，经济学原理：微观经济学分册（第7版），北京：北京大学出版社，2015年.

孟庆跃，卫生经济学，北京：人民卫生出版社，2013年.

彭质斌，王大燕，杨娟等，中国流感疫苗应用现状及促进预防接种的政策探讨，中华流行病学杂志，2018，39（8）：1045-1050.

世界卫生组织，脊髓灰质炎疫苗：世界卫生组织立场文件，中国疫苗和免疫，2016，22（6）：715-720.

吴琼，侯志远，常捷等，国际卫生保健体系疫苗筹资机制借鉴，中国卫生经济，2014，33（8）：86-89.

中国流感疫苗预防接种技术指南（2020-2021），http://www.chinacdc.cn/jkzt/crb/bl/lxxgm/jszl_2251/202009/W020200911453959167308.pdf，访问日期：2022-04-07.

中国食品药品检定研究院生物制品批签发公告（2022-05-05），https://www.nifdc.org.cn/nifdc/xxgk/ggtzh/jwgk/shwzhppfgg/index.html，访问日期：2022-05-06.

中华人民共和国财政部，《财政部 国家发展改革委关于非免疫规划疫苗储存运输收费有关事项的通知》（2021-03-03），http://szs.mof.gov.cn/zt/mlqd_8464/zcgd/202003/t20200303_3477460.htm，访问日期：2021-04-19。

中华人民共和国中央人民政府，《中华人民共和国疫苗管理法》（2019-06-29），http://www.gov.cn/xinwen/2019-06/30/content_5404540.htm，访问日期：2021-03-20。

Buttenheim, A. M., Asch, D. A., "Making vaccine refusal less of a free ride", *Human Vaccines & Immunotherapeutics*, 2013, 9(12): 2674-2675.

Chapman, G. B., Coups, E. J., "Time preferences and preventive health behavior: Acceptance of the influenza vaccine", *Medical Decision Making*, 1999, 19(3): 307-314.

Daugherty, J. R., Brase, G. L., "Taking time to be healthy: Predicting health behaviors with delay discounting and time perspective", *Personality and Individual Differences*, 2010, 48(2): 202-207.

Desmarais-Tremblay, M., "The normative problem of merit goods in perspective", *Forum for Social Economics*, 2019, 48(3): 219-247.

Francis, P. J., "Dynamic epidemiology and the market for vaccinations", *Journal of Public Economics*, 1997, 63(3): 383-406.

Frost & Sullivan,《全球和中国疫苗行业报告》，2022。

Fuchs, V. R., "Time preference and health: An exploratory study", *NBER Working Paper*, 1980, No. 0539.

GAVI, COVAX crosses milestone of 500 million donated doses shipped to 105 countries (2022-04-02), https://reliefweb.int/report/world/covax-crosses-milestone-500-million-donated-doses-shipped-105-countries, accessed on May 12, 2022.

GAVI, Donor profiles-Gavi, the Vaccine Alliance (2022-05-10), https://www.gavi.org/investing-gavi/funding/donor-profiles, accessed on May 10, 2022.

Head, J. G., "On merit goods", *FinanzArchiv/Public Finance Analysis*, 1966, 25(1): 1-29.

Head, J. G., "Merit goods revisited", *FinanzArchiv/Public Finance Analysis*, 1969, 28(2): 214-225.

Hinman, A., Orenstein, W., Rodewald, L., "Financing immunizations in the United States", *Clinical Infectious Diseases*, 2004, 38(10): 1440-1446.

KAISER Family Foundation, The U. S. Government & Gavi, the Vaccine Alliance (2022-01-19), https://www.kff.org/global-health-policy/fact-sheet/the-u-s-government-gavi-the-vaccine-alliance/, accessed on May 12, 2022.

Kirby, K. N., Marakovic, N. N., "Modeling myopic decisions: Evidence for hyperbolic delay-discounting within subjects and amounts", *Organizational Behavior and Human Decision Processes*, 1995, 64(1): 22-30.

Kondo, M., et al., "Demand for pneumococcal vaccination under subsidy program for the elderly in Japan", *BMC Health Service Research*, 2012, 12: 1-7.

Ortendahl, M., Fries, J. F., "Framing health messages based on anomalies in time preference", *Medical Science Monitor*, 2005, 11(8): Ra253-256.

Pfizer Inc., Pfizer commits to further reduce price forprevenar 13 in the world's poorest countries through 2025 (2015-01-26), https://www.pfizer.com/news/press-release/press-release detail/pfizer_commits_to_further_reduce_price_for_prevenar_13_in_the_world_s_poorest_countries_through_2025, accessed on May 12, 2022.

Rice University, Principles of Economics, https://opentextbc.ca/principlesofeconomics/, accessed on May 9, 2022.

Samuelson, P. A., "The pure theory of public expenditure", *The Review of Economics and Statistics*, 1954, 36(4): 387-389.

UNICEF, New funding will allow countries to secure sustainable vaccine supplies and reach children more quickly-UNICEF (2017-12-12), https://www.unicef.org/press-releases/new-funding-will-allow-countries-secure-sustainable-vaccine-supplies-and-reach, accessed on May 12, 2022.

UNICEF, Price list of PCV per dose (in US $) per product per supplier per calendar year, based on a multi-year supply agreement/LTA (2022-02-09), https://www.unicef.org/supply/media/11141/file/PCV-vaccine-prices-09022022.pdf, accessed on May 12, 2022.

USA CDC, CDC Vaccine Price List (2022-05-01), https://www.cdc.gov/vaccines/programs/vfc/awardees/vaccine-management/price-list/index.html, accessed on May 12, 2022.

WHO, Vaccine pricing: Gavi transitioning countries (2017-12-01), https://www.linkedimmunisation.org/wp-content/uploads/2018/02/Vaccine-Pricing-for-GAVI-Transitioning-Countries-1.pdf, accessed on May 12, 2022.

WHO, Global Vaccine Market Report, Geneva, 2020.

中国的预期寿命变化趋势及地区差异：
2004—2020 年

李泓孛　张丹丹[*]

预期寿命指按特定起始年龄计算的人群的总存活年份。它是对总体人群健康状况的描述，而非对某个个体的寿命进行预测（Currie 和 Schwandt，2016）。预期寿命是描述一个国家和地区经济社会发展程度的重要指标，常常作为构建公共卫生服务系统、推动医疗卫生事业发展、改善居民居住环境等综合健康干预政策评估的关键结果变量。一个国家或地区预期寿命的提高直接反映了其人口生活水平的提高和整体健康状况的改善。作为对整体发展状况的客观反映，预期寿命一直是联合国人类发展指数[①]的重要内容。

近一个世纪以来，在世界范围内人类不断地刷新预期寿命的记录，平均来看，预期寿命每年会提高 3 个月。如图 1 所示，在 1900 年以及更早的年份，世界平均预期寿命仅在 30 岁左右，长期未能完成突破；截至 2020 年，世界平均预期寿命提高至 72 岁（因受到新冠疫情的影响而低于此前 5 年平均水平）。研究表明，预期寿命之所以能够在过去近百年时间取得如此显著的

---

[*] 李泓孛，北京大学国家发展研究院博士研究生；张丹丹，北京大学国家发展研究院教授、副院长，北京大学南南合作与发展学院副院长，北京大学全球健康发展研究院兼职教授，北京大学博雅青年学者，教育部青年长江学者，劳动经济学会常务理事、人工智能与灵活就业专业委员会主任，亚澳劳动经济学会（Asia and Australasian Society of Labour Economics，AASLE）执行委员会委员。

[①] 联合国开发计划署（UNDP）于 1990 年提出"人类发展指数"，以评估成员的经济社会发展水平，"人类发展指数"包括预期寿命、教育水平和生活质量。

提升,是因为营养水平的改善、生命科学技术水平的提高、医药研究的快速进展和广泛应用等(Fogel, 1984; Fogel, 1997; Fogel 和 Costa, 1997)。

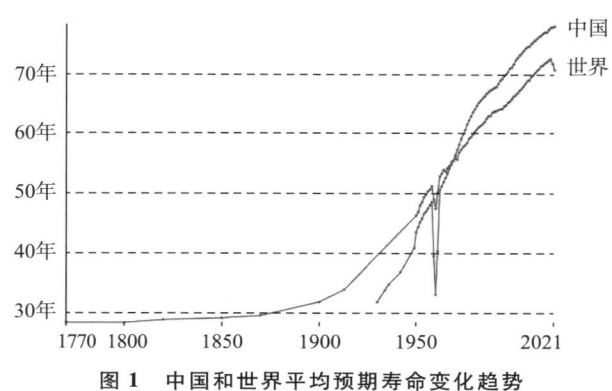

图 1 中国和世界平均预期寿命变化趋势

数据来源:联合国《2022年世界人口展望》报告。

但需要关注的是,预期寿命在世界范围内仍然存在很大的差异。大部分发达国家拥有较高的预期寿命,如北欧、日本等高福利国家的预期寿命已经超过 80 岁,而部分饱受战乱和饥饿摧残的欠发达国家的预期寿命仍在 50 岁上下。

与全世界的健康发展趋势类似,中国的预期寿命经历了快速提升。1949 年中华人民共和国成立之初,中国整体预期寿命为 41 岁,截至 2022 年这一数字提升至 78.2 岁。与此同时,不可忽视的是中国不同地区的预期寿命也存在较大的差异,比如东部沿海地区的预期寿命较西部地区更高,这反映出中国整体健康状况改善不平衡的现状。

根据历史数据预测,人类预期寿命还将维持增长态势。更好地推动预期寿命增长并消除地区差异需要各国政府进行有效的公共健康干预(Oeppen 和 Vaupel, 2002; Riley, 2001)。促进民众健康是政府的政策目标和责任;事实上,政府可以通过有效配置医疗和健康资源在提高全民健康方面发挥主力作用。由于政府所能投入的政策资源是有限的,要高效地提高预期寿命就需要厘清以下两个问题:其一,在国家范围内不同人群(性别、受教育程度、职业等特征)的预期寿命比较以及跨地区的预期寿命分布是怎样的;其二,预期寿命的影响因素有哪些,各种因素对于预期寿命增长的贡献是多少。前者提供的信息有助于寻找政策目标人群和地区,后者则有助于筛选出有效的政策干预手段。

这两个重要问题也是此前文献关注的要点,但已有文献主要是在国别层面讨论上述问题。其中最为典型的例子就是"普雷斯顿曲线"(Preston Curve),该曲线在国别层面讨论了预期寿命同人均GDP之间的关系(Easterlin, 2000; Preston, 1975; Tuljapurkar 等, 2000)。对单个国家的分析主要集中在美国、加拿大、法国、西班牙等 OECD 国家(Baker 等, 2021; Banks 等, 2021; Milligan 和 Schirle, 2021; Murray 等, 2006),特别是聚焦于美国的相关研究已经取得共识(McGinnis 和 Foege, 1993; Mokdad 等, 2004)。但是,现有研究尚未对中国的预期寿命相关问题进行系统性解答。

我们使用来自中国疾病预防控制中心的全国死亡监测数据,计算得到了区县层面的以 40 岁为起点的预期寿命①(如无特殊说明,下文所有计算得出的预期寿命均指以 40 岁为起点的预期寿命),并在此基础上对预期寿命的分布特点和决定因素进行了系统性的分析。具体来说,本研究对不同人群(分性别、受教育程度、职业等特征)的预期寿命进行了系统性的跨期比较,对不同地区的预期寿命差异进行了描述,并探究了分年龄细分死因的死亡率特征。研究发现,2004 年,中国的预期寿命为 76.9 岁,到 2020 年增加到 80.2 岁,17 年间预期寿命增加了超过 3 岁;同时,根据对预期寿命随年份增长趋势进行线性拟合的结果,中国的预期寿命每年平均增长 0.16 岁。2020 年,女性平均预期寿命为 82.4 岁,男性为 78.1 岁,女性的平均预期寿命比男性高出 4.3 岁。城市的平均预期寿命为 81.2 岁,农村为 79.5 岁,城市的平均预期寿命比农村高出 1.7 岁。分地区看,中国的预期寿命存在地区发展的不平衡问题:高预期寿命集中在北京、上海、广东、浙江等经济发达地区;低预期寿命则分布在中国的西部,包括西藏、新疆、青海、四川等地。分死因的细分死亡率在不同年龄段具有一定的分布规律性,比如在年轻人群中,伤害是主要的死因之一,而在老年人群中,心脏病、脑血管疾病和恶性肿瘤为主要

---

① 此处"以 40 岁为起点的预期寿命"指假设 40 岁以下年龄人群的存活率为 100%,仅考虑 40 岁以上人群的死亡率而计算得出的预期寿命。 采用该定义的优势在于:第一,避免所采用的数据中可能存在的新生儿死亡记录不准确对计算结果的影响;第二,能够更加聚焦于描述和研究中老年人健康风险因素。

死因。就死因排序分布而言,心脏病、脑血管疾病和恶性肿瘤稳居前三位,且其死因顺位比较稳定,并不随时间发生变化。

数据与指标说明

中国死因监测数据。死亡数据来源于中国"全国死因监测系统"(Disease Surveillance Points system,DSPs)。全国死因监测系统是中国国家卫生健康委员会所建立的一个重要系统,旨在监测全国范围内的死因情况,为制定公共卫生政策提供数据支持。该系统的建立可以追溯到 1978 年,当时中国建立了覆盖 90 个区县(疾病监测点)的综合疾病监测系统。随着时间的推移,该系统不断完善和发展,1991 年后,通过多阶段分层整群随机抽样,建立了全国疾病监测系统,监测点增加到 145 个区县,覆盖了全国 1% 的人口。2004 年,该系统扩大为 161 个监测点,覆盖人口达到 7 300 万,具有了良好的全国代表性。2008 年,该系统开始通过网络进行报告。2013 年,中国国家卫生和计划生育委员会将疾病监测点系统和重要登记系统合并,建立了国家死亡监测系统,成为世界上覆盖人口最多的省级代表性死亡监测系统。此后该系统覆盖了 31 个省份的 605 个区县,涵盖了超过 3 亿人口,占中国总人口的 24%。"全国死因监测系统"的建立和发展为全国死因监测工作提供了坚实的基础和可靠的数据来源,是研究中国死亡问题的最权威的数据。随着死因监测覆盖范围不断扩大,该系统报告的死亡数量逐年增长。2018 年该系统报告的全国死亡个案为 790 万,是 2004 年的近 11 倍。

预期寿命的变化趋势

图 2 展示了 2004—2020 年共计 17 年的预期寿命计算结果。2004 年,中国的预期寿命为 76.9 岁,到 2020 年增加到 80.2 岁,17 年间预期寿命增加了超过 3 年;同时根据对预期寿命随年份增长趋势进行线性拟合的结果,全国预期寿命每年平均增长 0.16 年。对照国家卫健委公布的历年全国预期寿命数据,本研究计算的预期寿命比官方数据在不同年份都向上平移了 2 年左右。如果将我们计算的年度平均预期寿命减 2.5 年,可以看到其跨年度变化

趋势在 2010 年之后与官方数据几乎重合（见图 2 右的虚线）。本研究计算的数据与官方数据产生 2 年左右差异的主要原因在于，为了规避死亡监测数据固有的对婴儿死亡率统计的不足，本研究将死亡率的估计限定在了 40 岁以上年龄组。由于该算法会导致对预期寿命的系统性高估（2 年左右），因此将本研究的结果作为预期寿命测算指标进行解读时需谨慎，但这并不影响我们后续对预期寿命影响因素的估计。

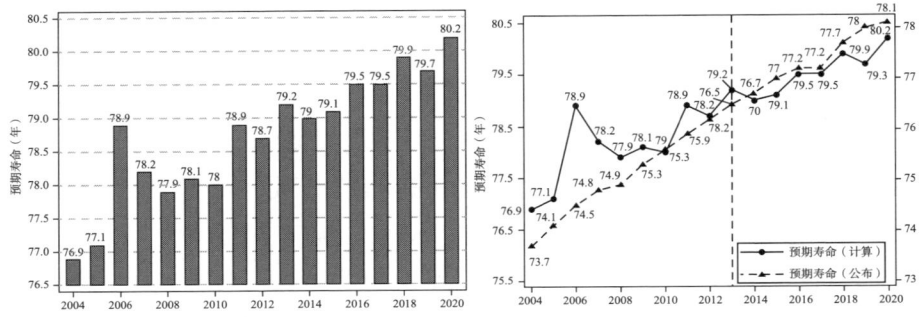

图 2　2004—2020 年中国预期寿命变化趋势

分性别来看，根据图 3 中的左图，中国女性的年度平均预期寿命高于男性。以 2020 年为例，女性平均预期寿命为 82.4 岁，男性为 78.1 岁，女性的平均预期寿命比男性高出 4.3 年。这一差异在不同年份不存在明显差异，也就是说，男性和女性的预期寿命随时间变化趋势不存在差异。从对预期寿命随年份变化趋势进行线性拟合的分性别差异来看，男性和女性线性拟合直线的斜率分别为 0.16 和 0.17，即男性和女性的预期寿命每年平均分别增加 0.16 年和 0.17 年，佐证了预期寿命性别差异并没有随时间而扩大的趋势。

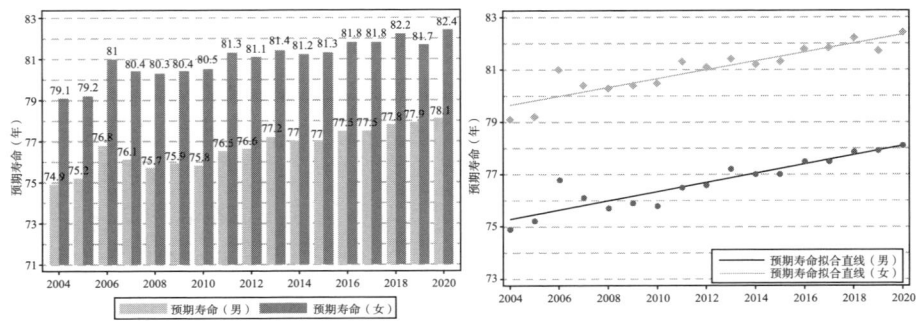

图 3　2004—2020 中国分性别预期寿命变化趋势

分城乡来看（见图4），在市区监测点测算的年度平均预期寿命显著高于基于县级监测点测算的预期寿命。以2020年为例，城市的平均预期寿命为81.2岁，农村为79.5岁，城市的平均预期寿命比农村高出1.7年。根据线性拟合结果可知，城市地区预期寿命的增长慢于农村地区预期寿命的增长，预期寿命城乡差异随时间存在缩小的趋势。

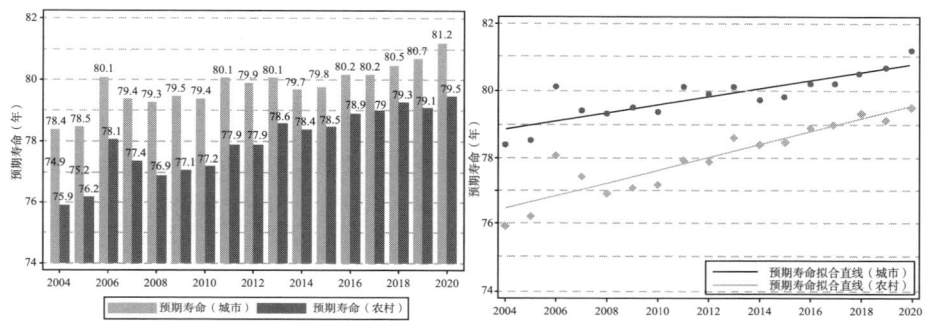

图4　2004—2020年中国分城乡预期寿命变化趋势

中国幅员辽阔，地区发展差异较大，预期寿命的地区差异反映了一个地区的整体健康水平和医疗保健水平，说明了一个地区的整体发展水平，可作为对健康和医疗保健政策效果的综合评估。整体而言，中国2013—2020年①的平均预期寿命在不同地区之间存在较大差异。东部沿海地区的平均预期寿命普遍较高，特别是北京、上海和广州，它们的平均预期寿命在80岁左右。西部地区的平均预期寿命则普遍较低，甚至有一些地区的平均预期寿命不足70岁。此外，东北地区的平均预期寿命也相对较低。这说明中国的预期寿命与经济发展水平高度相关，反映了发展的不均衡性。预期寿命的地区不平衡不存在明显的性别差异。

表1以2015年为例展示了预期寿命在不同百分位的水平和代表区/县。可以看出，高百分位的预期寿命集中在北京、上海、广东、浙江等经济发达地区，预期寿命最高为82.8岁；低百分位的预期寿命则分布在中国的西部，包

---

① 在本研究所使用的数据库中，2004—2012年仅有160个左右的死因监测点（区县），在全国层面有代表性，但2013年之后有605个死因监测点，代表性扩展至省级，因此我们在描述地区层面差异时主要使用2013—2020年的数据。

括西藏、新疆、青海、四川等地，预期寿命最低为 65.9 岁，说明中国地区性健康发展差异之大。

表 1　2015 年中国监测点预期寿命各百分位及其代表区/县举例

分位数	预期寿命	代表区县
p1	65.9	西藏那曲地区那曲县、新疆阿克苏地区
p5	73.7	四川凉山彝族自治州越西县、青海海东市互助县
p10	75.3	黑龙江大庆市大同区、河南周口市太康县
p25	76.8	甘肃酒泉市敦化市、陕西省宝鸡市眉县
p50	78.1	宁夏银川市永宁县、重庆长寿区
p75	79.3	广东中山市市辖区、湖南长沙市天心区
p90	80.4	广东佛山市顺德区、山东济南市历下区
p95	81.3	北京东城区、上海闵行区
p99	82.8	上海长宁区、浙江杭州市下城区

分析 2013—2020 年的变化值的地区分布可以得出如下结论：第一，全国大部分地区的预期寿命显著增长；第二，并没有发现预期寿命本身对预期寿命变化有明显影响，换言之，没有观察到预期寿命较低的地方预期寿命变化更大，反之亦然；第三，从区域上来看，东北地区、华中地区和西南地区的预期寿命增长更多。

死亡率模式研究

预期寿命综合了分年龄死亡率信息，能够整体性地反映地区健康状况。但是，预期寿命无法显示每个年龄段的死亡原因构成和跨时间变化。为了更清楚和准确地分析预期寿命变动的构成因素，以及更直接和全面地分析分年龄人群的健康状况，本部分重点描述分年龄段分死因的死亡率。

根据堆叠图（见图 5），我们可以看到不同年龄段的死因分布存在以下分年龄段特征：第一，40—49 岁年龄段，伤害和恶性肿瘤是主要的死因，而心脏病和脑血管疾病的死亡比例也比较高。第二，50—59 岁年龄段，恶性肿瘤和心脏病的死亡人数占比分别近40%和16%。脑血管疾病的死亡比例也有所上升,约17%。相比之下,伤害的死亡比例下降至11.3%。第三,60—69岁年龄段,恶性肿瘤的死亡比例超过38%。心脏病和脑血管疾病的死亡比例也有所上升,分别约18%和21%。伤害的死亡比例下降至6.25%。第四,70—79岁年龄段,恶性肿瘤和脑血管疾病的死亡人数占比分别约37%和25%。心脏病的死亡人数占比继续上升,约22%。呼吸系统疾病的死亡人数占比开始上升,约12%。第五,80岁及以上年龄段,恶性肿瘤的死亡比例开始下降,但仍占近12%。心脏病和脑血管疾病的死亡比例分别约30%和25%。呼吸系统疾病和消化系统疾病的死亡人数占比分别约17%和2%。

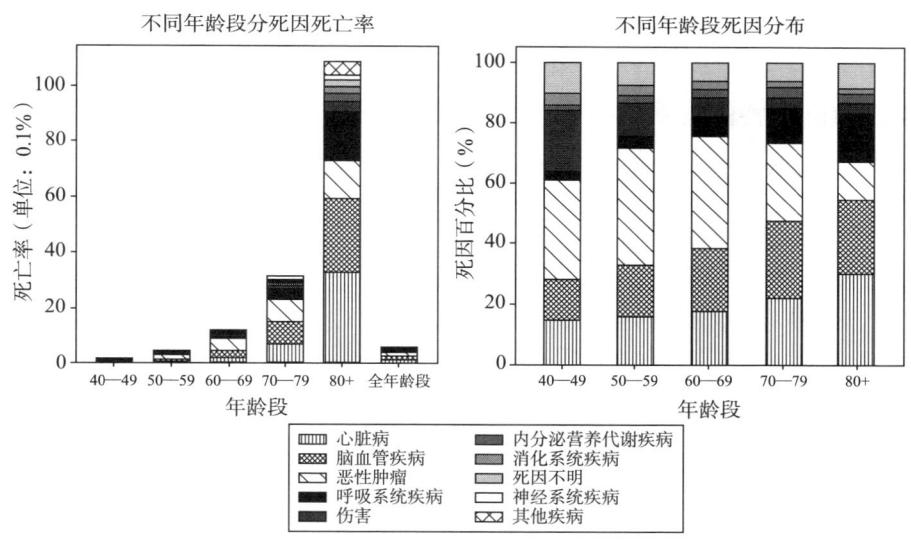

图 5　分年龄段分死因的死亡率分析

综合来看,不同年龄段的死因分布具有一定的规律性,但也存在一些特殊情况。在年轻人群中,伤害是主要的死因之一,而在老年人群中,心脏病、脑血管疾病和恶性肿瘤是主要的死因。这些结果反映了不同年龄段人群的生活方式、环境暴露和健康状态的差异,提示我们应该针对不同年龄段的死因分布特点,进一步分析原因,并采取相应的预防和干预措施,以减少不必要的死亡风险。

分人群讲,对于年轻人群来说,伤害是主要的死因之一,这可能与年轻人的生活方式和环境暴露有关。为了减少这一问题，我们应该加强交通安全教育、加强安全生产监管、规范校园安全管理等。对于老年人群来说，心脏病、脑血管疾病和恶性肿瘤是主要的死因。这可能与年龄增长、身体功能退化等因素有关。为了预防和治疗这些疾病，我们应该积极控制高血压、高血脂、糖尿病等常见慢性疾病，加强膳食营养、增加运动量、减少吸烟、限制饮酒等进行生活方式干预，同时开展早期筛查和诊断、提高医疗质量等。除了这些主要死因，还应该关注其他疾病的死亡比例的变化，以及一些新的、可能会引起大流行的疾病，如新型冠状病毒肺炎等，以便及时采取相应的预防和控制措施。

图 6 中的左图展示了分年龄段（40 岁以上）分死因死亡率在 2013—2020 年的变化值。就总体而言，死因不明、呼吸系统疾病的死亡率在所有年龄段都出现了下降，其中死因不明的系统性减少说明我国的死因监测系统不断完善，很多死因能够得到及时和准确的确认；至于呼吸系统疾病的减少，可能跟空气质量改善、环保意识增强有关，具体原因应当进一步探索。与此同时，脑血管疾病、心脏病和恶性肿瘤等死因在不同年龄段的增减趋势不一，或增或减，但整体模式比较一致，就是相对较年轻人群的死亡率几乎

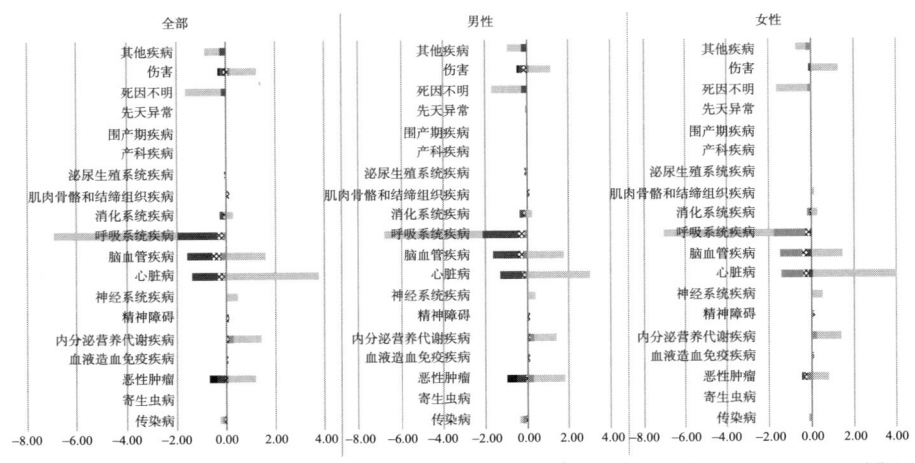

图 6　2013—2020 年分年龄段分死因的死亡率变化

注：单位为 0.1%。

都在下降,主要是 80 岁以上人群的死亡率在增加。一方面,这说明我国较年轻人群的健康状况得到改善,因为根据之后的分析,脑血管疾病、心脏病和恶性肿瘤在死因顺位排序中位列前三,由此可以窥得我国预期寿命增长的部分构成;另一方面,该结果体现了我国人口的老龄化。至于性别差异,如图 6 的中图和右图所示,男性和女性的分年龄段分死因死亡率变化就分布和具体数值而言都与总体非常接近。

就死因顺位随时间变化来看(见图 7),死因顺位都相对稳定,没有出现较大的变化。这是因为分死因死亡率作为中长期人口学指标在短期内很难看到明显的变化。就死因排序分布而言,心脏病、脑血管疾病和恶性肿瘤稳居前三位。

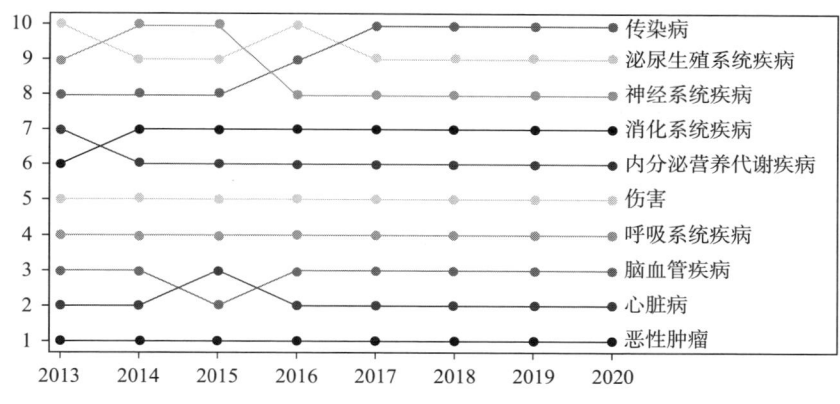

图 7　2013—2020 年分死因的死亡率顺位变化

结　论

本研究采用具有全国分地区代表性的死因监测行政大数据,对 2004—2020 年中国预期寿命和死亡率模式进行了描述。研究发现,中国的预期寿命在过去近二十年中明显提高,2004 年,中国的预期寿命为 76.9 岁,到 2020 年增加到 80.2 岁,近二十年间增加了超过 3 岁;同时根据对预期寿命随年份增长趋势进行线性拟合的结果,全国预期寿命每年平均增长 0.16 岁。2020 年,女性平均预期寿命为 82.4 岁,男性为 78.1 岁,女性的平均预期寿命比男性高出4.3岁。城市的平均预期寿命为81.2岁,农村为79.5岁,城市的平均预期寿命比农村高出1.7岁。分地区看,中国的预期寿命存在地区发展的不平衡问题:高预期寿命集中在北京、上海、广东、浙江等经济发达地区;低预期寿命则分布在中国的西部,包括西藏、新疆、青海、四川等地。分死因的细分死亡率在不同年龄段具有一定的分布规律性,比如在年轻人群中,伤害是主要的死因之一,而在老年人群中,心脏病、脑血管疾病和恶性肿瘤为主要死因。就死因排序分布而言,心脏病、脑血管疾病和恶性肿瘤稳居前三位,且死因顺位比较稳定,不随时间发生变化。

这些结果强调了地区发展、自然条件的改善是提高预期寿命、减少地区间健康发展不平衡问题的主要手段。特别是落后地区的经济社会发展水平提升,以及自然条件恶劣地区的人口迁出,是下一步提升中国人预期寿命的根本办法,短期的政府转移、医保投入和环境改善似乎只能在短期内带来预期寿命和整体健康状况的改善。

本研究强调应进一步完善死因监测系统,提高死因确认和统计的准确性与时效性,以便及时发现和控制可能引起大流行的疾病。同时,政府还应该采取有效措施,加强疫苗接种和公共卫生意识教育,防范突发的公共卫生事件。

综上所述,健康问题在很大程度上是发展问题,政府应该积极制定并实施政策,以促进各地区的综合发展和提高居民的预期寿命。此外,政府还应该加强对各种因素对预期寿命的长期影响的监测和调控,评估各影响因素对预期寿命的作用水平,并且加强死因监测体系的建设,提高死因确认和统计的准确性、时效性,以便及时发现和控制可能引起大流行的疾病等健康风险因素。

参考文献

Baker, M., Currie, J., Miloucheva, B., Schwandt, H., Thuilliez, J., "Inequality in mortality: Updated estimates for the United States, Canada and France", *Fiscal Studies*, 2021, 42(1), 25-46.

Banks, J., Currie, J., Krutikova, S., Salvanes, K. G., Schwandt, H., "The evolution of mortality inequality in 11 OECD countries: Introduction", *Fiscal Studies*, 2021, 42(1), 9–23.

Currie, J., Schwandt, H., "Mortality inequality: The good news from a county-level approach", *Journal of Economic Perspectives*, 2016, 30(2), 29–52.

Easterlin, R. A., "The worldwide standard of living since 1800", *Journal of Economic Perspectives*, 2000, 14(1), 7–26.

Fogel, R.W., "Nutrition and the decline in mortality since 1700: Some preliminary findings", *NBER Working Paper*, 1984, No. 1402.

Fogel, R. W., "New findings on secular trends in nutrition and mortality: Some implications for population theory", in *Handbook of Population and Family Economics* (Vol. 1, pp. 433–481), Elsevier, 1997.

Fogel, R. W., Costa, D. L., "A theory of technophysio evolution, with some implications for forecasting population, health care costs, and pension costs", *Demography*, 1997, 34(1), 49–66.

McGinnis, J. M., Foege, W. H., "Actual causes of death in the United States", *JAMA*, 1993, 270(18), 2207–2212.

Milligan, K., Schirle, T., "The evolution of longevity: Evidence from Canada", *Canadian Journal of Economics/Revue Canadienne d'économique*, 2021, 54(1), 164–192.

Mokdad, A. H., Marks, J. S., Stroup, D. F., Gerberding, J. L., "Actual causes of death in the United States, 2000", *JAMA*, 2004, 291(10), 1238–1245.

Murray, C. J. L., Kulkarni, S. C., Michaud, C., et al., "Eight Americas: Investigating mortality disparities across races, counties, and race-counties in the United States", *PLoS Medicine*, 2006, 3(9), e260.

Oeppen, J., Vaupel, J. W., "Broken limits to life expectancy", *Science*, 2002, 296(5570), 1029–1031.

Riley, J. C., *Rising Life Expectancy: A Global History*, Cambridge University Press, 2001.

Preston, S. H., "The changing relation between mortality and level of economic development", *Population Studies*, 1975, 29(2), 231–248.

Tuljapurkar, S., Li, N., Boe, C., "A universal pattern of mortality decline in the G7 countries", *Nature*, 2000, 405(6788), 789–792.

经济发展及其对健康的影响

林毅夫[*]

卫生健康的目的是提升人民的福祉,使人民长寿。众所周知,经济发展带来家庭收入提升,人们就可以有更高的营养水平,有病可医,从而获得健康长寿。

根据世界银行的数据,2018年低收入国家的预期寿命是63.5岁,中低收入国家的预期寿命是68.4岁,中高收入国家的预期寿命是75.3岁,高收入国家的预期寿命则达到了80.7岁。我们都知道经济发展与健康及预期寿命的关系,问题是如何促进经济发展。

基于我对新结构经济学的研究,我们知道经济的发展是一种结构转型过程,在现有领域持续性的技术创新可以提高生产力,同时促进产业升级,将资源从低附加值产业转移到高附加值产业。通过这样的方式,经济得到发展,人民收入水平提升,从而健康水平更高、预期寿命更长。

技术创新在传统农业的转型升级中非常重要,但仅仅在农业远远不够,除非拥有充足的耕地,否则没有哪个国家能单靠农业达到中等收入水平。

因此,当一个国家处于农业发展阶段时,经济发展水平往往较低,如果一个国家想提高收入,就需要升级到制造业,并逐步向服务业转型。这几乎

---

[*] 林毅夫,第十四届全国政协常委、经济委员会副主任,北京大学博雅讲席教授,国家发展研究院名誉院长,新结构经济学研究院院长,南南合作与发展学院院长。本文根据林毅夫在北京论坛(2020)分论坛暨北京大学全球健康发展研究院成立庆典上的主旨发言整理。

是每个人的共识,但只有少数发展中国家能够实现工业化,从低收入发展到中等收入,再成为高收入国家。

从我自己的研究来看,如果一个国家想成功实现工业化,那么就需要在发展过程中发挥自己的比较优势。想要模仿高收入国家先进工业的发展模式的出发点是好的,但往往因违反比较优势,这些行业的企业缺乏自生能力,需要政府提供各种政策补贴,结果当然是表现欠佳。

在少数一些成功地追赶上高收入国家的经济体中,它们在工业化进程中遵循了比较优势,从农业向工业转型时,从具有比较优势的劳动密集型产业起步,获得竞争力,并逐步攀登产业阶梯,向上迈入资本密集型产业。

为了发展经济,尤其是发展制造业,一个国家除了要沿着自己的比较优势来转型,还需要两种重要的制度安排:一是拥有有效的市场体系,因为只有在有效的市场中,价格要素才能反映禀赋要素的相对稀缺性,而后者决定经济体的比较优势。在一个竞争性的市场当中,相应的价格信号会引导企业家使用正确的技术,进入具有比较优势的产业。

比较优势仅仅意味着产业的生产成本较低。如果想要提高竞争力,二是产业还需要合适的基础设施与制度来降低交易费用,基础设施与制度完善需要政府协调。因此,要促进经济发展,必须在有效市场和有为政府的共同作用下,发挥比较优势,由此其人民将提高收入,改善营养,享有更健康的身体和更长的预期寿命。

此外,拥有一个良好的卫生系统也非常重要。以中国为例,1978年,在中国开始市场化改革前夕,根据世界银行的数据,当时中国的人均国内生产总值只有156美元,是贫困的撒哈拉以南非洲国家的三分之一。但1978年,中国人口的预期寿命是65.9岁,而那时低收入国家的预期寿命为47.6岁,中低收入国家为54.2岁,中高收入国家为64.4岁。这意味着中国的预期寿命比低收入国家高出18.3岁,比中低收入国家高11.7岁,比中高收入国家高1.5岁。如何实现的?因为中国有良好的卫生体系。

第一,中国当时在全国各地都建立了卫生保健体系:在国家一级,有卫生部;在县一级,有县医院;在乡镇一级,有乡镇卫生院;在村一级,有村卫生室。如果村民生病了,可以去村卫生室接受基础诊疗;若村卫生室无法治疗，村民可以去乡镇卫生院，或更高一级的县医院。由此，中国可以非常有效地预防各种流行病与传染病。第二，在农村基层卫生体系中，还有农村合作医疗制度，村民把钱凑在一起，如果有人生病，从中获得资金去诊所或医院接受诊治。第三，是非常著名的"赤脚医生"制度，乡村赤脚医生接受简单的培训后，为乡亲们服务，诊治常见的小病。

因此，由于有这样的基层分级的医疗体系，中国创造了一个奇迹：1978年，中国虽然是当时最贫困的国家之一，但是国民健康状况却比中高收入国家还要好一些。当然，有这样分级的卫生保健体系不是凭空而来的，而是通过有为的政府实现的。

良好的健康是全人类的追求。根据联合国可持续发展目标，"良好的健康"是17项目标中的第三个，各国致力在2030年前实现的。基于以上观察，如果想要人民拥有健康，首先需要经济发展来提高人民的收入，使其有钱看病，获得丰富的营养。为了良好的经济发展，我们需要两种体制互相配合：有效的市场和有为的政府。在提升人民收入以外，还要有让人民能够获得和负担得起的医疗保健，而拥有可及与可获得的医疗卫生服务，需要政府来创建。综上，我们需要市场与政府合作，促进经济发展，为人民提供医疗卫生保健及相关服务，从而实现可持续发展目标中的"良好的健康"目标。

后疫情时代的健康经济:如何治愈"鲍莫尔病"

刘国恩[*]

在 2021 年世界互联网大会乌镇峰会上,刘鹤副总理在致辞中指出数字技术与"鲍莫尔病"(Baumol's disease)的关系:"当前互联网发展跃升到全面渗透、跨界融合的新阶段,数字技术深度改造生产函数并不断创造新业态,为各国带来新的发展机遇。科技向善是人类命运共同体的内在要求,世界各国要共同维护基础设施的安全可靠,坚持科技伦理,打击网络不法行为,真正保护公平竞争和推动创新,合理界定数字产权,克服鲍莫尔病和数字鸿沟,实现包容性增长。"

什么是鲍莫尔病?

鲍莫尔病是由美国经济学家威廉·鲍莫尔提出的一种现象:一百年前演奏四重奏需要四名音乐家,一百年后的今天演奏四重奏仍然需要四名音乐家,然而观众支付的费用却增长了许多。也就是说,随着服务业比重的提高,服务业的生产效率并没有提高,这使得其他自动化、机械化程度更高的部门越来越提高自己的生产力,导致更多的劳动力从这些部门转移到服务

[*] 本文根据刘国恩在《哈佛商业评论》中国年会 2021 上的发言整理。

业部门,整个经济的生产力可能会因此而下降,从而使得长期的经济增长逐渐递减,甚至最后有可能停下来,这就是著名的鲍莫尔病。

鲍莫尔病涉及的服务领域不止包括音乐服务行业,也包括教育、立法、医疗服务等劳动密集型产业,尤其是医疗卫生服务业。

中国医疗服务领域的鲍莫尔病

自 1978 年以来,中国医疗卫生行业占 GDP 的比重持续上升,到了 2020 年,已经跨过了 7% 的门槛。按照这样的趋势,相关研究显示,到 2050 年中国医疗卫生服务业占 GDP 的比重在 20% 左右。从微观层面观察,医疗卫生服务的消费在家庭结构当中的比重越来越大。

中国曾经有三大医疗保险:城镇职工医疗保险、农村合作医疗保险、居民医疗保险。2009 年,中国政府进行了前所未有的规模浩大的国家医疗体制改革,农村合作医疗保险和居民医疗保险逐渐合二为一,这对于中国的发展来说是里程碑式的进步,因为我们消除了城乡差别的制度性原因。

中国全民医疗保险制度的建立是非常重要的成就,但与此同时,随着医疗保险覆盖层面越来越广、程度越来越高,医疗服务开支增长的压力会越来越大,这成为新的挑战。而在医疗服务开支不断增长的过程当中,导致医疗服务开支不断上涨的主要原因中有几项是特别值得关注的。

第一,老龄化。老龄化是社会谈论最多的话题之一。老龄化程度应该是医疗服务开支不断增长的决定性因素,老年人口比重和人均住院费用是正向相关的关系。

第二,新医疗技术的持续引进。医疗技术的使用程度也是医疗费用不断上涨的决定性因素。在这种情况下,我们如何来看待、如何来考虑新的医学技术在未来医疗服务当中应该扮演的角色呢?开发新的医学技术旨在延续人类的生命,提高人类的健康水平,显然不可能因为医疗费用的上涨而停止医学技术的不断提升和研发。因此,我们要对现有和未来的医学技术进行综合评估,将那些价值更高、对于人类健康产出影响更具成本效益的医学技术首先应用于临床医疗服务,并在国家医保目录当中首先得到支付。未来,开展临床医疗服务和医学技术的经济学成本效益分析将变得越来越重要。

第三,非传染性慢性疾病以及全球流行疾病的突袭。新冠疫情对人类生活方式和工作方式的改变是长期的,在这种情况下,如何在后疫情时代来更好地管理医疗费用持续上升的问题?从短期来看,我们会把注意力、精力更多地放在管控疫情上面;但是从长远来看,我们还应注意其他更多影响人类健康寿命以及医疗费用的决定性因素。

因此,中国应该采取一些全面、综合的措施,从长远发展的高度来更好地管理医疗费用开支以及人类健康水平。

疫情来临后,鲍莫尔病如何发展?

在全球范围内,除了近两年新冠疫情的高传染率和致死率,事实上心血管疾病在全球范围内每日致死人口高达 48 000 多人;而肿瘤每日致死人口高达 26 000 多人;慢性阻塞性呼吸道疾病每日致死人口高达 10 000 人左右。从长远来看,这些疾病并不会因为我们对新冠疫情的抗疫措施而停止影响整个人类社会,所以我们必须采取全面、综合的措施,来应对这些威胁人类生命和健康的因素。

新冠疫情之后,鲍莫尔病是不是还会像以前一样长期影响人类宏观经济的增长呢?新冠疫情波及全球,它给我们带来了无穷无尽的灾难,同时人类为了要更好地应对新冠疫情也做出了一些过去没有做出过的反应,包括新技术的研发和使用。新冠疫情爆发以后,人们不得不通过线上的方式来重新恢复生活和工作,从而促使线上经济和数字技术得到了过去十年、二十年甚至三十年都未能达到的发展程度。各行各业新技术的使用都在不断地促进这些行业的生产力,而医疗卫生行业因为新技术的使用,在短短一年当中所获得和推进的生产效率的提升高达每年 1.6%—3%,是所有行业里面最高的。

自 1918 年大流感之后,新冠疫情是百年来对全球经济、社会、生命健康造成最重大危害的世纪大流行疾病。而在人类步入后工业文明的新世纪后,当面对经济增长与服务业主导的结构矛盾时,突如其来的全球防疫隔离行动,是否能够成为助推人类线上经济和数字技术的巨大推力,显著提高劳动密集型的服务业的劳动生产率呢?是否能够由此推迟甚至有可能克服鲍莫尔病对全球长期经济增长的制约呢?

释放中国作为全球卫生公共产品提供者的潜力

Steve Davis*

比尔及梅琳达·盖茨基金会(以下简称为"盖茨基金会")于2007年在中国设立了北京代表处,支持中国应对重大国内健康和发展挑战,并与中国的合作伙伴一道,运用其专业知识、经验和资源,促进全球最贫困人群,尤其是撒哈拉以南非洲地区人民的福祉。

鉴于中国在开发和生产世界一流的、可负担的健康产品(疫苗、药品、避孕用品等)方面一直表现优异,我们相信中国具有在未来成为一个全球公共产品有效提供者的潜力。在过去十几年里,盖茨基金会与政府、研究机构、监管机构、私营部门以及全球健康合作伙伴(包括世界卫生组织)合作,支持许多中国健康产品的开发和分配,包括协助其获得世界卫生组织预认证,以供发展中国家使用,支持最脆弱社区应对公共卫生挑战。

这些经验坚定了我们对中国的信心。特别是我们看到中国公共健康产品的覆盖范围通过加强与国际组织和多边机制的合作而在不断扩展。

今天,我想就中国如何利用其独特的地位,加强其在全球范围内提供可负担的、优质健康产品的努力,提出两个想法。

第一,为了最大程度地提高全球健康产品的影响并最大限度地降低成

---

* Steve Davis,比尔及梅琳达·盖茨基金会前执行战略顾问和北京代表处代理主任。本文由北京大学全球健康发展研究院根据 Steve Davis 在北京大学全球健康发展论坛2021上的主旨发言翻译整理。

本，我们必须从整体上考虑这些产品的整个流程，从头到尾考察这些产品的整个价值链，从而决定在不同阶段应该采取怎样的行动，以及如何调配资源。通常，我们可能只考虑到其中的某部分，例如，仅仅是研究阶段或者监管阶段。因为没有提前考虑如何解决所有的关键性问题，所以之后才发现各种挑战或者出现拖延，从检测到预认证、出口承诺、营销、规模化等。我们鼓励合作伙伴对整个产品流程进行评估和规划，而我们所提供的支持也是贯穿在整个价值链之中的。

以我们消除疟疾的工作为例。在过去六十多年里，中国将疟疾病例从每年3 000万例减少到了零，这是一项了不起的成就，中国在这一领域积累了丰富且值得借鉴的经验。目前，盖茨基金会正在与中国和非洲的合作伙伴就整个价值链开展广泛合作。

在病媒控制方面，目前我们正在协助中国将物美价廉的蚊帐投向全球市场，并支持中国运用其创新研发能力探索采用天然化合物来开发创新杀虫剂的潜力。

在治疗方面，我们支持中国成为全球抗疟药物的主要供给方，推动研究青蒿素的生物合成，进而保证抗疟商品的持续供应。为了提高中国抗疟健康产品的数量和质量，我们正在与中国相关监管机构和私营部门合作，支持中国抗疟产品获取世界卫生组织的预认证，在最大程度上发挥这些产品的全球影响力。同时，我们也在产品注册、出口和采购政策方面提供帮助。

在战略方面，我们正在通过试点项目支持中国合作伙伴助力非洲疾病预防控制中心开展能力建设工作，进一步将在中国已通过验证的创新方法用于强化非洲国家的疟疾防治项目和卫生系统建设。

在实施方面，我们还支持中国与其他多边捐赠者和国际平台（例如全球基金）合作，确保有效干预措施的可持续性，并扩大其影响力。

从早期研发和需求分析到制造和政策整合，这一价值链涉及广泛的利益相关者。运用"终端到终端"（end-to-end）的思维可以协助我们提前确定在各个阶段负责功能性解决方案的合作伙伴。全球健康市场价值链非常复杂，我们必须采用整体方法，以最低成本为我们的最终受益者实现最大价值。

第二，我们必须在全球健康体系中加快推动可负担的数字公共产品。

新冠肺炎大流行迫使全球医疗保健系统的转型显著加快,同时也推动了更广泛的医疗保健服务数字化。作为世界卫生组织数字卫生技术咨询小组的联席主席,我相信未来许多全球健康公共产品都将采用数字产品的形式呈现。虚拟护理、远程监控、人工智能、大数据分析、智能可穿戴设备、平台以及支持整个健康生态系统远程访问和实现连续护理的工具等,已被证明可以改善健康水平。全球健康市场需要在所有这些领域开发更多数字工具和服务。

中国处于提供可负担的全球数字公共产品领导者的地位。为了提高效率,我们需要确保在整个数字生态系统中采用整体考量的方法,尤其是必须保证从需求侧切入,着眼于低收入和中低收入国家的消费者和社区的切实需求,而不是简单地从外部把产品和解决方案推进去。

中国具备潜力与决心成为全球健康产品的更为重要的提供者。这也意味着需要进一步加大投资、创新技术、增强在产品历程中各个阶段的能力。同时,搭建更多创新合作模式非常重要,这包括双边、三边和多边合作伙伴关系。因此,我非常期待在本次论坛上听取关于中国在构建解决方案以及公共部门、私营部门和学术机构之间可持续合作伙伴关系方面的实践经验。盖茨基金会将持续致力于在这些关键问题上与各位的合作。

构建人类卫生健康共同体：中国的实践及启示

张清敏[*]

新冠肺炎疫情席卷全球，给人民生命安全和身体健康带来巨大威胁，给全球公共卫生安全带来巨大挑战。在习近平总书记亲自指挥、亲自部署下，中国人民与世界各国人民休戚与共，团结协作，共战病毒，共克时艰，谱写了携手构建人类卫生健康命运共同体的壮丽华章，为构建人类命运共同体提供了丰富的实践经验，注入了强大的生命力，丰富和完善了构建人类命运共同体思想的深刻内涵。

卫生健康共同体是人类命运共同体的重要内容

"构建人类命运共同体"是习近平新时代中国特色社会主义思想的重要组成部分，也是习近平外交思想的重要内容。2012年党的十八大报告首次提出"要倡导人类命运共同体意识，在追求本国利益时兼顾他国合理关切，在谋求本国发展中促进各国共同发展，建立更加平等均衡的新型全球发展伙伴关系，同舟共济，权责共担，增进人类共同利益。"2013年以来，习近平总书记作为国家主席出访期间发表了一系列重要讲话，多次阐述"人类命运共同体"的理念，逐步形成一个完整的思想体系，成为指导中国外交的重

---

[*] 张清敏，北京大学国际关系学院外交学与外事管理系教授兼系主任，北京大学全球健康发展研究院双聘教授。本文刊登在《国家现代化建设研究》2022年第一期。

要理念。

2013年3月,习近平总书记首次以国家主席身份出访俄罗斯和非洲,在莫斯科国际关系学院发表演讲时,第一次向世界传递了对人类文明走向的判断。他指出:"这个世界,各国相互联系、相互依存的程度空前加深,人类生活在同一个地球村里,生活在历史和现实交汇的同一个时空里,越来越成为你中有我、我中有你的命运共同体。"随后,习近平主席在坦桑尼亚发表题为《永远做可靠朋友和真诚伙伴》的重要演讲,强调"中非从来都是命运共同体"。10月3日,习近平主席在印度尼西亚国会发表题为《携手建设中国—东盟命运共同体》的重要演讲,明确提出"携手建设更为紧密的中国—东盟命运共同体"的倡议。10月24日—25日,习近平主席在周边外交工作座谈会上发表重要讲话,强调"让命运共同体意识在周边国家落地生根"。在2015年第七十届联合国大会一般性辩论中,习近平主席全面阐述以合作共赢为核心的新型国际关系理念,提出了打造人类命运共同体"五位一体"的总路径和总布局。2017年1月,习近平主席在联合国日内瓦总部发表题为《共同构建人类命运共同体》的主旨演讲时指出:"宇宙只有一个地球,人类共有一个家园。让和平的薪火代代相传,让发展的动力源源不断,让文明的光芒熠熠生辉,是各国人民的期待,也是我们这一代政治家应有的担当。中国方案是:构建人类命运共同体,实现共赢共享。中国愿同广大成员国、国际组织和机构一道,共同推进构建人类命运共同体的伟大进程"。

2017年10月,中国共产党第十九次全国代表大会召开,习近平总书记在大会政治报告中将"坚持推动构建人类命运共同体"作为新时代坚持和发展中国特色社会主义的十四条基本方略之一,呼吁"各国人民同心协力,构建人类命运共同体"。报告提出了中国外交的一条主线和两个目标:一条主线是"坚持和平发展道路";两个目标分别是"推动建设相互尊重、公平正义、合作共赢的新型国际关系"和"推动构建人类命运共同体,建设持久和平、普遍安全、共同繁荣、开放包容、清洁美丽的世界"。

党的十九大以来,从国与国、区域内的命运共同体到人类命运共同体,习近平主席在多个重要国际场合,一次次深入阐述中国主张,表达中国追求和平发展的愿望,贡献出一份关乎人类未来的"中国方略"。2017年11月,在越南岘港举行的亚太经合组织（APEC）工商领导人峰会上，习近平主席宣告中国将开启"推动构建新型国际关系、推动构建人类命运共同体的新征程"。同年12月，在中国共产党与世界政党高层对话会上发表的主旨讲话中，习近平主席16次提到"人类命运共同体"，号召世界各国人民应该秉持"天下一家"理念，"张开怀抱，彼此理解，求同存异，共同为构建人类命运共同体而努力"。

自"人类命运共同体"理念提出以来，其内涵不断充实和完善，得到国际社会的普遍认可和积极响应，逐步发展为国际共识。2018年3月第十三届全国人民代表大会第一次会议表决通过的《中华人民共和国宪法修正案》，在序言中载明："坚持互利共赢开放战略，发展同各国的外交关系和经济、文化交流，推动构建人类命运共同体。"在国际上，继2017年2月联合国社会发展委员会第五十五届会议协商一致将"构建人类命运共同体"载入"非洲发展新伙伴关系的社会层面"决议后，"构建人类命运共同体"首次被写入联合国决议。同年11月，第72届联大负责裁军和国际安全事务第一委员会会议再次把"构建人类命运共同体"的理念写入"防止外空军备竞赛进一步切实措施"和"不首先在外空放置武器"两份安全决议。2018年3月，联合国人权理事会第37届会议通过了中国提出的"在人权领域促进合作共赢"的议案，其中再次将"构建人类命运共同体"写入联合国决议。此外，"人类命运共同体"的理念也多次写入上海合作组织等多边机制重要文件。

在全球化时代，"各国相互协作、优势互补是生产力发展的客观要求"，"在这一进程中，各国逐渐形成利益共同体、责任共同体、命运共同体。无论前途是晴是雨，携手合作、互利共赢是唯一正确选择"。构建人类命运共同体是适应形势发展而提出的一种高瞻远瞩的理念，它既顺应全球化时代经济发展的规律和要求，也符合人类社会发展的历史逻辑，代表着生产关系演变的前进方向。

人类命运共同体理念博大精深，构成了中国特色大国外交理论体系的基本架构。其内涵包括新发展观、新安全观、全球治理观、正确义利观等一系列思想。构建人类命运共同体的实践是全方位的，其中一个相对持久的实践是"一带一路"倡议的提出和落实。正如习近平主席指出的那样，"'一带一路'倡议,就是要实践人类命运共同体理念"。另一个重要实践,就是发挥我国负责任大国作用,开展国际合作,构建人类卫生健康命运共同体。

"构建人类卫生健康命运共同体"是人类命运共同体的题中应有之义,也是构建人类命运共同体的基础。人是一切社会活动的主体,人人享有健康是全人类的共同愿景。根据相关统计,2019年12月1日,全球首例新冠肺炎确诊患者出现,至2022年1月21日,有340 543 962人确诊感染,其中死亡人数达5 570 163人,疫情传播速度之快前所未有。不分地域、国度、发展程度、文化和宗教,人类生命安全和健康受到严重威胁。新冠疫情让人们体会到生活在同一个地球上的各国人民是如此休戚与共、命运相连,全人类已经成为一个高度相互依赖的命运共同体。抗击疫情不再是一国一城之事,而成为维护全球公共卫生安全之战、维护人类健康福祉之战、维护世界发展繁荣之战。全球团结协作,共同抗击疫情,提升公共卫生治理能力,是全世界的需要。构建人类卫生健康命运共同体被提到构建人类命运共同体日程的最前列。国内抗击新冠肺炎疫情,国际上开展抗疫外交,已成为构建人类卫生健康命运共同体实践的优先领域。

在疫情面前,没有哪个国家能独善其身,也没有哪个国家能独自应对,只有讲团结、促合作,形成合力,才能互利共赢。如同习近平主席指出的那样:"战胜关乎各国人民安危的疫病,团结合作是最有力的武器。"在抗击新冠肺炎疫情中,"全球事务由各国一起商量着办"的理念,"发展成果由各国人民共同分享"的导向,"促进区域互联互通"的期待,"深化命运共同体意识"的决心,使共同构建人类命运共同体的理念愈发深入人心。新冠病毒的传播速度凸显了构建人类命运共同体的必要性和紧迫性,中国应对新冠疫情的努力,是构建人类卫生健康命运共同体的实践步骤,通过实践,中国谱写了一曲共建人类卫生健康命运共同体的乐章。

开展抗疫国际合作,推动构建人类卫生健康共同体

外交是内政的延续,也服务于国内政治。抗击新冠肺炎疫情的工作首先体现在国内,但应对传染性很高的新冠肺炎病毒需要以全局意识统筹国

内国际两个大局。习近平总书记指出:"我们要把自己的事情做好,这本身就是对构建人类命运共同体的贡献。我们也要通过推动中国发展给世界创造更多机遇,通过深化自身实践探索人类社会发展规律并同世界各国分享。"

新冠肺炎疫情暴发后,习近平总书记本着对人民负责的态度,把疫情比作一场大考,亲自指挥和部署抗击疫情斗争。为了有效控制新冠病毒的扩散,2020年1月23日,中央果断决定对武汉"封城"。面对疫情快速恶化的趋势,中国政府迅速采取了全面、严格、彻底的防控举措,在最短时间内构建起全民动员、联防联控、公开透明的防控体系。全国一盘棋,全面动员、全面部署、全面加强疫情防控工作,在短时间内遏制国内疫情,得到国际社会的广泛认可。

习近平总书记在部署和领导国内抗疫的同时,也时刻关注着国外疫情形势,高度重视抗疫国际合作,从构建人类命运共同体的高度,亲自引领中国抗疫国际合作。他在中共中央政治局常委会召开会议分析新冠肺炎疫情形势时指出:"加强疫情防控国际合作是发挥我国负责任大国作用、推动构建人类命运共同体的重要体现。要继续同世界卫生组织紧密合作,同相关国家密切沟通"。

新冠肺炎疫情中断了国家间的面对面外交,但是国家间合作需要高层的统领和协调。疫情暴发后,全球170多个国家的领导人、50多个国际和地区组织的负责人以及300多个外国政党和政治组织向中国领导人来函致电、发表声明表示慰问支持,高度肯定中国抗疫举措及其积极成效,感谢中国为阻止疫情蔓延做出的巨大牺牲和贡献。随着疫情在全球范围内蔓延,习近平主席在2020年以"云外交"的方式同外国领导人和国际组织负责人会晤、通话87次,出席22场重要双边和多边活动。2021年,习近平主席同外国领导人和国际组织负责人会晤通话的次数达79次,视频主持和出席重要外事活动40起,向有关国家遭受新冠肺炎疫情重大事件表示慰问,介绍中国抗疫努力和成效,分享中国经验,就疫情防控、两国关系与其他国家最高领导人沟通和交流。习近平主席指出,病毒没有国界,疫情不分种族;人类是一个命运共同体,战胜关乎各国人民安危的疫病,团结合作是最有力的武器;公共卫生安全是人类面临的共同挑战,重大传染性疾病是全人类的敌人,需要各国携手应对,全面加强国际合作,凝聚起战胜疫情的强大合力。通过线上多边外交,习近平主席介绍了中国应对新冠肺炎疫情采取的措施和做法,感谢各方给予中国人民的支持和帮助,在政治上推动了与相关国家的抗疫合作。

在习近平总书记领导下,中国为抗击疫情开展广泛的互助合作,包括争取国际援助和协调开展对外援助。由于最早受到疫情冲击,中国得到了国际社会的帮助和支持。截止到2020年5月底,全球有77个国家、12个国际组织和84个国家的地方政府、企业、民间机构、人士向中国提供了抗疫物资。当其他国家遭受病毒袭击时,中国人民也立即伸出了援助之手,根据"当地疫情的严重程度、当地医疗卫生条件和医疗物资缺乏程度""有关国家向中方提出的具体援助需求"和"中国政府自身所具备的能力"等原则,积极向遭受疫情打击的其他国家提供抗疫援助。除一般的物资援助,中国还根据新冠肺炎疫情特点,同国际社会和有关国家在检测试剂、药物、疫苗等方面开展科技合作,主要包括以下四个方面:

其一,雪中送炭,应邀向疫情严重的国家派出医疗卫生专家组,提供直接的医疗卫生援助。中国最早抗击新冠肺炎疫情,积累了一些经验。随着国内疫情好转,中国开展了1949年以来时间最长、规模最大、涉及范围最广、形式最多样的人道主义援助。仅在2020年,中国先后向150个国家和13个国际组织提供了超过42亿件防护服、84亿人份检测试剂、3 720亿只口罩等大批防疫物资,向34个国家派出37支医疗专家组,向世界卫生组织和联合国相关机构提供资金援助,同各国人民风雨同舟,共克时艰,"中国制造"成为全球抗疫斗争源源不断的"补给线"。

其二,通过远程视频方式与其他国家的医疗专家交流和分享经验,提供智力支持和帮助。疫情暴发后,不少国家为了防止病毒扩散而关闭边境、减少航班,医疗技术人员的直接合作受限。为开展抗疫国际合作,中方专家与相关国家同行举行视频会议,结合外方关切,就疫情防控、临床诊疗、设施保障、口岸检疫等介绍经验,交流、分享信息。截至2020年4月12日,中方先后同东北亚、南亚、中东欧、非洲、拉丁美洲和加勒比及南太平洋等地区的153个国家举行83场卫生专家视频会议。需要强调的是,在疫情暴发之前,中美关系已经发生变化，在疫情暴发后，尽管美方不断发出不和谐声音，对中国进行不实指责，中国仍在抗疫方面与美国保持合作。

其三，科技护航，开展最大规模的"云上"抗疫交流。截至 2023 年 1 月，中国国家卫生健康委汇编了 10 版新冠肺炎诊疗方案、10 版防控方案等一整套技术文件，提供给世界各国。用中国外交部发言人的话说，"这些方案源于中国，面向世界，已翻译成多语种同世界各国分享交流，及时分享给全球 180 个国家、10 多个国际和地区组织，助力维护全球卫生安全"。

其四，参与合作，加快疫苗的研发并提供疫苗援助。尽快研发出应对新冠肺炎病毒的疫苗，是从根本上消除新冠肺炎威胁的途径。中国倡导全球疫苗合作行动，同世界卫生组织、全球疫苗免疫联盟一直保持密切沟通，已经加入 COVAX 计划和世界卫生组织发起的 ACT-A 倡议，发起"一带一路"疫苗合作伙伴关系倡议，始终站在抗疫合作第一方阵，秉持疫苗公共产品第一属性，担当疫苗公平分配第一梯队。在疫苗研制成功之前，习近平主席在第七十三届世界卫生大会上就宣布："中国新冠疫苗研发完成并投入使用后，将作为全球公共产品，为实现疫苗在发展中国家的可及性和可担负性做出中国贡献。"截至 2021 年年底，中国已向 120 多个国家和国际组织提供超过 20 亿剂疫苗，占中国以外全球疫苗使用总量的 1/3，居世界首位。中国疫苗成为人民的疫苗、世界的疫苗、可及的疫苗。中国及时启动周边"抗疫紧急支持计划"，建立中国南亚国家应急物资储备库。特别是改变对外援助由政府对政府的例行作法，将疫苗和抗疫物资定向投放到缅甸、老挝、越南、巴基斯坦等周边国家，建立"周边抗疫防疫安全带"，策应"外防输入"。2021 年 11 月 29 日，习近平主席在中非合作论坛第八届部长级会议开幕式上发表主旨演讲时，宣布中国将再向非方提供 10 亿剂疫苗。

参与全球卫生治理，推动构建人类卫生健康共同体

全球治理不仅是合作应对全球问题的迫切需要，也是构建人类命运共同体的重要途径。从促进全球卫生治理、构建人类卫生健康共同体的角度看，中国积极参与联合国、世界卫生组织以及地区和跨地区之间的合作，促

进全球卫生治理的发展,为构建人类卫生健康命运共同体贡献中国智慧、中国方案和中国力量。

第一,积极参与联合国系统内的健康和卫生合作。联合国是当今世界最具普遍性、代表性和权威性的政府间国际组织,在全球治理方面肩负重要责任。作为政治机构,联合国从政治上推动全球卫生治理来实现卫生和健康目标。2000年联合国千年峰会所通过的《联合国千年宣言》是一项重要行动计划,该宣言确立的到2015年正式需要实现的8项承诺中,促进男女平等并赋予妇女权利、降低儿童死亡率、改善产妇保健、与艾滋病毒/艾滋病及疟疾和其他疾病作斗争等健康问题占据4项,更多的内容在于经济和社会其他领域的发展。中国积极落实联合国千年峰会通过的"千年发展目标"。2015年,习近平主席在联合国发展峰会发表的重要讲话,深刻总结了包括卫生和健康领域在内的成就。他说:"中国基本实现了千年发展目标,贫困人口减少了4.39亿,在教育、卫生、妇女等领域取得显著成就。中国发展不仅增进了13亿多中国人的福祉,也有力促进了全球发展事业。"

2015年9月,联合国发展峰会提出新的《变革我们的世界——2030年可持续发展议程》。该议程涵盖经济、社会、健康环境等三大领域的17项总目标和169项具体目标,其中23个具体目标与健康相关,包括到2030年将非传染性疾病导致的过早死亡率减少1/3,大幅减少危险化学品以及空气、水和土壤污染导致的死亡人数和患病人数等内容。千年计划和后千年计划中关于卫生和健康问题的内容说明,联合国和多数国家主要是从经济社会发展的角度看待全球卫生问题,因为经济和社会的进步是促进卫生和健康目标最直接的手段。随着经济和社会的进步,这些目标自然也会实现。

为落实联合国《2030年可持续发展议程》,2016年10月25日,中国正式公布实施包括29章内容的《"健康中国2030"规划纲要》。该纲要设定了一系列未来中国健康指数,其中包括到2030年人均预期寿命从76.34岁增长到79岁;重大慢性病过早死亡率较2015年下降30%;个人卫生支出占卫生总费用的比重从目前的29.3%降至25%左右,等等。

新冠肺炎疫情暴发后,中国坚定支持联合国和世界卫生组织发挥领导作用,同世界卫生组织保持密切沟通合作。联合国秘书长古特雷斯多次就新冠肺炎疫情发表讲话,呼吁全球团结一致,向新冠病毒宣战。2020年4月20日,联合国大会通过一项决议,重申人人无一例外地有权享有可达到的最高标准的身心健康,并指出"公平获得医疗卫生产品是一个全球优先事项,有质量保证的医疗卫生产品具有可获性、可及性、可接受性和可负担性对于战胜这场大流行病至关重要"。决议鼓励会员与所有相关利益攸关方合作。

2021年2月17日,联合国安理会召开新冠疫苗问题部长级会议,联合国秘书长古特雷斯在会上表示,疫苗公平是摆在国际社会面前最大的道德考验。他提议二十国集团牵头成立一个紧急特别工作组,筹备建立新冠疫情"全球疫苗接种计划"。中方赞赏联合国秘书长古特雷斯的倡议和为实现疫苗公平可及所做的努力,表示"中方对任何有助于实现疫苗公平分配的倡议均持开放态度,我们愿意同各方保持沟通和协调"。国务委员兼外长王毅在会上表示,中方言出必行,"致力于将疫苗作为全球公共产品,促进疫苗在发展中国家的可及性和可负担性"。

中国参与全球公共卫生治理的多边外交,主要体现在与世界卫生组织的合作之中。中国一贯支持世界卫生组织,在该组织中的地位和作用不断上升,其中指标性的体现是中国承担世界卫生组织费用的增加。2012—2013年度,中国承担世界卫生组织的费用比例为3.1892%,在世界各国排名第八位;2014—2015和2016—2017年度,上升到5.1484%,位居世界第六位;2018—2019年度上升到7.921%,位居世界第三位;2020—2021年度上升至12.0058%,位居世界第二。从2014年到2019年,中国对世界卫生组织的贡献增加了52%,达到8 600万美元,中国的自愿捐款从2014年的870万美元增加到2019年的1 020万美元。

新冠肺炎疫情暴发后,中国积极支持世界卫生组织的工作并与之开展全面合作。2020年1月28日,习近平主席会见世界卫生组织总干事谭德塞时表示:"世界卫生组织在协调全球卫生事务方面发挥重要作用,中方高度重视同世界卫生组织的合作""欢迎世界卫生组织参与本次疫情防控工作""愿同世界卫生组织和国际社会一道,共同维护好地区和全球的公共卫生安全"。此后,习近平主席多次指出:"加强疫情防控国际合作是发挥我国负责任大国作用、推动构建人类命运共同体的重要体现。要继续同世界卫生组织紧密合作,同相关国家密切沟通"。3月26日,习近平主席在二十国集团领导人特别峰会上的发言中表示:"中方支持世界卫生组织发挥领导作用",并建议"'二十国集团'依托世界卫生组织加强疫情防控信息共享,推广全面系统有效的防控指南。"5月18日,习近平主席在第七十三届世界卫生大会视频会议开幕式上致辞,提出全力搞好疫情防控、发挥世界卫生组织作用、加大对非洲国家支持、加强全球公共卫生治理、恢复经济社会发展、加强国际合作等6点建议,并宣布两年内提供20亿美元国际援助、与联合国合作在华设立全球人道主义应急仓库和枢纽、建立30个中非对口医院合作机制、中国新冠疫苗研发完成并投入使用后将作为全球公共产品、同二十国集团成员一道落实"暂缓最贫困国家债务偿付倡议"等中国支持全球抗疫的一系列重大举措。为了支持世界卫生组织抗疫工作,中国向世界卫生组织捐款2 000万美元,支持世界卫生组织帮助发展中国家加强公共卫生体系建设,提升应对疫情的能力。在美国决定暂停对世界卫生组织缴纳费用之后,中国政府决定对世界卫生组织增加3 000万美元现汇捐款,用于新冠肺炎疫情防控、支持发展中国家卫生体系建设等工作。

中国与世界卫生组织在应对疫情过程中保持着密切的沟通和合作。2020年2月22日—23日,中国安排中国—世界卫生组织新冠肺炎联合专家考察组,赴北京、广东、四川和湖北全方位、深入调研疫情形势、防控措施、医疗救治、科研攻关等情况,考察组对中国和全球疫情防控提出建设性建议。在国内疫情得到控制后,中国积极支持世界卫生组织开展新冠病毒全球溯源工作,并根据中国与世界卫生组织2020年7月商定的工作任务书,支持世界卫生组织派出的国际专家组在武汉与中方专家组成联合专家组开展全球溯源中国部分工作。联合专家组2021年1月14日抵达武汉,共同研究了大量的疫情相关数据资料并于2月9日举行发布会,详细介绍了此次合作溯源的成果。这些成果对进一步认识新冠病毒、更好抗击疫情、防范未来风险提供了重要线索,也为下一步全球科学溯源奠定了基础。

中方对世界卫生组织在抗击疫情过程中的作用及中国与世界卫生组织的合作都是满意的。2020年3月26日,习近平主席在复信谭德塞时赞扬了其为推动全球抗击新冠肺炎疫情所作努力:"在你的带领下,世界卫生组织积极推动抗击疫情国际合作,得到国际社会广泛认可,中国将继续坚定支持你和世界卫生组织在国际抗疫合作中发挥积极领导作用"。在美国暂停对世界卫生组织拨款并威胁对世界卫生组织和总干事谭德塞进行调查的情况下,中国国务委员兼外交部部长王毅于4月18日同世界卫生组织总干事谭德塞通电话,表达对世界卫生组织和总干事的支持,并表示这种支持"就是维护多边主义的理念和原则,维护联合国的地位和作用,也是维护国际社会在抗击疫情面前的团结一致"。4月19日,"77国集团和中国"发表声明,赞赏世界卫生组织在抗击新冠肺炎疫情过程中发挥领导作用,呼吁国际社会团结一致,并增加对世界卫生组织的支持。中国与世界卫生组织之间的良好合作,对于应对疫情和维护世界卫生组织的地位具有积极意义,同时,也提高了中国在世界卫生组织中的地位和影响。

第二,积极参与二十国集团内的国际合作。新冠疫情暴发后,作为国际经济合作主要论坛和全球重要危机应对机制的二十国集团也发挥了积极作用。2020年3月12日,中国参加了在沙特阿拉伯首都利雅得召开的二十国集团峰会协调人会议,推动和参与起草了《二十国集团协调人关于新冠肺炎的声明》,明确提出疫情没有国界,齐心协力抗疫是国际社会唯一正确选项,呼吁二十国集团发挥引领作用,团结各方同心抗疫。3月26日,习近平主席参加二十国集团领导人特别峰会,并在视频发言中呼吁,尽早召开二十国集团卫生部长会议,加强信息分享,开展药物、疫苗研发和防疫合作,有效防止疫情跨境传播;要携手帮助公共卫生体系薄弱的发展中国家提高应对能力,有效开展国际联防联控,集各国之力,共同合作加快药物、疫苗、检测等方面科研攻关。4月19日,中国国家卫生健康委员会主任参加二十国集团轮值主席国沙特阿拉伯主持下召开的金砖国家卫生部长会议,介绍了中国的抗疫成绩,表达中国支持全球合作的愿望和政策主张。

第三,与周边国家开展抗疫多边合作。周边邻国是较早受到疫情波及的国家,也是在应对疫情中最早与中国合作的国家。中国是东盟最大的贸易伙伴,也是该地区主要游客来源国和投资方。新冠肺炎疫情减少了双方人员交往,影响到这些国家的经济发展。2020年2月20日,中国—东盟特别外长会议在老挝万象召开,与会国家外长就加大政治层面沟通,加强疫情应对、协调规划,增强本地区战胜疫情的决心和信心形成共识,会议发表了《中国—东盟关于新冠肺炎问题特别外长会联合声明》。特别外长会议期间,中国同东盟十国临床医学专家举行了首次视频会议。

新冠肺炎疫情的暴发为中日韩三边合作增加了新内容。2020 年 3 月 20 日,中日韩三国在既有合作框架下举行新冠肺炎问题特别外长视频会议,同意探讨加强联防联控,共同遏制疫情跨境传播,探讨制定相互衔接的旅行疫情防控指南;加强政策沟通,密切协调配合,降低疫情对经贸合作和人员往来的影响,稳定三国产业链供应链;支持各自卫生、科技、商务等部门加强交流,及时通报疫情信息,开展药物疫苗研发合作,就医疗物资进出口保持协调。

构建人类卫生健康共同体实践的启示

构建人类命运共同体,归根结底是要满足人民对美好生活的向往。新冠肺炎疫情的暴发和快速流行,严重威胁人民的生命安全和身体健康,抗击疫情迫切需要国家间开展密切合作,这是以民为本、生命至上的体现。应对新冠肺炎疫情等传染性疾病,既需要各国在国内采取积极有效的政策举措,也需要国家间的相互合作。抗击新冠疫情的过程为探索全球公共卫生治理提供了良机,也凸显了构建人类命运共同体的紧迫性和必要性。抗疫过程中遭遇的问题,说明了构建人类卫生健康共同体所面临的挑战,以及构建人类命运共同体的前景。

新冠肺炎疫情对人类的危害是全球性的,但疫情总是暴发在不同国家的领土主权范围内,首先危及本国人民的生命安全。中国国内的积极抗疫和国际上的抗疫外交,是为构建人类卫生健康命运共同体贡献中国经验和中国智慧的具体步骤。作为拥有 14 亿人口的大国,维护好本国人民的健康和安全,就是为全球公共卫生事业做贡献,控制国内疫情就是对国际抗疫的贡献,也是开展国际抗疫合作和全球卫生外交工作的前提和基础。新冠肺炎疫情是全球卫生治理的一个大考,为其他领域的治理提供了经验。中国的经验是政府重视和全国动员,采取有效举措控制了疫情,取得的成就有目共睹,为参与国际合作提供了有利条件。但是人们也看到,一些国家面对疫情在国内不能形成共识,甚至一些执政者为了保住执政地位和出于竞选考虑,或隐瞒疫情,或"甩锅"推责,引发国内民众不满和社会分裂,实际上削弱了应对疫情的能力和效果。

疫情以生命的代价告诫人们,各国应超越地域、种族、历史文化乃至社会制度的不同,携起手来构建人类命运共同体,共同维护好人类唯一可以生存的星球。其中的一个重要目标就是加快建设人类卫生健康共同体。在国内抗疫成功的基础上,积极参与国际抗疫合作,提供物资、技术和经验,呼吁和促进国际抗疫合作。然而,人们也看到,一些国家出于地缘政治的目的,对其他国家进行抹黑和污名化,散布谣言,操控舆论,搅乱了国际抗疫合作的舆论环境,把国家间竞争扩展至卫生健康领域,使抗疫工作成为"替罪羊"。人们在应对新冠病毒这一自然之敌的过程中,既有合作,又有竞争,在应对疫情合作过程中所遇到的问题,对构建人类命运共同体和实现全球治理有不少的启示。

第一,大国合作是全球治理和构建人类命运共同体的条件。构建人类命运共同体,实现全球治理的目的不是也不可能是建立一个世界政府,国际社会的主角仍然是主权国家,全球治理仍然依赖国家之间特别是大国之间的合作。因此双边关系影响多边合作,多边合作的缺失既影响抗疫效果,有的国家"甩锅"推责,就疫情大搞政治化操作,严重破坏开展抗疫合作的政治氛围,也制约全球治理的完善和人类命运共同体的构建。

第二,国际组织是全球治理的主要平台,在构建人类命运共同体过程中发挥着重要作用。受大国关系恶化的影响,新冠疫情暴发后,虽然联合国多次呼吁,但大国之间并没有像当年应对非典和埃博拉病毒时那样采取具体有效步骤。一些多边组织,如上海合作组织和金砖国家组织发挥的作用也比较有限,尽管这些组织此前都将应对疫情和卫生合作当作合作的重要内容。世界卫生组织尽职履责,做了很多工作,但因《世界卫生条例》被一些国家忽视,特别是美国特朗普政府的退出,世界卫生组织发挥作用受到了严重打击。尽管拜登上台后宣布美国重返世界卫生组织,但美国特朗普政府的单边行为很大程度上影响了全球治理,包括全球卫生治理的合作运行。

第三，构建人类命运共同体非一日之功，而是任重道远。构建人类命运共同体是一个伟大的理想，也是一个具体的奋斗目标。中国在构建人类卫生健康命运共同体的实践中做出了创造性的贡献，增加了实现这一目标的希望。但是，在应对新冠肺炎大流行过程中，大国合作的缺失和世界卫生组织权威的受挫，让人不得不思考这样的问题：如果世界各国在事关人类生命、健康和安全的抗击流行性疾病问题上不能合作，那么还能在其他什么领域合作？如果世界卫生组织在面临重大疫情的时候不能发挥应有的作用，那么它还能在什么时候发挥作用？这些问题表明，面对百年未有之大变局，世界充满了太多的不确定性，世界还有很多的问题，国家之间的观点和主张还有很多的不同。构建人类命运共同体绝非一蹴而就的事，这个过程注定是曲折的，因此，需要人们有持之以恒的坚守，也需要踏踏实实的举措、实实在在的步骤，更需要让人切实感受到实实在在的成效。

第四，以实际行动加大推动构建人类卫生健康命运共同体。外交始于国内，抗疫始于国内，构建人类命运共同体也始于国内。国内工作是基础，这一点在抗击新冠肺炎疫情中得到充分的体现。国内的成绩为中国在国际上高举共同利益的旗帜，积极推进抗疫合作提供了基础和后盾。命运共同体是一个崇高的目标，也是一项扎扎实实的事业，需要通过实践丰富其内容，通过实践证明其可行。

第五，改善全球卫生治理体系，推动构建人类卫生健康命运共同体。正如以联合国为核心的多边机构在维护世界和平、促进经济发展方面发挥了重要作用一样，世界卫生组织在消除疾病和提高人类健康水平方面发挥了重要的作用。新冠肺炎疫情暴发后，世界卫生组织受到一些国家的掣肘，权威遭到挑战，作用遭到批评。在它面临困难和挑战的时候，中国给予了政治、道义和资金方面的支持。世界卫生组织仍然是当今卫生领域最权威的多边机构，增加世界卫生组织的权威和权力是改善当今全球卫生治理体系的重要一环，也是加强全球卫生治理的需要。中国将持续支持对世界卫生组织的改革，增加对其资金贡献，支持其提高工作效率，推动其决策机构更加合理化和更具代表性，促进世界卫生组织成员的合作，使世界卫生组织成为全球卫生治理的重要平台，推动构建人类卫生健康命运共同体的伙伴。

恩格斯指出:"没有哪一次巨大的历史灾难不是以历史的进步为补偿的。"①新冠肺炎疫情阻挡不了中华民族实现伟大复兴的坚定步伐,也阻挡不了世界人民走向文明进步的时代潮流。国际社会普遍认为中国采取的坚决有力的防控措施,展现的出色的领导能力、应对能力、组织动员能力、贯彻执行能力,是其他国家做不到的,为世界防疫树立了典范。中国人民在疫情防控中展现的中国力量、中国精神、中国效率,展现的负责任大国形象,得到国际社会高度赞誉。国际社会普遍认为,中国在全面有力防控疫情的同时,积极主动同世界卫生组织和国际社会开展合作和信息交流,努力防止疫情在世界蔓延,不仅是在对中国人民生命安全和身体健康负责,也是在为世界公共卫生事业做贡献。

在经历这次疫情带来的考验和洗礼后,我们相信,世界各个国家之间的联系会更加紧密,中国与世界的友谊会更加牢固。习近平主席多次强调:"中国开放的大门不会关闭,只会越开越大。中国推动更高水平开放的脚步不会停滞!中国推动建设开放型世界经济的脚步不会停滞!中国推动构建人类命运共同体的脚步不会停滞!"中国政府为应对新冠肺炎疫情大流行积极参与卫生治理领域的国际合作和全球治理提供了行之有效的中国方案,为构建人类卫生健康命运共同体贡献了中国经验。中国与世界之间的联系更加密切,中国与世界的合作必将更加坚实,中国与世界命运与共的理念必将更加深入人心,各国携手共建人类命运共同体的实践也必将迈出更加坚定有力的步伐。

---

① 卡尔·马克思,弗里德里希·恩格斯,马克思恩格斯文集(第10卷),北京:人民出版社,2009年。

健康援助如何提升人类健康

许 铭[*]

在联合国可持续发展议程下,国际发展旨在提高个体的生活水平,特别是中低收入国家人们的生活水平。在健康领域,目标就是使中低收入国家的人群能够丰衣足食,生活更加平等,也能更容易地得到基础商品,特别是必要的药品和医疗服务。

当讨论国际发展项目的商品供应时,与艾滋病、肺结核和疟疾等主要传染病的抗争在许多国家是第一优先级的,特别是中低收入国家。以疟疾为例,2020年,由于对弱势人群的保护减少,疟疾发生率升高。死亡病例大部分发生在儿童群体,特别是撒哈拉以南非洲地区。这是我们当前面临的一个非常大的挑战。

当谈论政府采购市场,特别是发展援助市场时,我想就疾病和捐赠给各位一个清晰的介绍。发展援助市场是一个例外的市场,发展援助目前主要聚焦于传染病,妇女和生育健康领域发展援助项目的主要购买者为联合国儿童基金会、世界银行和其他联合国组织。比尔及梅琳达·盖茨基金会等其他基金也是主要资金来源。在新冠疫情之前,健康发展体系的资金量大约为每年3.5亿至4亿美元,年均增长率为1%。但由于新冠疫情的暴发,这

---

[*] 许铭,北京大学公共卫生学院全球卫生学系主任,北京大学全球健康发展研究院副院长,全球抗艾滋病、结核病和疟疾基金顾问。本文根据许铭在北京大学全球健康发展论坛2021上的主旨发言整理。

个市场呈现指数级增长,特别是过去的两年里。预防、诊断、治疗、疫苗、营养和家庭计划是这个市场的核心。新冠疫情的暴发给这个市场带来了许多变化。

接下来我想讲一下 ACT-A 加速计划。该计划由世界卫生组织和其他联合国组织在 2020 年 4 月建立,主要包括三个支柱,分别为疫苗、治疗和诊断合作。全球疫苗免疫联盟、联合国儿童基金会和世界卫生组织是疫苗合作的召集人。国际药品采购机制和全球抗艾滋病、结核病和疟疾基金(以下简称为"全球基金")是治疗合作的牵头人,负责开发新疗法,特别是中低收入国家。全球基金在诊断合作上扮演着关键角色,特别是为风险国家开发那些急切需要的体内诊断工具,全球创新诊断基金会(FIND)和世界卫生组织为这个支柱提供支持。

世界银行和全球基金也负责建立健康系统联络机制。以疫苗为例,世界卫生组织明确,保证疫苗的可得性和发放上的公平平等是第一优先级。

公司层面的产品供应需要产品的注册。对于 ACT-A,产品注册有特殊通道——紧急使用清单(emergency use listing,EUL),它是世界卫生组织应对紧急情况的特殊审批通道。

紧急使用清单通道的目的是,针对国际社会关注的公共健康紧急情况,使获得许可的疫苗、疗法和诊断工具能够尽早投入使用,因此对产品的质量、安全性和效能数据都有严格的审核。它有三个阶段:准备阶段、紧急阶段和清单后阶段。

如何看待紧急使用清单的本质?紧急使用清单与预认证有何区别呢?预认证是联合国和其他国际机构购买特定产品的前提,而紧急使用清单通道是对于那些可获得的临床数据有限、还没有被预认证批准的、未被授权的产品在紧急情况下提供的有时限许可。作为 EUL 紧急使用清单的一部分,预期制造商将完成产品开发,并提交许可以及 WHO 预认证的申请。

联合国的预认证中对药品类别有一个简短的描述。药品的基础类别包括与艾滋病、疟疾、肺结核、生殖健康、流感、急性腹泻和热带疾病相关的产品。除此之外,世界卫生组织的预认证申请还要求提供产品的有效药物配方（Active Pharmaceutical Ingredients，APIs）。

关于中国生产的产品的预认证，截至 2021 年，已经有 33 个中国制造商制造的 55 个药品原料获得了世界卫生组织的预认证。就疫苗来说，有 4 家中国制造商生产的 7 种疫苗获得了预认证，包括 JE 疫苗、流感疫苗、小儿麻痹症疫苗和 HPV 疫苗。此外还包括一些防控疾病的产品，例如蚊帐。到目前为止，有 10 个中国制造的 PCR 检测和 2 种疫苗获得世界卫生组织的紧急使用清单通道背书。全球基金和联合国儿童基金会是这些世界卫生组织预认证产品的主要购买者，包括处于紧急使用清单阶段的产品。

在新冠疫情前，全球基金每年对健康产品的购买额约为 17 亿美元。中国已经成为全球基金购买的必要药品的重要供应商之一。中国公司在当前的必要药品供应商名单上名列第五。

最后，我想介绍下联合国机构在促进中低收入国家必要药品的可获得性上做的安排。辉瑞已经就其新冠口服液与药物专利工具计划（Medicines Patent Pool，MPP）签订了一个义务许可协议，这是位于日内瓦的国际药品采购机制支持的一个特殊机制。专利工具计划的目标是对于仍处于专利期保护的必要药品，通过从专利持有人处获得义务授权，并使中低收入国家的公司都能获得这些授权，从而促成支付得起的生产。同时，药品生产商还是可以向其他目标国家销售其产品。一般来说，一个药品在一个国家没有许可是不允许销售的。这就是 MPP 的特殊之处。MPP 已经与 10 个专利持有人就 13 个艾滋抗逆转录病毒药物、1 个艾滋技术平台、3 个丙肝直接作用抗病毒药物和一个肺结核疗法达成协议。

另一个全球疫苗和免疫联盟设立的计划叫 IPTK 银行（Intellectual Property Technology and Knowhow Bank）。它的设立目的是促进多个发展中国家疫苗制造商的早期市场准入，并为这些发展中国家的新疫苗的首次展示提供便利。

另一个让公司们感兴趣的机制叫作"产品开发合作"，例如抗疟疾药物合作计划（Medicines for Malaria Venture，MMV），这是一个旨在估计药品公司开发治疗疟疾的创新药的公私合作计划。

为吸引更多的公司生产通用药物,层次定价法被广泛使用,特别是在中低收入国家,这提升了必要药物的可获得性,特别是在紧急情况下。我认为现在正是思考如何协作、引导更多的中国公司加入提供有质量保证的、支付得起的药物供应上来的良好时机,特别是为国际发展援助项目提供药物供应。

全球健康传播:国际经验与中国立场

许 静[*]

新冠疫情的持续使全球健康与发展处于新的十字路口。一方面,健康成为国际社会普遍关注的重大主题,突发新型传染性疾病和非传染性疾病再次汇合,挑战各国及全球的卫生服务质量和能力。另一方面,全球健康与发展比以往任何时候都更需要全球动员,需要国际机构、捐助者、政府、民间社会组织、社区和个人做出协调反应。在这一特别重要的时刻,我们很有必要充分了解和反思传播在解决疾病负担和改善健康的全球努力中所发挥的关键作用和经验教训,从而更好地指导新形势下的健康传播研究与实践。

对全球健康传播的理解和界定

全球健康传播研究源自传播学的两大分支,即发展传播学和健康传播学,但对于跨学科的学术交流来说,我们有必要先确定传播学的学术概念。

(一)传播与传播学的产生

传播学创立于20世纪40年代的美国,于70年代末借着改革开放的东风传入中国,1997年才正式列入国家教委的学科目录,属于非常年轻的学

---

[*] 许静,北京大学新闻与传播学院教授,健康传播专业硕士项目主任,北大文化与传播研究所副所长,北京大学全球健康发展研究院双聘教授。

科。与传播学中"传播"一词对应的英文是"communication",它在英语中是一个语义丰富的常用词。它来自拉丁词"communicare",意思是"告知、分享、使共同",当然也有"传授""连接""交换"等意义,或者更概括地说,可以用来指人与人之间各种各样的符号互动(symbolic interaction)。美国社会学家库利(C. H. Cooley)将传播定义为"人为了发展彼此间的关系而依靠的一种机制——包括心灵中的一切符号,加上在空间里传达这些符号的手段,以及在时间里保存这些符号的手段"。雷蒙·威廉斯(Raymond Williams)认为"传播是观念、信息和态度借以传输和接受的制度与形式"。美国学者约翰·杜海姆·彼得斯(John Durham Peters)则进一步将这些制度和形式归纳为"可以包括坟墓、象形文字、拼音文字、钱币、教堂、电话、唱机、广播、电视、有线电视、电脑、因特网、多媒体、虚拟现实或者任何其他传达意义的媒介"。

除了人际层面的互动交流,传播更具有社会层面的意义。传播学的开创者威尔伯·施拉姆(Wilbur Schramm)指出"传播是社会得以形成的工具。传播(communication)与社区(community)一词有共同的词根,这绝非偶然。没有传播,就不会有社区;同样,没有社区,也不会有传播。人类传播的特性使人类社会区别于其他动物社会"。因此,传播学所探究的是"最根本的人类社会过程"(fundamental human social process),更进一步地说,是对人类社会中各种传播机制的研究。因此,人与人之间借助于什么样的传播机制才能达到有效的互动沟通与协作,才是传播学研究的核心。

从电报到广播电视,再到互联网,当今社会已经是一个媒介化社会,媒介对社会发展的影响构成传播研究的主要内容。从两次世界大战中的战争宣传(war propaganda),到市场经济和选举政治中的公关广告,再到国际传播和全球传播中的公共外交和舆论战,媒介的作用不仅仅限于信息的承载和传递,而是在政策倡导、社会动员、消费者洞察、文化传承与认同等诸多方面都产生重要影响。传播学关注讯息和媒介效果以及社会参与,在回应社会重大主题中发展壮大,从诞生伊始就体现出很强的跨学科性,并逐渐形成包括发展传播学和健康传播学在内的诸多分支领域。

(二) 发展传播学

全球健康传播要在国际背景下研究健康传播,因此与发端于20世纪五六十年代的发展传播学有着很强的理论渊源。发展传播学基于现代化理论,突出强调讯息传播和媒介参与在社会变革中的重要作用。1958年社会学家丹尼尔·勒纳(Daniel Lerner)出版的《传统社会的消逝:中东的现代化》(*The Passing of Traditional Society: Modernizing the Middle East*)一书,属于经典现代化理论①的代表作之一。该书通过对中东地区七个国家的调查数据描述和结果分析,详细探讨了中东地区向现代社会转变的过程,并着重分析了在这一过程中价值观念与行为模式的变化。勒纳认为现代性可以被看作一种特殊的"行为系统"(behavioral system),而现代化所需要的是一种系统化的"生活方式的转变"(transformation of life ways)。勒纳分析了传播与社会之间的关系,特别强调了传播形态对社会经济发展的作用和传媒对人的现代化的作用。勒纳的学说启发了施拉姆和罗杰斯等人对传播与社会变迁的思考,逐渐形成了传播学中的发展传播学。发展传播学将发展看作从传统社会结构转变为现代化社会结构的过程,传统社会的传统人要变成现代人,必须改变或调适行为和态度。在这一过程中,其价值观念与行为模式的变化是借助传播来完成的。白鲁恂的《传播与政治发展》(1963)、施拉姆的《传播媒介与国家发展》(1964)以及罗杰斯的《创新的扩散》都堪称发展传播学的第一代经典之作。

施拉姆在1964年出版的《传播媒介与国家发展》一书中提出,制约发展中国家现代化的一个很重要的因素是传统文化,因此,文化的改造和传播能力的建设应该成为西方对发展中国家进行发展援助的一个重要组成部分。施拉姆在著作中详细讨论了在发展中国家推广广播等现代媒介的作用、机制和过程。他认为现代大众传播媒介在传统社会中的普及除了具有克服识字率的障碍、发挥守望人功能、便于信息传播和商业活动等作用,还有利于

---

① 现代化理论包括经典现代化理论、后现代化理论和第二次现代化理论三大体系。20世纪50年代到60年代的研究是现代化的经典理论研究时期。

增强中央政府的权威、削弱地方传统势力对个体的束缚、促进国家认同、培育积极进取和理性计算等现代心智、树立共同的社会规范和价值观等文化和教育层面的作用。总之,在为国家发展服务方面,大众传播媒介是社会变革的代言者。施拉姆的著作是应联合国教科文组织的邀请撰写的,他对于发展中国家建设现代大众传媒的想法在很大程度上成为各类国际发展机构的实际政策。

(三)健康传播学

健康传播(health communication)产生于20世纪70年代,最早被称为医疗传播(medical care communication),侧重于把沟通作为除药物干预和手术干预之外的重要的医疗干预手段之一。随着西方社会疾病谱和死亡谱的变化,医学逐渐从以治疗为中心转向以健康为中心。一方面,以患者为中心、医患共同决策逐渐成为主流,医患沟通成为研究的重点;另一方面,社区层面的疾病预防干预也受到重视。1971年,美国心脏病学家J.法奎尔(J. Farquhar)和传播学者N.迈克比(N. Maccoby)合作开展的心脏病社区预防计划被公认为健康传播的标志性事件。20世纪80年代,医疗传播正式更名为健康传播。

早期的健康传播研究主要基于社会心理学的理论范式,围绕个人理性决策进行健康行为的传播干预。传播被理解为人类信息传递和接受的过程,而个人主义文化使得健康传播更关注有关个人层面的认知、态度和行为改变的实证研究。1986年,世界卫生组织召开第一届国际健康促进大会,提出健康促进五大行动领域:①制定健康的公共政策;②创造支持性环境;③强化社区行动;④发展个人技能;⑤调整卫生服务方向。健康促进的理念使得健康传播越来越注重以讯息为中心、借助于媒介技术、面向社会大众的健康干预研究。

全球健康传播的国际经验

全球健康传播的基础范式来自发展传播学著名学者埃弗雷特·罗杰斯

(Everett M. Rogers)的创新扩散论。1962年,罗杰斯和休梅克(Shoemaker)合著的《创新的扩散》(*Diffusion of Innovations*)(第一版)出版,他们在研究了多个有关创新扩散的案例后,总结出创新事物在一个社会系统中扩散的基本规律。该书将创新扩散这一过程分为知晓、劝服、决定、应用、确定五个阶段,并提出了著名的创新扩散 S 形曲线理论。这一理论在很大程度上认同了社会心理学理论的个人主义前提,侧重研究个人层面上的行为、决策和障碍,而把集体行动看成个人实践的合集,把传播看作通过人际和中介渠道传播信息的过程,关注行为变化和媒体影响,推动应用型知识的生产,以推动援助方案的施行和地方干预。

国际卫生援助在 20 世纪 60 和 70 年代集中关注人口增长和儿童营养问题,到 80 年代则转向艾滋病毒和艾滋病问题,因此大量的全球健康传播研究都集中在传播与计划生育/生殖健康、儿童健康(包括营养和免疫)和艾滋病毒/艾滋病危机的传播干预上。由美国国际开发署(US Agency for International Development,USAID)支持的美国约翰·霍普金斯大学公共卫生学院的传播项目中心(Center for Communication Programs,CCP),从 1982 年开始,持续不断地从美国各类全球对外援助项目中获得资金,用于全球健康传播的研究,极大地促进了全球健康传播实践及研究的制度化。

从最初的人口沟通服务项目(Population Communication Service,PCS)到后来的健康传播伙伴关系项目(Health Communication Partnership,HCP),该中心的研究反映了全球健康传播大体经历的四个阶段。第一阶段是以诊所为基础提供医疗健康传播服务。第二阶段是提供外展服务,以社区为基础,提供健康信息、健康教育和健康传播产品。第三阶段是社会化营销(social marketing)阶段,即借鉴商业营销中的消费者行为理论,将需求创造和消费者决策的过程概念化,以促进健康。社会化营销与社会心理学同样关注个人行为以及影响决策的因素,但社会化营销更强调对目标公众的细分,深入研究消费者行为的影响因素,找出消费者对某一特定问题的想法和态度,从而有助于产品定位并防止失败。社会化营销常用的"4P 模型"包括产品(product)、价格(price)、地点(place)和促销(promotion),其中促销与信息和传播最为相关。第四阶段则是战略传播(strategic communication)阶段。这一阶段更注重从影响社会规范和政策环境的需要出发,从目标、受众、讯息、媒体渠道以及评估等诸多方面,对项目进行整体性规划设计,以有助于个体行为改变和社会变迁。

然而随着研究的深入和理论的发展,与发展传播学相联系的全球健康传播的主导范式受到越来越多的质疑和批判。第一是批评其所描绘的线性的现代化发展道路体现了西方中心主义,服务于冷战时期的大国竞争战略,而不足以解释发展中国家的贫穷问题。第二是质疑其以个人主义为中心的行为模型在非西方社会中的适用性。具有强烈个人主义特征的美国(西方)社会将个人视为关键行为者,基于个人理性决策的健康传播实证研究常常将文化差异仅仅视为影响变量之一。但是在社区价值观占主导地位的社会里,当人格概念包含在一组广泛的群体身份之下时,原有的健康传播理论建构就是不恰当的。有学者提出,要重新思考全球健康传播的认识论,不应把社区和文化背景视为影响个人决策和实践的阻碍因素,而应将分析的重点从个人转移到社区,以提升社区效能感。第三,基于传统控制论的单向传递的传播观也越来越被质疑,因为其中缺乏一种强调思想交流、参与公共生活和发展批判意识的传播观念。相反,健康传播应该关注人们如何谈论和理解与健康、疾病和幸福有关的问题。传播是对话,是公民如何通过辩论卫生问题、确定挑战和解决办法以及确定行动方针而参与公共事务。其中传播能力是人们识别、理解、讨论和采取行动应对健康挑战的关键,健康传播研究的分析重点是社会如何将健康和疾病问题化,并确定行动的优先次序。

以上争论促使学者们认识到,新兴的全球健康传播理论必须考虑到从个人行动到各级参与的社会结构性变化以及它们之间的相互作用。罗杰斯《创新的扩散》的第三版(1983)超越了传统的信息扩散模式,转向聚合模式(convergence model),描述了基于社会情境对话的变化过程,而不是简单地接触新信息的结果。D. L. 金凯德(D. L. Kincaid)等人基于整体性思考,构建了社会生态学视角的全球健康传播模型。在生命科学中,生态学指的是生物体和它们所生活的环境之间复杂的相互关系。延伸至社会生态学,就是研究社会环境,包括制度和文化对健康行为的影响。社会生态学路径要考虑家庭、同伴、社区和社会对行为的相互影响。这一模型提出全球健康的传播干预应解决从个体、家庭邻里、社区直至社会所有四个层面的问题才能有效,但这只是一种理想型的元理论模型,并非一个可用于指导实践的操作模型(见图1)。

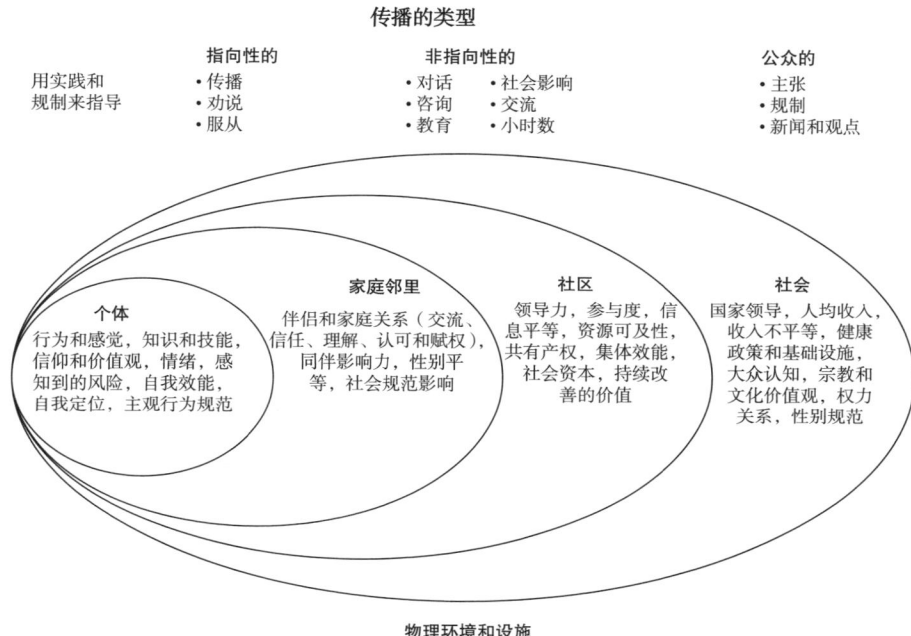

图 1 传播与行为改变的社会生态模型

构建人类卫生健康共同体国际战略传播

自 1949 年以来,中国长期坚持对外卫生援助。1971 年恢复联合国合法席位之后,也越来越多地参与国际卫生治理。特别是 21 世纪以来,中国实现了从被动接受援助到主动参与的角色转化,合作伙伴、合作内容和合作领域不断增加。然而,在全球卫生领域我们仍然存在很多问题,与我们的国际地位不相匹配。一是我国对外卫生援助虽然实践经验丰富,但却比较局限于一事一时的项目(project)式援助,缺乏以减轻疾病负担、提升受援国健康水平为目标进行规划设计的整体性援助方案(program),对受援国家和地区的社会文化基本情况缺乏深入的调查研究，尤其缺乏对健康传播策略方法的应用，因此效果不够理想。二是在全球卫生合作领域，我们重视以政府为主体的双边合作，但是在创新型伙伴关系的建立和多边卫生外交方面参与度不够，在世界卫生组织等全球议事平台中，经常被动观望和跟随，难以提出明确的中国立场和中国方案，国际话语权有待提升。

接下来，我们以中国援助非洲抗疟行动为例来看看相关情况。疟疾是全球三大传染病之一，按照世界卫生组织《世界疟疾报告2021》发布的数据，2020年全球疟疾病例总数为2.41亿例，全球疟疾死亡总数达到62.7万人，其中95%的疟疾病例和96%的疟疾死亡人数发生在非洲区域。中国也曾跟现在的非洲一样流行疟疾，全国80%的区县都有疟疾，每年报告病例超3 000万。经过几十年的努力，中国科学家发明了抗疟药青蒿素，中国也通过爱国卫生运动、群防群治等抗疟行动，彻底消除了疟疾。2004年，世界卫生组织正式将青蒿素复方药物列为治疗疟疾的首选药物。2015年，屠呦呦获得2015年诺贝尔生理学或医学奖。2018年，中国防治疟疾的"1-3-7"工作模式也被列入世界卫生组织颁布的疟疾防治指南。2021年，中国获得了世界卫生组织颁发的消除疟疾认证。

但令人尴尬的是，虽然青蒿素是中国人发明的，但在国际市场上青蒿素类抗疟药物八成的份额被西方药厂占据，世界卫生组织的采购清单中也很难见到中国原创药品的名字，中国的抗疟方案长期不为世界所知。2006—2014年，广州中医药大学李国桥团队在非洲小国科摩罗推行他们首创的群体服药（mass drug administration，MDA）方案，经过8年的努力，使当地的疟疾发病率成功下降98%。但是该项目因其"不是按照传统的全球卫生规则实施的"而遭遇种种困难和打击，例如2014年美国哥伦比亚广播公司（Columbia Broadcasting System，CBS）的报道以《中国大规模在科摩罗全国人口当中做试验》为题，强调"中国在当地让全民服用的药物没有通过世界上任何一个医疗权威机构的认证，这种前所未有的方法也可能产生无法预知的危害"。这也在一定程度上反映了需要调整青蒿素抗疟药从中国走向世界的策略。

此后，中国的援非抗疟行动有所改变。2015—2018 年实施的"中—英—坦抗疟示范项目"，从双边外交援助转向国际多边合作，首次派遣公共卫生专家赴非帮助当地建立三级防控体系和培养防控人才。该示范项目取得巨大成功，并得到世界卫生组织的高度赞扬。2017 年，比尔·盖茨在北大演讲时说："如果让我为中国选择一个未来重点关注的领域，我希望中国能够领导世界消灭疟疾。"从 2018 年起，盖茨基金会北京代表处还专门设立一个部门，从帮助中国产品企业通过世界卫生组织的预认证、建立国际多边合作谈判机制等诸多方面，提升中国抗疟方案在发展中国家的创新扩散。

2018 年 4 月，国务院直属的国家国际发展合作署宣布成立，标志着中国对外援助体制改革的重大突破，有利于加强国际发展合作的统筹协调，形成工作合力，是中国维护世界和平、促进共同发展的重大举措。在 2020 年全球抗击新冠疫情期间，习近平主席向国际社会发出了"构建人类卫生健康共同体"的倡议，不仅针对新冠疫情防控提出了中国立场和中国方案，表达了中国以发展中大国的身份积极参与全球卫生合作的意愿，而且进一步从战略高度为新时期中国参与全球卫生治理指明了方向。2021 年 5 月 31 日，习近平总书记在中共中央政治局第三十次集体学习时发表了关于加强我国国际传播能力建设的重要讲话。中国的国际传播特指对外传播，就是要服务于中国的对外政策和外交战略。新冠肺炎疫情的全球大流行使得公共卫生安全上升为全球最核心的议题。卫生外交已经从以往的边缘性、工具性，上升到战略性。那么，在卫生健康领域，如何提升国际传播能力，如何有效地向世界说明"中国发展本身就是对世界的最大贡献、为解决人类问题贡献了智慧""中国日益走近世界舞台中央，有能力也有责任在全球事务中发挥更大作用，同各国一道为解决全人类问题做出更大贡献"呢？

中国的国际传播经历了从对外宣传到对外传播、再到国际传播的转变，传播的主体则主要是外宣媒体。早期主要是讲道理，侧重意识形态宣传，后来开始注意"讲好中国故事"，但卫生议题经常被忽视，卫生领域的故事也很少被发现，讲得也不太好。前文所述的中国发明青蒿素和援非抗疟的故事就是一个典型案例。发明青蒿素的中国科学家们缺乏知识产权意识，他们发表的论文很快被国际药厂用于申请专利和药品开发。中国的企业也缺乏申请国际认证的能力,阻碍了中国药品进入国际市场。早期李国桥教授团队在科摩罗实施MDA所遭遇的各种困难,其中就包括缺乏与当地卫生机构的有效沟通,缺乏有效的健康传播干预,也缺乏应对复杂的国际媒体舆论环境的能力。中国参与全球卫生治理,也需要理解其多主体参与的特点,努力建立创新型伙伴关系,熟悉并善用国际规则,提高舆论话语权和制度话语权。总而言之,我们需要以国际战略传播的理念,加强整体性协调,提升国际传播能力。

赵启正指出,当今的国际传播并非简单意义上的信息跨国流动,而在很大程度上是国际战略传播的较量。国际战略传播源自战略传播。战略传播(strategic communication)是"为实现国家战略利益和战略目标而对重要的特定受众进行的传播、沟通和接触活动"。战略传播最初主要用于企业管理,后被延伸应用于企业品牌建设、健康传播、社会运动和动员、政治传播和国际关系等各领域。战略传播的核心要义是"组织有目的地使用传播以完成其使命(mission)",其侧重点在于精心的计划安排,注重全方位的传播管理,并强调受众反馈研究以评估和提高传播效果。战略传播与一般传播方式的不同主要体现在两点:第一,重计划安排,即强调战略对传播活动的指导性。战略传播有时又被译为"策略传播",因为英文中"strategy"的本意是"计划",而无论是"战略"还是"策略",其实都主张要有计划安排,也就是强调传播并非偶然的、随意的或无目的地沟通,而是组织化、有目的地使用传播以完成其使命。第二,重整体性沟通。整体性一是体现在打破部门分割,加强跨部门、跨组织甚至跨领域合作;二是关注包括受众分析、目标设定、讯息设计、渠道选择、效果评估等传播过程各阶段的整体性策划,以确保传播的有效性。

"人类卫生健康共同体"的英文翻译是"Global Community of Health for All",可以说这是对1978年《阿拉木图宣言》所提出的"人人享有健康"(Health for All)这一战略目标的进一步响应和提升。构建人类卫生健康共同体视域下的全球健康传播,也应从个体、社区、社会及人类命运共同体等不同层面实施传播方案,促进公众、媒体、企业、机构和政府等不同主体之间的对话沟通,促进人类社会的共同发展和繁荣。

参考文献

吴靖,批判的国际传播研究:传播媒介在全球政治、经济与文化秩序中的角色,全球传媒学刊,2016,3(2):43-63.

约翰·杜翰姆·彼得斯,对空言说:传播的观念史,上海:上海译文出版社,2017年.

Obregon,R.,Waisbord,S.,*The Handbook of Global Health Communication*,Oxford:Wiley-Blackwell,2012.

Schramm,W.,Porter,W.E.,传播学概论(第2版),北京:北京大学出版社,2007年.

提升全民健康素养,服务健康中国战略

秦雪征[*]

健康是促进人的全面发展的必然要求,是经济社会发展的基础条件,是民族昌盛和国家富强的重要标志,也是广大人民群众的共同追求。2022年的《政府工作报告》对过去一年中央政府在管控新冠疫情、改革医疗保障体系、维护人民生命安全和身体健康方面的成就进行了回顾,并对新一年继续推进健康中国行动、保障改善民生等工作进行了展望。《政府工作报告》强调,实现健康中国的战略目标,应坚持预防为主,明确预防保健在全民健康水平提升中的重要地位,这对国民健康素养的提升提出了更高的要求。

健康素养作为人力资本的重要组成部分,包含了与健康有关的认知和非认知能力。全民健康素养的提高不仅能够显著改善个人的健康状况,而且也能使周围人群和整个社会的健康效益得到提升,具有正向的溢出效应。因此从长期来看,健康素养是改善一国人口的健康行为、提升整体健康水平的重要决定因素。在新冠病毒全球大流行的背景下,健康素养作为一种被长期忽视的健康决定因素引起了世界各国的广泛关注。研究发现,具备较高健康素养的居民能够更准确地理解病毒知识和防疫信息,建立对疫情的正确认知,并采取有效的防疫措施(Abel 和 McQueen,2020)。因此,在我国落实疫情常态化防控的背景下,提升国民健康素养对持续巩固新冠疫情防

---

[*] 秦雪征,北京大学经济学院副院长,全球健康发展研究院副院长。本文根据秦雪征在北京大学经济学院专家学者"两会笔谈"(2022年3月)相关内容整理,来自北京大学经济学院公众号。

控成果具有重要意义。同时,随着我国人口老龄化进程的加快和人们生活方式的转变,心脑血管病、癌症等慢性非传染性疾病负担不断加重,而健康素养在疾病防控、慢病管理和医疗资源的有效利用方面起着至关重要的作用(Paakkari 和 Dkan,2020)。

基于此,笔者所带领的课题研究团队于 2021 年通过网络问卷方式对我国居民健康素养的总体水平、地区分布和影响因素进行了调查分析,旨在为提升全民健康素养、服务健康中国战略提供数据支撑。在本次调研中,我们结合国内外关于健康素养的测评方法,创新性地设计了《北京大学中国居民健康素养调查问卷》,并基于中国家庭追踪调查(China Family Panel Studies,CFPS)2020 年的受访群体,在全国范围内进行了随机抽样和问卷收集。调研问卷的设计参考《欧洲健康素养调查问卷》(HLS-EU-Q47)和《中国公民健康素养——基本知识与技能》("健康素养 66 条"),兼顾了国际可比性和本土代表性。问卷内容包括"医疗保健"(health care)、"疾病预防"(disease prevention)和"健康促进"(health promotion)三个维度,每个维度又分别涵盖"健康知识"(health knowledge)和"健康行为"(health behavior)两类问题,共包含 30 道判断题。问卷期望通过合理的维度区分和问题设计来对每个受访者的健康素养进行全面、客观、准确的测度,并对健康素养在不同地域、不同人群、不同维度的分布进行比较。

本次问卷调查共获得有效样本 1 438 个,样本平均年龄为 40.57 岁,其中男性占 56.33%,女性占 43.67%,东、中、西部样本占比分别为 51.32%、29.46% 和 19.22%。问卷调查结果显示,样本居民的平均健康素养得分为 83.93 分(满分为 100 分),得分在 80 分以上的样本占比为 71.49%,得分在 90 分以上的样本占比为 25.03%。该结果表明,大多数中国居民具备一定的健康素养,但具备较高素养水平的人群不足三成。同时,健康素养得分在不同群体具有显著的差异。以性别为例,男性的健康素养平均得分为 83.31,低于女性的平均得分 84.74,说明女性群体在平均意义上具备更高的健康素养水平。分年龄段来看,健康素养得分随年龄增长呈现非线性的变化趋势:大于 65 岁的老年组平均得分最高,为 85.12 分;45—65 岁的中年组得分最低,为 82.65 分;小于 25 岁和 25—45 岁两个群体的得分接近,都为 84 分左右。在婚姻状态方面,有无配偶的人群之间健康素养得分没有显著差异,均为 84 分左右。在文化程度方面,个体的受教育水平与健康素养得分呈现明显的正相关性:小学及以下群体的健康素养得分为 79.18 分;在此基础上学历水平每提升一个等级都会带来 2—3 分左右的健康素养得分获益,而大学本科及以上群体的分数在所有学历组中最高,为 87.84 分;这一结果有力佐证了教育对于健康素养的促进作用。从地区分布来看,中西部地区受访者的健康素养得分接近,均为 83 分左右;而东部地区的平均得分较高,为 84.48 分。这说明居民健康素养同样受到地区经济社会发展水平的影响。课题组在此基础上进一步通过多元回归等统计学方法考察了各人口、经济和社会变量对不同维度上健康素养的影响。基于以上研究结论,笔者对提升我国居民健康素养、服务健康中国战略提出以下政策建议:

第一,重视学校健康教育,进一步提升中小学校园的健康科普工作。教育对提升健康素养具有重要意义,我们的问卷调查结果显示个体教育水平对健康素养得分具有显著的正向影响,并且该影响在健康素养的各个维度上均有体现。这是因为,教育对健康素养的形成与早期积累具有重要作用:一方面,教育能够提升个体在文字阅读、数学计算及其他方面的认知能力,从而为健康知识的获取、认识、理解、应用等环节提供认知基础;另一方面,教育对未成年人的行为习惯、人际交流及其他方面的非认知能力具有重要的塑造作用,因此对个体成年后养成健康的生活习惯和就医习惯带来了重要的影响。在学生成长早期,将健康科普与校园中的知识学习有机融合,可以帮助未成年人及早树立正确的健康观念、培养良好的健康习惯,从而具备更好的健康素养基础。

第二,重视预防保健在全民健康水平提升中的重要地位,尤其需要关注和加强中年群体的疾病预防科普工作。我们的问卷分析结果显示,65 岁以上的老年群体在"健康促进"与"医疗保健"方面的健康素养较高,而 45—65 岁的中年群体对"疾病预防"方面的知识与行为了解相对较少、重视程度相对较低。目前,我国主要城市的劳动者普遍存在亚健康问题,慢性病风险较高。高强度的工作节奏、不健康的生活方式、慢性疾病的高发和年轻化等问题对整个社会的健康效益提升带来了不小的压力。此外,对传染病预防认识的不足也会导致个体在面对诸如新冠疫情这种突发性公共卫生事件时难以有效应对,导致医疗机构的负荷加剧和医疗资源的挤兑,不利于整体防控。因此,重视健康行为的正确引导,普及慢性病、传染病等疾病预防方面的知识,以"治未病"的精神推进预防保健服务的发展,对提升人口健康水平具有极大的促进作用。

第三,平衡地区间居民健康素养水平的差距,加强在我国中西部地区健康素养的宣传与普及工作。我们的调研数据显示,不同地区之间的受访者在健康素养得分上存在一定的差距,而中西部地区在"健康促进"维度的健康素养水平相对较低。这与不同地区在经济发展、文化水平、公共卫生和医疗资源的客观差距有关,也与各地区在健康科普和宣传教育方面的重视程度有关。随着我国经济的全面发展和共同富裕的不断推进,中西部地区在未来对疾病预防和保健的重视程度必然会不断增强,对健康素养的需求和重视程度也会逐渐增长。因此,加大对中西部地区(尤其是欠发达地区)的健康宣传与普及力度,对缩小地区间的健康素养水平差距、实现全民健康的共同提升具有重要意义。

参考文献

Abel, T., McQueen, D., "The COVID-19 pandemic calls for spatial distancing and social closeness: Not for social distancing!" *International Journal of Public Health*, 2020, 65: 231.

Paakkari, L., Okan, O., "COVID-19: Health literacy is an underestimated problem," *The Lancet Public Health*, 2020, 5(5): e249-e250.

推动公共卫生产品创新、储备和机制建设助力实现医药可持续发展和全球卫生公平

黄旸木　马继炎[*]

全球公共产品是指可以在全球范围内造福人类、属于全人类公有的产品,不仅包含可以触碰的具体物品,还包括水资源、自然环境、知识文化等,具有"非排他性"与"非竞争性"的特点。大多数公共产品在支出之后难以在短期内获得效益,往往需要一定的时间才能表现出明显收益,因此多数行为主体常会因过于关注短期效益而拒绝或削减供应公共产品,导致公共产品的缺乏或分布不均衡,也由此多数公共产品主要由政府或公有制机构供应(莫亚,2021)。全球公共卫生产品特指服务于促进人类健康的卫生资源,主要包括疫苗、基本医疗、基本药物、营养保障、环境安全等,覆盖了人们健康生活的各个领域,是保障绝大多数人基本医疗卫生服务需求不可或缺的产品(宋效峰和付冬梅,2021)。

在全球化日益增长以及各国之间联系紧密的当下,人们逐渐意识到健康安全等问题绝非单个国家或组织所能独立解决的,全球性公共卫生产品在人们生活中的重要性愈发凸显,在面临各国政府与人民复杂而多样的利益诉求时,卫生领域的国际协调与国际合作是向各国人民提供持续可靠的全球公共卫生产品的重要措施与途径。

---

[*] 黄旸木,北京大学公共卫生学院全球卫生系副主任,全球健康发展研究院双聘研究员;马继炎,北京大学公共卫生学院博士生。

新发传染病具有不可预知、短期暴发等特点,在缺乏核心医药产品的情况下,极易影响社会稳定和经济发展,引发国际关注的突发公共卫生事件。所以,与应对气候变化、环境污染等全球性问题一样,推动相关医药产品创新的治理行动应该被当作全球公共产品看待。新发传染病的医药产品属于全球公共卫生产品中极为典型的产品,因其具有较强的非排他性和非竞争性,仅靠市场激励难以实现可持续的投入与发展,导致现有产品研发大多是应急状态下的临时性举措,各国缺乏关键公共产品和研发平台的技术储备,难以在短期内实现迅速上市和扩产。

本次新冠疫情凸显出全球在新发传染病医药创新上的能力储备和应对机制不足,进而会加剧各国卫生服务体系和医疗资源差距,使疫情进一步恶化,威胁全球卫生安全,造成欠发达国家面临极度的脆弱和不公平性。而发达国家与发展中国家因总体卫生能力、医药研发水平等存在差距以及在全球卫生体系中所扮演的不同角色,在有关公共卫生、创新和知识产权的议题讨论中形成了不同的立场态度,导致现行的相关国际规范以及行动仍非常有限。国际社会仍需要进一步加强协调与合作,确立共同治理目标和行动计划,通过各国政府发挥主导作用,采用以任务为导向的政策工具(例如税收、融资),对相关资源和力量进行组织优化,促进企业等私营主体在市场化过程中获得合理的利益补偿,解决相关市场失灵问题,尽早推动新发传染病等公共卫生产品创新、储备和机制建设。

随着经济发展与综合国力的不断提升,中国在全球卫生领域发挥着愈发重要的作用,是全球卫生的治理者与参与者。与此同时,世界各国对中国参与全球卫生事务以及提供公共卫生产品的期待逐渐提升,希望中国能承担更多的国际责任。从 20 世纪 50 年代开始,中国就以派遣援外医疗队的形式持续向非洲输出公共卫生产品,后期还包括建设医疗中心与监测哨点、提供医疗药物、培训医护人员等方式,以帮助其建设与完善医疗卫生体系。2019 年,中国向世界卫生组织缴纳的会费提升至全球第二位,在向世界提供公共卫生产品上所发挥的作用也愈发得到国际认可(宋效峰和付冬梅,2021)。

在提供传染病相关公共卫生产品方面,随着我国相关技术储备机制的不断发展,如病原体早期识别、国家级突发急性传染病快速检验平台、疫苗研发平台的完善，中国也逐步发挥着不可替代的作用。进入21世纪，中国便持续向全球疫苗免疫联盟提供肝炎、乙脑疫苗等，到2015年已成为该组织的主要供资方。2014年，面对非洲埃博拉疫情，中国响应世界卫生组织要求，迅速启动埃博拉疫苗、诊断试剂等一系列产品研发，开创了我国完全自主研发疫苗在国外开展临床试验的先河。作为首个提供医疗援助的国际援助方，中国向非洲地区捐助总计7.5亿元人民币的物资，派遣1 200人次医疗人员，培训当地医护人员1.3万人次。在此次新冠疫情中，中国通过全球、区域和双边机制开展新冠疫苗合作，利用捐款、无偿捐赠、出口疫苗等方式，促进中国疫苗在不同地区和收入水平国家的分配和使用。这些合作机制发挥各自的领导力和作用，相互补充和配合，使受惠国家在地理上呈现分散式分布，推动新冠疫苗在全球范围内的公平可及。截止到2022年1月，中国已累计对外提供20亿剂次新冠疫苗，受援国达150个，超过其他所有国家对外援助疫苗总和。由此可见，中国在全球新发传染病相关公共卫生产品供应中发挥了重要作用（唐丽霞等，2022）。

作为主要的医药生产大国和在全球治理体系中发挥重要作用的发展中国家，中国在大力推动医药健康产业发展的过程中，更需要重点关注传染病公共卫生产品（例如，新发传染病疫苗、药品、诊断试剂）的创新和可持续建设，亟须在当前推动以新冠疫苗为代表的公共卫生产品创新、可及性等一系列行动中，梳理经验做法、查明问题、找出弱点，明确战略行动的工作机制，前瞻性地部署科研力量，建立高效率且更具韧性的创新模式，持续推动相关产品创新和国际化，并积极开展国际合作，参与国际规则的制定和完善，以便下次大流行时更早地推出统筹性和针对性的行动，最大程度地研发和部署安全有效的公共卫生产品，化解新发传染病对国家乃至全球可能带来的重大风险，为解决全球重大卫生问题做出重要贡献，助力实现医药可持续发展和全球卫生公平。

在推动本次新冠疫苗研发的过程中，中国充分发挥体制优势，迅速组织动员医疗机构、科研院所、企业和监管部门等多方面科研力量，保障了早期疫苗研发的速度和成功率，促进中国疫苗在全球范围内的使用，主要得益于以下创新行动机制：

统筹部署医药产品研发

以新冠疫苗为例，为了统筹和部署新冠疫苗研究工作，中国国家科技部会同国家卫生健康委、发展改革委、财政部、药品监督管理局等12个部门，建立了国务院应对新型冠状病毒感染的肺炎疫情联防联控工作机制（简称"国务院联防联控机制"）科研攻关组，先后遴选12个优势团队，同时推进灭活疫苗、重组蛋白疫苗、腺病毒载体疫苗、减毒流感病毒载体疫苗和核酸疫苗五条技术路线工作。2020年8月，国家药品监督管理局药品审评中心参考世界卫生组织的新冠疫苗目标产品特性（target product profile，TPP），发布《新型冠状病毒预防用疫苗研发技术指导原则（试行）》《新型冠状病毒预防用mRNA疫苗药学研究技术指导原则（试行）》《新型冠状病毒预防用疫苗非临床有效性研究与评价技术要点（试行）》《新型冠状病毒预防用疫苗临床研究技术指导原则（试行）》《新型冠状病毒预防用疫苗临床评价指导原则（试行）》五项原则，分别对五条技术路线的作用机制、递呈方式、诱导免疫类型等核心要点做出具体要求，从使用人群、安全性、保护效力等方面制定了新冠疫苗上市的评价标准。

早期保障经费投入

为了保障新冠疫苗研发的经费投入，中国国家及省市部门分批次启动了应急科技攻关项目，加大对科研院所、医药企业和医疗机构的支持力度，并整合私营部门和慈善机构等多方力量为新冠疫苗开发提供大量资金。截至2020年4月24日，各方主体共计投入新冠医药研发资金23.936亿元（3.38亿美元），主要覆盖新冠诊断试剂、疫苗、治疗性药品、医疗器械等创新性技术和产品。其中，公共部门提供了8.54亿元人民币（1.21亿美元），占投资总额的35.7%，主要来源包括国家级项目88个、省级项目588个和市级项目479个；私营和慈善部门共提供了15.39亿元人民币（2.18亿美元），占总投资额的 64.3%，两家企业贡献了最多，分别提供了 9 亿元人民币（1.41 亿美元）和 5 亿元人民币（0.78 亿美元）。

建立创新激励机制

创新激励政策方面，我国通过为有关企业提供贷款、税收以及专利申请方面的保障，构建科研人才激励机制，提升市场活力和内生动力，促进企业积极开展疫苗创新和研发工作。具体激励措施包括以下几方面：

第一，金融机构贷款政策。2020 年 3 月 19 日，工信部发布《支持中小企业应对新冠肺炎疫情政策指引》，具体提出通过设立 3 000 亿元专项再贷款、实施普惠金融定向降准、增加 3 500 亿元专项信贷额度等方式为中小型企业提供优惠贷款，加大信贷力度。

第二，税收优惠政策。2020 年 2 月 6 日，科技部火炬中心印发《关于疫情防控期间进一步为各类科技企业提供便利化服务的通知》，提出为生产疫情防控所需药品、器械以及防护设备的企业提供必要支持与保障，必要时提供税费减免优惠，提供资金周转或低息免息贷款服务。2020 年 2 月 6 日，财政部和税务总局发布《关于支持新型冠状病毒感染的肺炎疫情防控有关税收政策的公告》，允许疫情防控重点保障物资企业在企业所得税税前扣除成本费用，按月申请全额退还增值税增量留抵税额，并且在具体范围内对取得的收入免征增值税，减轻企业税收负担，从财政出发保障企业研发与生产。

第三，知识产权质押融资政策。2020 年 2 月 25 日，国家知识产权局设立知识产权质押融资登记绿色通道，支持企业开展知识产权质押融资，有效发挥知识产权增信贷的作用，使大批疫情防控物资生产企业快速获得融资支持。

第四，建立科研人才激励机制。2020 年 5 月 9 日，科技部等 9 个部门颁布《赋予科研人员职务科技成果所有权或长期使用权试点实施方案》，明确赋予科研人员职务科技成果所有权或长期使用权的机制和模式，进一步激发新冠疫情背景下科研人员创新积极性，促进科技成果转移转化。这一系列配套激励措施，在财政、税收、知识产权以及人才等创新要素上为企业和科研单位提供了必要的政策支持,为促进新冠疫苗研发奠定了良好的基础和环境保障。

但同时,埃博拉、新冠肺炎疫情等多个突发公共卫生事件均暴露出我国在产品创新、研发储备、应急联动协调机制、推动海外临床试验等方面的欠缺,反映出我国部分领域体系建设存在差距、关键性技术研发储备和产业化发展积累不足等多重挑战。首先,我国缺少关键公共卫生产品的创新策略,针对新发传染病产品研发所采取的措施大多是应急状态下的临时性举措,缺乏关键医药产品的研发储备机制,疫苗开发策略侧重于较为传统的技术路线。其次,公共卫生产品研究阶段缺少协调、激励机制,多数研究停留于上游,在开展临床试验及产品转化过程中欠缺制度性支持。由于缺乏激励以及政府主导的统筹协调机制,各要素间呈明显的碎片化和结构化割裂,严重影响产品研发效率。再次,本次新冠疫情暴露出中国疫苗的产业化积累不足,导致中国新冠疫苗在启动和推进多国生产合作中遇到了瓶颈,拖延了疫苗审批、上市的整体进度。最后,由于全球范围内缺少适用于发展中国家技术转让的行动规则,在涉及知识产权利益平衡等较为复杂的工作方面没有纲领性引领和实施范式,掣肘了相关工作的实施进展。

因此,针对新冠疫苗研发过程中反映出的重大问题和挑战,我们就加强中国参与推动全球公共产品创新、储备和机制建设提出以下几点建议:

第一,切实部署关键公共卫生产品创新策略,健全新发传染病医药产品研发及早期储备。面对以新发传染病为代表的重大全球公共卫生问题,推动核心公共卫生产品创新及储备,是提高应急研发效率的关键。而科学判断新发传染病核心产品研发储备需求,是明确阶段性目标、优化资源配置的基础。为有效面对新发传染病的潜在巨大威胁,我国应在疫情暴发前就推动核心产品的研发储备,前瞻性地部署科研力量,构建更具针对性的研发创新模式,以更好应对疫情暴发后对核心产品的迫切需求,化解新发传染病对国家和全球可能带来的重大风险。同时,应健全医药产品研发及早期储备体制,推动早期研发和以 mRNA 疫苗为代表的通用平台建设,以便在下次大流行时更早地推出前瞻性、统筹性和针对性的行动,最有效地利用现有资源储备,最大程度地开发和部署安全有效的公共卫生产品。

第二，充分发挥政府引导作用，完善应急机制和激励措施，保障公共卫生产品供给时效性。公共卫生产品研发困境主要发生在前期与早期阶段，政府的早期主导作用具有重要意义。我国应充分利用现有多部门参与的应急体系，完善建立统筹协调机制，建立应急研发协调机制，形成政府引导的政策诱导效应，开发符合中国特色的研发协调合作机制，立足本国实际，探索一套完善有效的，集应急响应机制、应急救治制度、应急科研体系与平台建设、应急战略资源储备为一体的应急研发与供应机制与体系。同时，政府需制定适用于中国国情的促进企业与科研机构的研发激励机制，注重基础研究向产品转化阶段的政府支持与激励，开发"推动机制"与"拉动机制"结合的激励措施，特别是对企业有吸引力的激励政策，如构建应急技术平台、增加与监管部门的沟通、增加对临床试验等下游转化的多方支持等，以推动相关公共卫生产品转化，保障公共卫生产品供给时效性。

第三，搭建国际合作共享网络，推动相关标准与国际技术标准接轨。在全球一体化的趋势下，应对重大全球卫生问题可能造成的全球危机，在提升各国的公共卫生事件应对能力以及核心公共卫生产品研发能力基础上，还应推动中国与全球不同国家及地区间合作。中国需要强化临床试验科研国际合作，提前布局，建立国际合作伙伴关系，逐步推动我国相关药品标准与国际标准接轨，并及时公开研究成果使其透明，以打消国际社会对药品安全与有效性的质疑。同时，中国可以通过积极参与紧急使用清单等项目，利用世界卫生组织的国际影响力和召集力，在全世界范围内快速建立国际合作网络，与国际社会一道，为维护全球卫生安全做出努力。

第四，推动形成技术转让的国际行动规则，以互惠互利原则开展国际合作。中国可以抓住此次新冠疫情的机会，在世界卫生大会或其他相关会议中敦促世界卫生组织领导构建适用于发展中国家的技术转让框架，为技术转让有关问题制定适宜规则，进一步协调知识产权与公共卫生之间的权益。同时，中国需要充分发挥公共卫生产品研发和生产能力的优势，以互惠互利原则分别与发达国家和发展中国家开展有效合作。对于发达国家，中国可以与其共同制定提高全球、区域医药产品研发能力的具体策略，推进公共卫生产品的医药创新；对于发展中国家，中国可以与其开展合作，就严重短缺的公共卫生产品进行技术转移,助力发展中国家实现药品本地化生产,在保障知识产权的同时,提高医药产品在发展中国家的可及性,促进实现中国医药产业的可持续发展和全球卫生公平。

参考文献

工信部发布支持中小企业应对新冠肺炎疫情指引,https://finance.sina.com.cn/roll/2020-03-19/doc-iimxyqwa1679194.shtml,访问日期:2021-11-19.

关于支持新型冠状病毒感染的肺炎疫情防控有关税收政策的公告,http://www.chinatax.gov.cn/chinatax/n810341/n810755/c5143465/content.html,访问日期:2021-11-02.

国家知识产权局:设立知识产权质押融资登记绿色通道,https://finance.sina.com.cn/china/gncj/2020-02-25/dociimxyqvz5618167.shtml,访问日期:2021-10-12.

科技部等9部门印发《赋予科研人员职务科技成果所有权或长期使用权试点实施方案》的通知,http://www.most.gov.cn/xxgk/xinxifenlei/fdzdgknr/fgzc/gfxwj/gfxwj2020/202005/t20200518_153996.html,访问日期:2021-11-03.

科技部火炬中心印发《关于疫情防控期间进一步为各类科技企业提供便利化服务的通知》,http://www.gov.cn/zhengce/zhengceku/2020-03/02/content_5485710.htm,访问日期:2021-10-09.

莫亚·钦,什么是全球公共产品? 全球机构务必协调配合,共同维护造福人类的产品,金融与发展,2021,12:62-63.

宋效峰,付冬梅,全球卫生公共产品供给:中国角色与路径,社会主义研究,2021(1):131-137.

唐丽霞,赵文杰,李小云,全球公共产品视角下的中国国际发展合作,国际展望,2022,14(1):95-114+160-161.

新冠疫苗有关国家技术标准发布,https://www.ccdi.gov.cn/yaowen/202008/t20200816_223819.html,访问日期:2021-10-03.

Chinese COVID-19, https://www.knowledgeportalia.org/vaccines-china, accessed on November 12, 2021.

慢性病防控与国际合作

王友发[*]

自新冠疫情暴发以来,传染性疾病被广泛讨论,我们应该更有信心:传染病会比慢性病更容易控制。随着新冠疫苗及其他诊疗措施的成功研发,此类传染病必将被征服。但慢性病长久以来都是全球人类健康面临的一大挑战。包括中国在内的全球各国都面临着严峻的慢性病挑战。以中国为例,有好的一面,也有不利的一面,我们将向大家介绍中国在慢性病防控方面面临的一些问题,以及未来可以为其他国家提供的、应对严峻慢性病挑战的经验。

在全球范围内,包括 2 型糖尿病、肥胖和部分癌症在内的慢性病患病率很高,然而知晓率、治疗率和管理率一直处于较低的水平,特别是对于包括中国在内的中低收入国家而言。比如许多慢性病患者,如 2 型糖尿病人,甚至不知道自己患有这种疾病,一些患者要么不接受治疗,要么即便接受治疗也无法管理自己的健康状况。总体来看,在许多中低收入国家,只有约三分之一的慢性病患者了解自己的病情,并采取了必要的措施来控制病情。这些都是慢性病防控的巨大挑战。

慢性病每年在全球范围内可导致 4 100 万人死亡,占全球总死亡人数的约 70%。每年有超过 1 500 万人死于慢性非传染性疾病,死亡年龄在 30—69

---

[*] 王友发,西安交通大学全球健康研究院院长。本文根据王友发在北京大学全球健康发展论坛 2021 上的主旨发言整理。

岁，即慢性病每年在全球范围内可导致1 500万过早死亡，其中85%发生在中低收入国家。在中国，慢性病死亡人数占每年全国总死亡人数的80%以上。慢性非传染性疾病致死人数中的80%发生在中低收入国家，因此许多中低收入国家正面临着传染性疾病与慢性病的双重负担。

幸运的是，我们已经了解导致慢性非传染性疾病的因素包括吸烟、体力活动不足、酒精危害与不良饮食。以吸烟为例，尽管吸烟的健康危害已被充分理解，但包括中国在内的许多国家始终都未能成功控烟。慢性病威胁着2030年可持续发展目标的实现，慢性病的治疗费用以及因患慢性病导致的收入损失每年都可迫使数百万人陷入贫困。

慢性病管理需要从政府层面和个人层面采取关键行动，慢性病的防控措施既需要政策也需要个人的支持。如果不采取有效措施，"将慢性病导致的过早死亡风险降低25%"的全球目标则无法在2025年之前实现，"将慢性病过早死亡人数减少三分之一"的可持续发展目标也无法在2030年之前实现，因此投资慢性病管理非常关键。慢性非传染性疾病管理包括检测、筛查、诊疗及姑息治疗等一系列举措。

国际合作对于应对慢性非传染性疾病也十分重要，中国可以在应对慢性病的国际合作中发挥重要作用，包括分享从过去几十年慢性病防控工作中汲取的经验教训。然而，根据2020年12月发布的《中国居民营养与慢性病状况报告（2020年）》公布的数据，当前我国居民中某些慢性病的患病率也呈现出快速增长趋势。报告显示，主要的慢性病及其相关危险行为如不良饮食，正在稳步增加。

与此同时，成年人的肥胖率超过50%。约20年前，许多人认为对于中国这样的国家，营养不良是主要挑战，然而并非如此，也不再如此。当下中国已经成为超重与肥胖人口最多的国家，甚至在儿童中约20%有肥胖或超重问题。

肥胖只是反映众多慢性病相关不良行为和不良健康环境因素的指标之一，世界卫生组织和联合国在应对慢性病方面投入了大量精力和关注度，采取了一系列措施，包括起草一系列重要报告。世界卫生组织于2013年发布了《非传染性疾病防控全球行动计划（2013—2020）》，提出到2020年控制慢性病的 9 项全球性目标。然而现实中并未达到这些目标，诸如降低 2 型糖尿病患病率以及将肥胖控制在有限水平。新冠疫情的发生会带来慢性病应对以外的更多更复杂的挑战。众所周知，为应对新冠疫情所采取的许多措施将助推人们的体力活动不足及不良饮食，导致更多的人陷入慢性病风险，尤其是患有肥胖症和心血管疾病的人群。除此之外，全球老龄化和老龄人口的快速增长也将给慢性病防控带来更大的挑战。

以肥胖为例，全世界超过 40% 的成年人是肥胖人群。在中国，基于 2021 年 12 月发布的国家慢性病报告，肥胖人口在成年人与儿童中的比例分别超过了 50% 与 20%。2019 年，我们发布了《中国肥胖预防与控制蓝皮书》，这是中国应对慢性病的成果之一。预测指出，如果不采取有效的措施，中国的肥胖问题将进一步加剧，预计到 2030 年，61.5% 的中国成年人会面临超重和肥胖问题，这是食物环境、饮食行为及体力劳动改变导致的。

世界卫生组织建议各国采取有效的措施来应对持续增长的肥胖问题，特别是为居民健康生活方式（健康饮食和身体锻炼）的养成创造有利的环境。上述许多措施都需要强有力的政府承诺和支持，还需要个人的积极参与。在这方面，中国可为世界提供良好范例。中国出台了《"健康中国 2030"规划纲要》和《国民营养计划（2017—2030 年）》，其中明确要求"减少盐、食用油和糖的摄入"，并已取得了良好进展。

2019 年，我和我的团队在《柳叶刀全球健康》（*The Lancet Global Health*）发表了一份 246 页的《中国肥胖预防与控制蓝皮书》综合报告，以及一篇题为"中国的肥胖预防与控制"的文章。我们提出了以下政策建议：一是强化政府责任，加强跨界合作，包括将肥胖防治纳入政府指令和相关政府机构及部门的日常工作，完善和优化营养政策体系，培养营养专家和专业人才。二是更好地利用卫生专业机构，促进大规模的全民教育项目和行动，为肥胖预防、控制和治疗提供个体层面的咨询和指导，实施全方位、多层次、多元化、多部门的预防和干预计划并开展相关研究；发展和改善国家和地方各级的监测系统。三是通过让个人对自己的健康负责，使家庭和个人参与肥胖预防和控制。四是改善致胖环境。

还有一个国际合作项目的例子。我在约翰·霍普金斯大学任教时，美国国立卫生研究院（National Institutes of Health，NIH）曾于2011年资助我们团队1 600多万美元，支持对抗肥胖和非传染性疾病的国际合作项目。在未来，我们希望美国继续致力于开展类似的国际合作。作为这个项目的一部分，我们在中国也有一个正在进行的研究项目。

2011年，我们收到了多笔资助，用于支持中国抗击肥胖流行的"多层次系统导向的中国儿童肥胖研究"项目，目的是研究建筑、社会、经济、环境和政策因素的相互作用、影响和反馈循环，以及它们对儿童个体及其家庭的决策、饮食、体育活动和肥胖结果的影响。此外，这个项目旨在研究为什么一些个人/家庭可能对环境有不同的反应，以及他们如何影响环境（即反馈循环），从而探索潜在的干预选项。该项目采用了独特丰富的纵向数据及创新的统计分析和系统模型。

此外，我们的团队一直在努力提出一个大型新方案，其中包括针对地方、区域乃至全球抗击非传染性疾病的行动。该项目基于系统科学等强大的理论，将运用大数据完成。

大力推广低钠盐,防控高血压和相关慢病

马陈西南　乔子钰　尹学珺　武阳丰　阎丽静[*]

高钠饮食的危害已经被很多研究证实,尤其是使血压升高,并增加血压相关慢性非传染性疾病(如心脑血管和肾脏疾病)的风险。多年以来我国一直是钠摄入量最高的国家之一,采取有效的策略实现全人群减钠对促进我国人民健康至关重要。2021年8月,顶级医学刊物《新英格兰医学杂志》(*The New England Journal of Medicine*)发表了一项在我国北方五省开展的大型研究,首次证实代用盐(我国一般称为低钠盐,即低钠含钾盐)可以显著降低卒中和主要心脑血管事件发病与死亡的风险。这一研究为推广低钠盐提供了全新的强有力的证据。然而,我国的减盐事业和低钠盐推广仍然困难重重,需要社会各界包括媒体界的大力推动。本文首先简略介绍高钠摄入的危害及最新流行现状和全球各国采取的减钠措施,然后聚焦低钠盐,对其特性、健康益处和安全性研究进行详细介绍。在举例介绍我国推广低钠盐的措施和分析推广低钠盐的主要阻碍的基础上,最后提出具体建议,呼吁社会各界共同行动,把推广低钠盐作为一个重要措施来促进全民减钠、降低慢病风险、实现健康中国的宏伟目标。

---

[*] 马陈西南、乔子钰,昆山杜克大学全球健康研究中心研究人员;尹学珺,乔治全球健康研究所在读博士;武阳丰,乔治全球健康研究所教授级研究员,北京大学临床研究所常务副所长;阎丽静,昆山杜克大学教授,昆山杜克大学全球健康研究中心慢性病科研室主任,北京大学全球健康发展研究院兼职教授。

高钠饮食的危害与流行现状

钠是人体所必需的营养素之一,它参与包括维持血压正常在内的许多生理和生化过程,并受到肾脏的严格调节,使得健康人的血钠能维持在正常范围内(135—145 mmol/L)(Patel 和 Joseph,2020)。血液中若存在过多的钠,细胞渗透压则会升高,机体为维持渗透压,血管就会吸收大量的水分,从而增加流经血管的血液量,导致血压升高(Thornton,2018)。长期的高钠摄入会导致血压升高和心血管的损伤,从而增加患脑卒中、冠心病等心脑血管疾病的风险(Jaques 等,2021)。除此之外,如图 1 所示,高钠摄入会对肾脏、大脑和骨骼等器官产生不利影响(Robinson,2019)。根据 2019 年全球疾病负担研究,在所有膳食因素当中,高钠摄入量导致的疾病负担排在首位(Qiao 等,2022)。基于 2010—2012 年中国营养调查的研究同样发现,在所有膳食因素中,高钠摄入量(>2.0 g/d)导致了最多的心血管代谢性疾病死亡(17.3%)(He 等,2019)。减少钠摄入量对降低血压、心脑血管疾病等慢性非传染性疾病的发病和死亡的健康益处在多项大型队列研究和临床试验中得到证实(Cook 等,2016;Anderson 等,2010;Juraschek 等,2017;O'Donnel 等,2014)。因此,在全人群水平上减少钠摄入量是降低全球慢性非传染性疾病尤其是心脑血管疾病负担的重要策略之一(WHO,2012)。

高钠摄入危害健康,而全球各国人均钠摄入量往往偏高。2010 年,全球人均钠摄入量为每天 3.95 克,约 95% 的人每天摄入 3—6 克的钠,这意味着全球大多数人的钠摄入量都高于世界卫生组织的推荐值(<2 克/天)(Powles 等,2013;Mozaffarian 等,2014;Ginos 和 Engberink,2020)。中国营养学会最新发布的《中国居民膳食指南(2022)》中首次把成人食盐每日推荐最高摄入量从 6 克降为 5 克(折合钠为 2 克/天),与世界卫生组织的推荐值保持一致。最新的中国营养调查研究结果发现,尽管中国成人平均钠摄入量从 1991 年的 6.3 克/天,下降到 2015 年的 4.1 克/天,但仍是推荐摄入量的两倍之多;在 2015 年的所有调查参与者当中,只有 15.4% 的居民摄入钠小于等于 2 克/天(Du 等,2020)。中国人群钠摄入的主要来源是烹饪过程中添

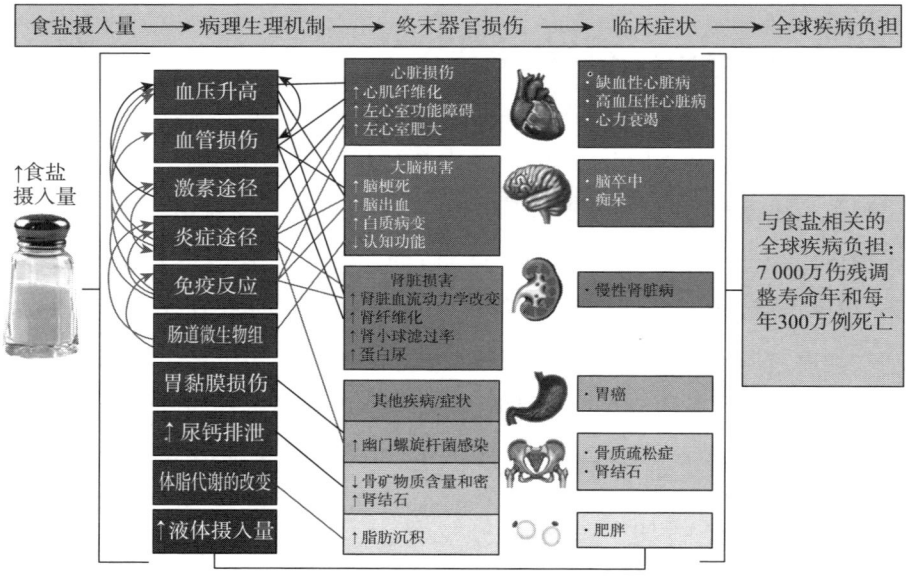

图 1 钠摄入过多对全身各器官的影响

加的食用盐（67%），其次则是酱油和味精等调味品和来自加工食品的钠（Du 等，2020；Fang 等，2020）。

全球与我国减钠措施小结

为减少全人群钠摄入量，缓解相关疾病负担，全球各国根据自身情况采取了相应的措施（Trieu 等，2015）。我们将常见的减钠措施归纳为五类，包括健康教育、食品标签、价格调控、食品工业界措施和重点场所干预等措施，见表 1。

表 1 全球减钠措施类型与实例

措施类型	具体内容	代表国家和措施	中国类似的措施
健康教育	通过一系列以社区、学校、餐饮机构和家庭为基础的教育项目，提高群众对盐的意识，并鼓励每个人减少食盐的使用	作为一种提高全民健康素养的手段，全球各国都采取了该类措施，常见如膳食指南和健康餐盘等（Mohan，2009）	山东省减盐防控高血压项目（Neiman 等，2015）和中英减盐行动（World Action on Salt，2019）实施了包括健康教育在内的全面减盐措施

（续表）

措施类型	具体内容	代表国家和措施	中国类似的措施
食品预包装	通过制订法规，要求食品制造商在食品包装上表明钠等主要营养物质的含量；对于钠含量高的食品，用醒目字样标注"钠含量高"，或采取规范的标签，给不同钠含量的食品贴上易于分辨的标签，从而帮助消费者选择含钠量较少的食品	芬兰自1972年起，在政府监管下，对高钠食品贴上警告标签（Pietinen等，2008）；英国自2013年起对公共卫生产品采用规范编码的色彩标签，对不同钠含量的食品分别贴上红色（高含量）、琥珀色（中等含量）和绿色（低含量）的标签（Action on Salt, Reading Lables, 2019）	中国从2013年1月1日起，要求所有食品制造商必须根据《预包装食品立法》（GB28050-2011）中的营养标签，在食品上贴上标签，标明钠、蛋白质、脂肪和碳水化合物的含量
价格调控与提供获取途径	通过立法，设立公共卫生产品税对含有大量糖和盐的包装食品和饮料，如软饮饮料、糖果、含盐零食、调味品和果酱等额外征加税收，以减少公众对不健康产品的消费，促进健康饮食。还有部分国家和地区对低钠食品给予津贴，或采取了不同的措施鼓励群众增加新鲜蔬菜和新鲜水果的摄入量，减少加工食品的摄入量。政府鼓励商超增加低钠食品的供应为消费者提供获取途径和更多的选择	2011年，匈牙利通过了《公共卫生产品税法》，对钠含量高的食品额外征收5%的税（WHO, 2015）；美国部分州建议餐厅提供低钠的主食或新鲜蔬菜并在菜单上标明，同时鼓励发展销售当地种植的新鲜水果和蔬菜的农贸市场或食品杂货店	中国部分地区在推广低钠盐等代用盐时，曾采取过附赠小样的方式促进消费。虽然低钠盐同样是一种低成本的调味品，但与普通食盐的价格差距仍有可能影响群众对低钠盐的消费。早前有临床试验探索对低钠盐进行价格补贴的效果，发现有补贴的村庄对低钠盐的消费几乎是没有价格补贴的村庄的两倍

（续表）

措施类型	具体内容	代表国家和措施	中国类似的措施
与食品工业界合作改进食品配方	对食品行业中各个食品类别的产品设定一系列可实现的减钠目标。大多国家由本国食品管理局发布"自愿减钠目标"号召食品工业界和餐饮界采取相应行动，而部分国家则是通过立法，采取强制措施要求食品生产企业减少加工食品中的钠含量	英国、澳大利亚、巴西和美国等国家对食品工业中不同类型的加工食品提供可实现的循序渐进的自愿减钠目标；南非和阿根廷则通过立法对不同类别的食品设定钠含量上限，规定食品生产企业在特定时间点之前应实现该目标	中国尚未采取任何类似的措施
重点场所干预	对政府机关、中小学、老年护理机构等大型机构组织所采购食品的钠含量设定限值。设立每餐中钠含量的推荐值，并对供餐工作人员提供健康教育以及相应的烹饪课程培训，从食物制作源头来帮助消费者减少钠摄入量	美国各州政府对学校和儿童保育机构采购食品的钠含量进行了限制并给予校园内供应的一日三餐不同的钠含量推荐值	2021年6月发布的《营养与健康学校建设指南》指出，在校内禁止售卖高盐食品；制作学生餐时应采取有效措施，逐步降低盐、油和糖的用量；此外学校还应定期组织学校食堂和校外供餐单位人员重点开展对"三减"等方面的知识培训，食堂炊事员还需要接受低盐、低油、低糖菜品制作技能培训[59]

为制定有效的减钠策略，了解人群钠摄入的主要来源尤为重要。西方国家的钠摄入主要来自添加在加工食品中起到调味和防腐作用的盐。通过对食品工业界设置减钠目标或要求食品预包装上贴有特定标签，英国和芬兰的人均钠摄入量、平均血压以及心脑血管疾病的死亡人数均有不同程度的下降（Wyness等，2012；He等，2021；Pietinen等，2008）。而中国人群的钠摄入量主要来自烹饪中添加的食盐，同时中国人群的饮食习惯复杂多样，只

通过食品工业界的食品配方改进无法达到相同的人群减钠效果,关键是需要降低来自烹饪用盐中的钠摄入量(Xi 等,2014)。

然而,减盐的健康教育和分发限盐工具等措施的减钠和降压效果并不理想。因此,如果能有一种产品使得烹饪中添加的盐的钠含量降下来,而又不会减少咸味,这样的产品将比单纯宣传减盐更能有效地降低中国人群的钠摄入和由高钠饮食带来的健康风险。低钠盐就是这样的一种产品。

低钠盐的健康益处和安全性的科学证据

(一)低钠盐的成分与生产标准

普通食用盐由 100% 的氯化钠组成,而低钠盐是指为降低钠离子浓度,以精制盐、粉碎洗涤盐、日晒盐的一种或几种为原料并添加国家允许使用的食品添加剂(如氯化钾等)经加工而成的食用盐。据调查,全世界 47 个国家都有低钠盐销售。在这些国家中,包括中国在内的十余个国家有不止一种品牌的低钠盐供消费者选择(Yin 等,2021)。然而,不同国家和地区低钠盐的生产标准存在较大的差异。中国新版 QB/T 2019—2020《低钠盐》行业标准于 2020 年 10 月 1 日正式实施,其中规定低钠盐的氯化钠(以干基计)应在(65.0—80.0)g/100g,氯化钾(以干基计)应在(20.0—35.0)g/100g。因为工艺和生产技术的不同,低钠盐的价格约为普通食盐的两倍,但因为食盐是低消费产品,低钠盐的价格仍然很低,目前低钠盐的最低市场价格为 6.5 元/千克,均价约为 11.6 元/千克。

(二)低钠盐对于降低血压的作用

除钠外,钾同样也是人体所必需的矿物质之一,是人体内主要的细胞内电解质,它参与调节血压、肌肉收缩和神经传递等生理过程(Kumssa,2021)。适量的钾摄入量能够降低血管收缩压和舒张压,通过对血压调节的有益作用从而减缓高钠摄入带来的负面影响(Weaver,2013)。将普通食用盐替换为低钠盐,不仅能够减少钠摄入量,还能提高钾摄入量从而达到双重降压效果。多项随机对照实验研究和荟萃分析表明,用低钠盐代替食用盐可以降低血压,并且在高血压和正常血压人群当中都可实现相似的降压效果(Greer 等,2020;Hernandez 等,2019)。例如一项来自美国卫生保健研究和质量机构的系统综述和荟萃分析发现,食用低钠富钾盐显著降低收缩压和舒张压(Newberry,2018)。

(三)低钠盐对于心脑血管疾病的作用

低钠盐降压以及降压能降低心脑血管风险的研究数量众多。但一直缺乏低钠盐在预防心脑血管疾病发病和死亡方面的直接证据。直到 2021 年 8 月底,一项历时 7 年基于我国北方 5 省、10 县、600 个村、20 995 位脑卒中或高血压患者的大型整群随机对照试验研究(SSaSS)证明,相较于普通食用盐,低钠盐可显著减少高血压相关的心脑血管发病与死亡,且与高钾血症或其他不良反应无关(Neal 等,2021)。此外,SSaSS 研究的成本效益分析发现,在综合考虑看病就医吃药、普通食用盐和低钠盐的成本后,与普通食用盐组相比,低钠盐组参与者的总成本平均减少 110 元,同时对生活质量也有一定程度的改善(Li 等,2022)。SSaSS 研究是低钠盐的健康益处的最有力证据,同时证实了在中国人群中推广低钠盐以缓解心脑血管疾病负担的巨大潜力。

(四)低钠盐的安全性

虽然对于低钠盐安全性的研究有进一步开展的必要,但根据现有的证据可以确认低钠盐对于绝大多数人来说是非常安全的。低钠盐安全性的证据主要来自两方面:第一,有关低钠盐的干预研究包括最大规模的两万多人的 SSaSS 的结果,都未发现任何低钠盐引起的不良反应;第二,低钠盐在国内外上市几十年,至今没有一例因为食用低钠盐而造成生病或死亡的报道。部分学者对低钠盐安全性的顾虑主要在于钾摄入量的增加可能对钾排泄功能异常的肾病患者或者服用保钾药物的患者造成高钾血症的风险(Greer 等,2020)。但即便如此,也有研究显示这一风险是可逆的。目前,我国低钠盐包装上的统一警示语比较宽泛和模糊:"高温作业者、重体力劳动强度工作者、肾功能障碍者及服用降压药物的高血压患者等不适宜高钾摄入人群慎用。"建议修改为："严重肾病患者和正在服用保钾药物的患者，建议在医生指导下食用低钠盐"。

我国推广低钠盐措施简介

我们按照时间顺序梳理了我国推广低钠盐的实例（见表2）。这些尝试包括通过试点研究在市民中推广食用低钠盐，政府制定相关政策来推广低钠盐，基层社区、卫生所向居民宣传低钠盐，北京市、广东省和山东省等地深入了解消费者，在市场上大力呼吁减盐降钠、推广低钠盐等。但是，我国人均钠摄入量仍然偏高。低钠盐的市场份额（2%）及购买量依然极低，其中的原因值得我们深思。

表2 中国各地推广低钠盐的行动举例

推动方	主要举措	后续影响
天津（1993年）	采用类实验设计，配对选择两城市社区人群，以基层居委会干部和卫生院医务人员相结合组成的信息传递和工作网络进行各项干预活动	人群的钠盐摄入量在干预后明显减少。在社区领导的帮助下，居委干部和卫生院医务人员的相互配合可以有效传递关于低钠盐饮食的健康教育
天津（1994年）	以居民健康膳食知识科普为基础，辅以宣传食用低钠盐来进行居民健康教育。给广大居民发放科普读物，深入居民家中进行访谈，加深其对健康饮食的印象以及告知高血压患者多吃盐的危害并劝其食用低钠盐	天津市低钠盐的销量逐年增加，且天津市民的盐摄入量逐年下降。这证明了以基层社区为起点向市级层面发散的健康膳食教育，是推广低钠盐、改善居民健康水平切实有效的行动
北京（2010年）	北京市通过市场方面的调整（在超市购买400克包装加碘低钠盐，可能会获赠75克低钠盐）和向市民宣传低钠盐对健康的帮助来大力推广低钠盐	北京市商务委员会与北京市卫生局联合向酒店、食堂和家庭传递食用低钠盐的重要性，以期望市民降低钠摄入量、减少高血压发病率

（续表）

推动方	主要举措	后续影响
山东省 （2011年）	政府研究发现卫生机构在公共场所对市民宣传低钠盐极具有专业性和说服力，于是与国家卫生部签订了预防高血压项目协议书，开始完善本省的减盐政策，建立多方位的减盐支撑环境	政府动员全省人民开展减盐行动，盐务部门也被委以重任，做好低钠盐的产销监管工作，协助开展低盐膳食宣传，大力推广市民在日常生活中食用低钠盐
广东省 （2012年）	通过分析人们的高盐饮食习惯会增加高血压等心脑血管疾病的发病率，呼吁①让全体人民重视低钠盐的作用，自觉地开始低钠饮食；②建议政府采取补贴等措施大力推广低钠盐	广东省卫生部门为响应号召，并结合当地实际情况，在广东省推广食用低钠盐预防控制心脑血管疾病研讨会上，呼吁居民食用低钠盐以降低心脑血管疾病风险，广东省相关部门正式批复《关于推广食用低钠盐、预防和控制高血压和心脑血管病的建议》
北京市 （2013年）	在各国政府开始逐步推行减盐行动后，我国通过调查北京人民对低钠盐的态度以及限盐勺等减盐支持工具的使用，以访谈等宣传手段提高居民对限盐工具认可度，逐步培养居民食用低钠盐的习惯	北京积水潭医院与乔治全球健康研究所的一项新研究表明，低钠高钾盐能有效降低收缩压和舒张压，为中国藏族人民控制高血压提供了一种简单且低成本的高效方法
国家卫健委 （2017年）	中国疾病预防控制中心、中国健康教育中心、国家食品安全风险评估中心联合乔治健康研究所、英国伦敦玛丽女王大学开展"中英减盐行动"，希望引起全社会人民对"高盐危害健康"的关注，同时走出一条适合中国的减盐道路。自该项目启动以来，中国各省经减盐行动推广平台的指导，深入开展了覆盖社区、学校、家庭、餐厅等不同场所人群共计1200余项的减盐行动	民众对于低钠盐的了解更加全面，明白减盐饮食来预防心脑血管疾病的核心在于低钠饮食可显著降低血压。这些行动将国外的减盐经验变成了国内市场推广低钠盐的重要动力

(续表)

推动方	主要举措	后续影响
国家卫健委（2021年）	我国正在鼓励食盐定点生产企业及批发企业结合市场实际,加大低钠盐产品生产供应和投放比例,鼓励食盐定点生产企业联合科研院校积极研发低钠盐新产品,不断丰富品种	《餐饮食品营养标识指南》指导和鼓励餐厅食堂对餐饮食品里的钠进行标识。有利于餐饮业与用餐者共同关注饮食中的钠摄入量,促进了低钠盐的推广
国家卫健委（2022年）	通过鼓励餐饮业标注钠盐量来提升食品营养信息可及性	推动各省积极探索打造营养健康支持性环境建设,促使居民关注减盐政策,促进社会推广低钠少盐的合理膳食行动

推广低钠盐的阻碍因素分析

我国推广低钠盐的效果不佳,原因很多。按照消费者和推广低钠盐的利益攸关方两大方面初步梳理,主要有以下因素。

（一）消费者相关阻碍因素

与购买和食用低钠盐的消费者有关的阻碍因素主要包括知晓度、价格、口味、安全性及其他顾虑等。我国大多数居民对低钠盐的认知不足,包括不知道其益处以及日常用量。有研究表明,城市居民对低钠盐的知晓度高于农村居民。此外,医护人员对低钠盐的知晓度和食用率也不高。

虽然与其他食品和调味品相比,盐的价格很低,但低钠盐比普通盐更贵。例如,中国盐业总公司的400g普通盐的价格在2.5元左右,而250g低钠盐的价格就达到了3.6元。这样的相对价格差,对于价格敏感人群可能是购买低钠盐的一大阻碍因素(Zhao等,2014;Liu等,2021)。

低钠盐添加了氯化钾。口味敏感的人群在品尝部分菜肴,尤其是汤羹类时,可能觉得有异味,就不想再食用了(Yin等,2021)。秘鲁和印度针对低钠盐口味的研究表明,当普通食用盐中代替氯化钠的氯化钾比例不超过30%时,大部分消费者吃不出口味的差异。因为我国的低钠盐标准是20%,

所以口味对于在我国推广低钠盐的影响有限（Saavedra-Garcia 等，2015）。

目前低钠盐包装上的警示标识模糊宽泛，可能使部分消费者对低钠盐的安全性存在顾虑。如前所述，对于绝大多数人，包括肾功能正常的高血压和心脑血管疾病患者，低钠盐带来高钾血症的风险微乎其微且可逆，合理食用低钠盐没有副作用或不良反应，且对健康有益。

（二）利益攸关方的阻碍因素

推广低钠盐涉及很多利益攸关方，包括政策制定者和执行者、医疗工作者、低钠盐生产公司、媒体、学术界等，任何一方都存在阻碍因素。在消费者中存在的对低钠盐的健康获益和安全知识知晓度低的情况，在其他利益攸关方中也普遍存在。安全是红线，也是底线，政策制定者和医疗工作者对低钠盐安全问题格外重视，是可以理解的，但这也很可能成为他们推广低钠盐的最大顾虑和阻碍。市场需求小对于盐业公司是扩大生产的最大障碍，形成了恶性循环。推广低钠盐是公益性活动，与很多人的本职工作关系不大，且推广低钠盐是个长期工程，无法较快体现这一行动的价值，因此社会各界对此动力不足、执行力不够。目前，有关推广低钠盐的利益攸关方的阻碍和促进因素的研究很少，亟须加强来推动这一利国利民的重大举措的进展。

推广低钠盐的行动倡议

2012—2015 年中国高血压调查发现，在我国 18 岁及以上居民当中，23.2% 患有高血压（约为 2.45 亿中国成年人），另有 41.3%（约为 4.35 亿中国成年人）处于血压正常高值（120—139 mmHg /80—89 mmHg）（Wang 等，2018）。2014—2017 年的高血压筛查结果更是发现，在我国 35—75 岁的成年人当中，约有一半的人（44.7%）患有高血压（Lu 等，2017）。高血压是心脑血管疾病和肾病的最重要危险因素。作为头号杀手，我国心脑血管病的发病和死亡仍在不断攀升。我国居民平均钠摄入水平严重超标，是我国高血压和慢病风险的主要原因之一，也是实现把过早慢病死亡率降低 1/3 的"健康中国 2030"目标的阻碍（《中国心血管健康与疾病报告 2020》编写组，2021）。与发达国家钠摄入的最主要来源是加工食品不同,我国居民的钠摄入来源仍然以家庭、食堂或餐馆烹饪中添加的盐为主,因此,大力推广低钠盐有望成为具有超高性价比的、能带来许多其他措施无法比拟的效果的一项惠民利国的重大举措。推广低钠盐面临诸多阻碍,任重道远,需要"全政府全社会"的全力以赴。我们向政府、盐业、医疗卫生机构、餐饮业、学术界、媒体、大众等发出如下呼吁与行动建议:

(一)发挥政府部门主导作用

① 联合发改委、卫健委、工信部、教育部、医保、广电总局等多部门,成立全国减钠攻坚工作组,作为权威机构,大力推动全民减钠,推广低钠盐。

② 促进低钠盐包装安全警示语的科学性与规范性,摒弃模糊宽泛的安全警示语,并增加醒目易懂的低钠盐益处的标识。

③ 出台推广低钠盐的政策与法规,例如适当减免低钠盐生产企业的税收或减少低钠盐的附加税;鼓励餐饮企业和食堂采用低钠盐;鼓励开发新技术和生产工艺,生产安全和口感好的低钠食品,不断丰富品种,更好地满足中国消费者多层次、多元化的健康消费需求等。

④ 鼓励有条件的省区市各级政府率先对低钠盐给予补贴,促进低钠盐的销售和推广。

(二)低钠盐生产企业提质降价

① 严格遵循低钠盐行业标准进行生产活动,严格把控生产质量,接受政府的监管。

② 有条件的情况下,控制生产成本,使得消费者能用更低的价格购买到低钠盐。

③ 积极与社会各界合作,拓宽低钠盐的销售与购买渠道,大力推广低钠盐。

(三)敦促餐饮行业用低钠盐替代普通盐

① 餐饮行业,包括食堂,应积极响应政府部门推广低钠盐的宣传举措,

在菜品中主动使用低钠盐来替代普通盐。

② 餐饮业积极学习和宣传减钠促健康,加入推广低钠盐的行动。

（四）医疗卫生机构向同行和患者推广低钠盐

① 由中国医师协会、中华预防医学会等组织心脑血管等科专家开展培训,确保重点科室医护人员深刻理解低钠盐对患者的益处和安全知识,并成为培训者培训更多基层同行。

② 呼吁通过多层级的培训,将低钠盐相关知识传播给基层的村医、社区医生。

③ 呼吁肾病科及相关科室开展低钠盐安全性临床科研,进一步明确和细化低钠盐禁用和慎用人群的范围和指导原则,并向同行宣传循证的低钠盐安全知识。

④ 呼吁医护工作者,尤其是心脑血管疾病、高血压、糖尿病、肾病相关科室和基层医护工作者向自己负责诊疗的病人开展健康膳食教育,推广减钠和低钠盐。

⑤ 呼吁医疗专家支持政府和媒体等各界开展低钠盐的科普和宣传推广工作。

（五）媒体积极开展健康教育,宣传低钠盐

① 呼吁媒体行业学习低钠盐知识,严格审核低钠盐宣传信息,杜绝宣传错误、虚假信息,创造健康饮食宣传环境,促进全社会共同关注低钠盐。

② 敦促媒体积极配合政府宣传工作、挖掘最新低钠盐有益健康的证据,并传达给群众。

③ 发挥创意,针对不同受众,采用不同媒介和多种渠道与手段进行面大量广和切实有效的低钠盐益处科普,形成多渠道、广宣传、全民倡导科学用盐的宣教环境。例如通过传统媒体（报刊、电视、广播等）,在中老年人关注的报纸养生模块、电视医师讲堂节目里倡导科学用盐、科学减盐,将用低钠盐替代普通盐的饮食习惯,大力宣传给中老年消费者;通过新媒体（抖音、头条新闻、小红书等）,利用意见领袖的影响力,在年轻人常用的短视频软件传

播低钠盐的相关知识。

④ 进一步加强重点时段的宣传,例如在世界减盐周(3月)、全民营养周(5月)、世界高血压日(6月)、全民健康生活方式宣传月(9月)和中国减盐周(9.15)等增加宣传。

(六)学术界深入开展低钠盐产品、工艺、实施科学等问题的研究

① 以"专家"的身份和"专业"的信誉去大力宣传和推广低钠盐。

② 开展低钠盐不同配方的科研,开发更多更丰富的低钠盐产品适合不同消费者的需求。

③ 开展低钠盐生产工艺优化和降低生产成本的科研,促进优质低价低钠盐的生产。

④ 开展低钠盐在特定人群,尤其是慎用人群中安全性的深入临床研究,形成更明确的禁用和慎用人群的范围以及对慎用人群食用低钠盐的指导原则,并通过这些研究打消人们对低钠盐安全性的不必要顾虑,促进广大居民食用低钠盐。

⑤ 针对消费者、医疗工作者、媒体等各界,开展如何有效宣传和推广低钠盐的行为科学与实施科学的研究。

⑥ 开展如何制定推广低钠盐相关政策的一系列研究并促进相关政策的制定、实施与广泛推行。

(七)组织机构发挥宣传推广低钠盐的作用

① 呼吁世界卫生组织不仅大力推动减盐,同时在中国更积极推广低钠盐。

② 鼓励中华预防医学会、中国医师协会、中华医学会等组织提供对低钠盐研究和推广低钠盐的支持。

③ 鼓励企业(通过企业社会责任项目等)和公益组织与机构加入推广低钠盐的队伍。

（八）向大众普及低钠盐知识和使用

① 呼吁大众购买和食用低钠盐来取代普通盐，促进身体健康。

② 慎用低钠盐人群应积极咨询医生，在医生指导下，安全合理地食用低钠盐。

③ 提高健康素养，关注低钠盐信息与知识。

④ 发挥公德心，已知悉低钠盐益处的人可以向未了解低钠盐的人宣传低钠盐知识，助力低钠盐的推广。

有关低钠盐的健康益处以及推广低钠盐的安全、效果和超高性价比的证据已经十分充足。但何为切实有效的推广行动方案，以及政府各部门和社会各界如何各司其职，齐心协力，真正实现推广低钠盐、全民减钠、降低慢病风险和促进国民健康的目标，仍需进一步研究、集思广益，并不断在实践中完善，欢迎大家对我们的呼吁和建议提出宝贵的意见。

参考文献

本刊编辑部等,低钠盐会带给我们什么,糖尿病新世界,2010,6:8-13.

冯雅靖,赵文华,英国和芬兰减盐策略的成功经验与启示,中国卫生政策研究,2010,3(5):52-56.

关于印发营养与健康学校建设指南的通知,http://www.moe.gov.cn/jyb_xxgk/moe_1777/moe_1779/202106/t20210624_539987.html,访问日期:2024-04-09.

胡佳慧等,我国低钠盐的发展与研究现状,现代食品,2021,5:21-23.

健康中国行动（2019—2030）,http://www.gov.cn/xinwen/2019-07/15/content_5409694.htm,访问日期:2019-12-31.

齐秀英等,低钠盐对血压影响的研究,中国公共卫生学报,1995,4:199-202.

武阳丰,推广低钠盐的科学证据及其公共卫生意义,中国循环杂志,2022,37(1):1-3.

游凯,张月,王静雷等,北京市顺义区居民低钠盐和限盐工具使用调查,中国公共卫生,2013,29(10):1448-1449.

张安玉,唐鸿漪,李世新等,在社区人群中推广低钠盐预防高血压的健康教育及其效果,中国慢性病预防与控制,1993,1(4):154-157+192.

张璐,张普洪,赵芳等,北京市家庭低钠盐使用情况及影响因素研究,中国健康教育,2013,29:12-14.

张幸,朱小柔,沈莹等,运用健康信念模式定性分析高血压患者的减盐影响因素,中国健康教育,2018,34(6):529-532.

赵芳等,北京市中小学生家庭成员钠盐摄入量与相关知识行为调查,中国学校卫生,2014,35(6):840-843.

《中国心血管健康与疾病报告2020》编写组,《中国心血管健康与疾病报告2020》要点解读,中国心血管杂志,2021,26(3):209-218.

Action on Salt, Reading Labels, https://www.actiononsalt.org.uk/less/reducing-intake/labels/, accessed on December 31, 2019.

Allemandi, L., et al., "Monitoring sodium content in processed foods in Argentina 2017-2018: Compliance with national legislation and regional targets", *Nutrients*, 2019, 11(7): 1474.

Anderson, C. A., et al., "Dietary sources of sodium in China, Japan, the United Kingdom, and the United States, women and men aged 40 to 59 years: The INTERMAP study", *Journal of the American Dietetic Association*, 2010, 110(5): 736-745.

ASC项目办公室,2020—2021年六省减盐推广活动,https://www.actionsaltchina.com/ThirdPage/101/208.html,访问日期:2021-12-31.

Charlton, K., Webster, J., Kowal, P., "To legislate or not to legislate? A comparison of the UK and South African approaches to the development and implementation of salt reduction programs", *Nutrients*, 2014, 6(9): 3672-3695.

Cook, N. R., Appel, L. J., Whelton, P. K., "Sodium intake and all-cause mortality over 20 years in the trials of hypertension prevention", *Journal of the American College of Cardiology*, 2016, 68(15): 1609-1617.

Cummings, P. L., et al., "Integrating sodium reduction strategies in the procurement process and contracting of food venues in the County of Los Angeles government, 2010-2012", *Journal of Public Health Management & Practice*, 2014, 20(1 Suppl 1): S16-S22.

Du, S., et al., "Dietary potassium intake remains low and sodium intake remains high, and most sodium is derived from home food preparation for Chinese adults, 1991-2015 trends", *The Journal of Nutrition*, 2020, 150(5): 1230-1239.

Fang, K., et al., "Dietary sodium intake and food sources among Chinese adults: Data from the CNNHS 2010-2012", *Nutrients*, 2020, 12(2): 453.

FDA, Guidance for Industry: Voluntary Sodium Reduction Goals, https://www.fda.gov/regulatory-information/search-fda-guidance-documents/guidance-industry-voluntary-sodium-reduction-goals, accessed on February 20, 2024.

GBD 2017 Diet Collaborators, "Health effects of dietary risks in 195 countries, 1990-2017: A systematic analysis for the Global Burden of Disease Study 2017," *Lancet*, 2019, 393(10184): 1958-1972.

Ginos, B., Engberink, R., "Estimation of sodium and potassium intake: Current limitations and future perspectives", *Nutrients*, 2020, 12(11): 3275.

Greer, R. C., et al., "Potassium-Enrichedsalt substitutes as a means to lower blood pressure: Benefits and risks", *Hypertension*, 2020, 75(2): 266-274.

He, F. J., et al., "Salt reduction to prevent hypertension and cardiovascular disease: JACC state-of-the-art review", *Journal of the American College of Cardiology*, 2020, 75(6): 632-647.

He, F. J., et al., "Salt reduction to prevent hypertension: The reasons of the controversy", *European Heart Journal*, 2021, 42(25): 2501-2505.

He, Y., et al., "The dietary transition and its association with cardiometabolic mortality among Chinese adults, 1982-2012: A cross-sectional population-based study", *The Lancet Diabetes & Endocrinology*, 2019, 7(7): 540-548.

Hernandez, A. V., et al., "Effect of low-sodium salt substitutes on blood pressure, detected hypertension, stroke and mortality: A systematic review and meta-analysis of randomised controlled trials", *Heart*, 2019, 105(12): 953-960.

Jaques, D. A., Wuerzner, G., Ponte, B., "Sodium intake as a cardiovascular risk factor: A narrative review", *Nutrients*, 2021, 13(9): 3177.

Juraschek, S. P., et al., "Effects of sodium reduction and the DASH diet in relation to baseline blood pressure", *Journal of the American College of Cardiology*, 2017, 70(23): 2841-2848.

Kumssa, D. B., Joy, E. J. M., Broadley, M. R., "Global trends (1961-2017) in human dietary potassium supplies", *Nutrients*, 2021, 13(4): 1369.

Li, K., et al., "Cost-effectiveness of a household salt substitution intervention: Findings from 20,995 participants of the salt substitute and stroke study", *Circulation*, 2022, 145(20):

1534-1541.

Li, N., et al., "The effects of a community-based sodium reduction program in rural China-A cluster-randomized trial", *PLoS One*, 2016, 11(12): e0166620.

Joint Committee for Guideline Revision, "2018 Chinese guidelines for prevention and treatment of hypertension—A report of the revision committee of Chinese guidelines for prevention and treatment of hypertension", *Journal of Geriatric Cardiology*, 2019, 16(3): 182-245.

Liu, Y., et al., "Factors associated with the use of a salt substitute in rural China", *JAMA Network Open*, 2021, 4(12): e2137745.

Lu, J., et al., "Prevalence, awareness, treatment, and control of hypertension in China: Data from 1.7 million adults in a population-based screening study (China PEACE Million Persons Project)", *Lancet*, 2017, 390(10112): 2549-2558.

Mohan, S., Campbell, N. R., Willis, K., "Effective population-wide public health interventions to promote sodium reduction", *CMAJ*, 2009, 181(9): 605-609.

Mozaffarian, D., et al., "Global sodium consumption and death from cardiovascular causes", *New England Journal of Medicine*, 2014, 371(7): 624-634.

National Conference of State Legislatures, State Laws Related to Dietary Sodium 2019, http://www.ncsl.org/research/health/analysis-of-state-laws-related-to-dietary-sodium.aspx, accessed on March 1, 2019.

Neal, B., et al., "Effect of salt substitution on cardiovascular events and death", *The New England Journal of Medicine*, 2021, 385(12): 1067-1077.

Neiman, A., et al., Two initiatives worth their salt: Reducing sodium intake in Shandong, China and Philadelphia, https://www.cdc.gov/globalhealth/stories/reducing_sodium_2015.html, accessed on December 31, 2015.

Newberry, S. J., et al., Sodium and Potassium Intake: Effects on Chronic Disease Outcomes and Risks [Internet], Rockville: Agency for Healthcare Research and Quality, 2018.

Nilson, E. A. F., et al., "Estimating the health and economic effects of the voluntary sodium reduction targets in Brazil: Microsimulation analysis", *BMC Medicine*, 2021, 19(1): 225.

O'Donnell, M., et al., "Urinary sodium and potassium excretion, mortality, and cardiovascular events", *New England Journal of Medicine*, 2014, 371(7): 612-623.

Patel, Y., Joseph, J., "Sodium intake and heart failure", *International Journal of Molecular*

Sciences, 2020, 21(24): 9474.

Pietinen, P., et al., "Labelling the salt content in foods: A useful tool in reducing sodium intake in Finland", *Public Health Nutrition*, 2008, 11(4): 335-340.

Powles, J., et al., "Global, regional and national sodium intakes in 1990 and 2010: A systematic analysis of 24h urinary sodium excretion and dietary surveys worldwide", *BMJ Open*, 2013, 3(12): e003733.

Qiao, J., et al., "Global burden of non-communicable diseases attributable to dietary risks in 1990-2019," *Journal of Human Nutrition and Dietetics*, 2022, 35(1): 202-213.

Robinson, A. T., Edwards, D. G., Farquhar, W. B., "The influence of dietary salt beyond blood pressure", *Current Hypertension Reports*, 2019, 21(6): 1-11.

Saavedra-Garcia, L., et al., "Applying the triangle taste test to assess differences between low sodium salts and common salt: Evidence from Peru", *PLoS One*, 2015, 10(7): e0134700.

Thornton, S. N., "Sodium intake, cardiovascular disease, and physiology", *Nature Reviews Cardiology*, 2018, 15(8): 497.

Trevena, H., et al., "An evaluation of the effects of the Australian Food and Health Dialogue targets on the sodium content of bread, breakfast cereals and processed meats", *Nutrients*, 2014, 6(9): 3802-3817.

Trieu, K., et al., "Salt reduction initiatives around the world-A systematic review of progress towards the global target", *PloS One*, 2015, 10(7): e0130247.

Wang, Z., et al., "Status of hypertension in China: Results from the China hypertension survey, 2012-2015", *Circulation*, 2018, 137(22): 2344-2356.

Weaver, C. M., "Potassium and health", *Advances in Nutrition*, 2013, 4(3): 368S-377S.

World Action on Salt, Sugar & Health, Action on Salt China (ASC), https://www.worldactiononsalt.com/projects/china/saltchina/#d.en.483990, accessed on December 31, 2019.

World Health Organization, "Assessment of the impact of a public health product tax", *Assessment of the Impact of a Public Health Product Tax: Final Report*, 2016.

World Health Organization, "Guideline: Sodium intake for adults and children", 2012.

Wyness, L. A., Butriss, J. L., Stanner, S. A., "Reducing the population's sodium intake: The UK Food Standards Agency's salt reduction programme", *Public Health Nutrition*, 2012, 15(2): 254-261.

Xi, B., Hao, Y., Liu, F., "Salt reduction strategies in China", *Lancet*, 2014, 383(9923): 1128.

Yin, X., et al., "Availability, formulation, labeling, and price of low-sodium salt worldwide: Environmental scan", *JMIR Public Health and Surveillance*, 2021, 7(7): e27423.

Zhao, X., et al., "Using a low-sodium, high-potassium salt substitute to reduce blood pressure among Tibetans with high blood pressure: A patient-blinded randomized controlled trial", *PLoS One*, 2014, 9(10): e110131.

我国老龄化的突出特征与人口政策建议

雷晓燕[*]

我国人口老龄化现状

（一）人口总量与结构

通过对比五次人口普查（1982年、1990年、2000年、2010年、2020年）的我国人口总量与结构数据，可以有几点发现（见图1）：

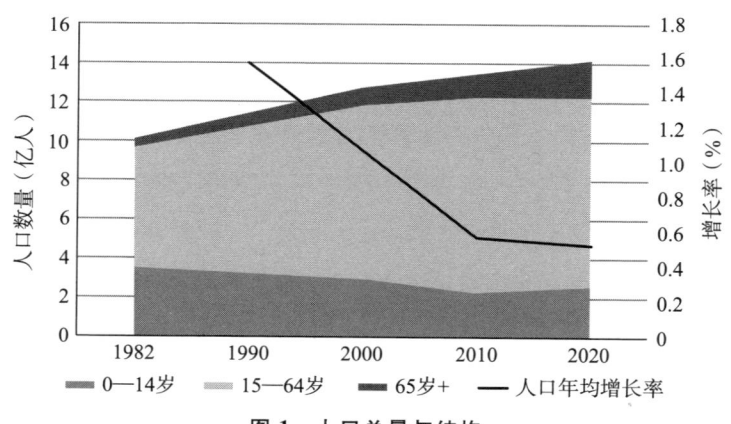

图1 人口总量与结构

第一，我国人口总量保持一定程度的持续增长，2020年已经达到了14.1亿人。

---

[*] 雷晓燕，北京大学国家发展研究院教授、党委书记，北京大学全球健康发展研究院双聘教授。本文根据雷晓燕在第152期【朗润·格政】论坛上的发言整理，来自北大国发院微信公众号。

第二,人口增速在放缓,年均增长率从 1982—1990 年的 1.56% 降低到 2010—2020 年的 0.53%。

第三,老年人口(65 岁及以上)的数量和比例保持持续上升趋势,2020 年达到 1.91 亿人,占全国总人口的 13.5%,已非常接近深度老龄化指标(14%)。

第四,少儿人口(0—14 岁)在近十年中略有上升,可能得益于生育限制放开的作用。

(二)抚养比

抚养比即非劳动年龄人口占劳动年龄人口的比例。根据 1982—2020 年五次全国人口普查的数据可以看出,作为抚养比分母的劳动年龄人口近十年有所下降,2020 年为 9.68 亿。总抚养比(老年抚养比和少儿抚养比之和)从 2010 年开始上升,到 2020 年的十年间从 34.2% 上升到 45.9%。总抚养比的上升主要是由于老年抚养比的上升幅度较大,从 2010 年的 11.9% 增到了 2020 年的 19.7%。少儿抚养比上升幅度略小,从 2010 年的 22.3% 上升到 2020 年的 26.2%。

(三)生育状况

根据官方公布的数据,我国总和生育率长期低于 1.6,处于低位,并在较长时期内不断下降。生育限制政策放开后出现短暂回升,后继续下降到 2020 年的 1.3。育龄妇女(15—49 岁)数量从 2011 年开始持续下降。两个因素结合,导致我国新增人口数近年出现明显下降趋势(如图 2)。

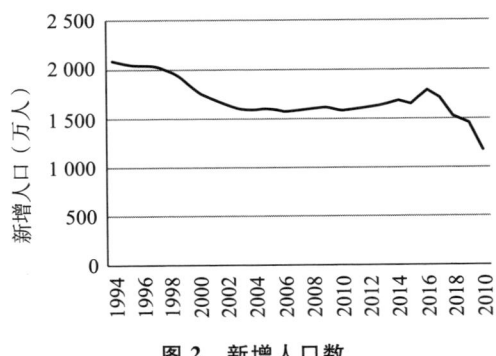

图 2　新增人口数

同时，我国生育率还呈现明显的城乡差异：城市生育率低于镇生育率，更低于乡村生育率。全面二孩政策实行之后，城乡生育率都有所提升，但是随后又全部出现一定程度的下降，尤其是城市的下降速度更快。

生育率趋势还呈现明显的孩次差异。分孩次来看，2000—2019年，一孩生育率一直保持下降趋势；二孩生育率在近期生育政策放开之后有过上升，但随即下降；三孩及以上生育率略有上升，但是这部分的比例非常小。

城乡生育意愿方面，根据中国人民大学的中国综合社会调查数据（Chinese General Social Survey，CGSS），2010—2017年，育龄妇女（15—49岁）希望生育的子女数为1.7—1.9个。其中，城市女性的生育意愿很低，长期低于1.75个。同时，农村女性的生育意愿也只有1.9个左右，并且2021年有明显的下降趋势。

如果按照出生组看"60后""70后""80后""90后"女性的生育意愿，会发现越年轻的群体，希望生育的子女数量越少。"80后"和"90后"的生育意愿近年都开始出现下降，"90后"的下降幅度尤其突出。

如果分孩次和分城乡来分析生育意愿，虽然希望生育子女数为0（不想生孩子）的女性人数比重不大，低于5%，但近年有上升趋势，其中城市中不想生孩子的女性比例增长更快。希望生育1个孩子的女性比例以前呈下降趋势，近年出现上升，城乡都是如此。虽然仍有超过三分之二的女性希望生育2个或以上子女，但是近年该比重在城市和农村都出现了下降。

分孩次和出生组看生育意愿的结果非常值得关注，"90后"不想生孩子的女性比例远远高于"60后""70后""80后"群体，且近年比例上升非常快。"80后"和"90后"女性中希望生育1个孩子的比重在上升，而希望生2个及以上孩子的比重都在下降。

最后看生育意愿与实际生育的差异。分析实际生育就不能直接看15—49岁的育龄妇女，因为年轻群体还没有生孩子，所以我们把人群限制在35—49岁。CGSS在2017年的调查数据同时有生育意愿和实际生育子女数的信息，所以我们可以用来做这个比较。总的来看，生育意愿跟实际生育之间存在很大差异，实际生育子女数比希望生育子女数平均要少0.42个，这反映了心里想生但实际并没有生的平均子女个数。这个差值的城乡差异也很明显,农村女性的差值是 0.33 个,而城市女性的差值高达 0.62 个。

综合上述数据,我国人口现状可以简单概括为以下几个特点:人口快速老龄化,抚养比上升,劳动年龄人口减少;生育率下降、新增人口减少;生育率和生育意愿都呈现明显城乡差异,城市最低;越是年轻的群体,生育意愿越低,且有降低趋势;实际生育数远低于生育意愿,且在城市中差距最大。

政策建议

近年来,政府提出了优化生育政策、推动实现适度生育水平、发展普惠托育和基本养老服务体系的要求。关于生育政策的调整,大家也有很多讨论。针对上述数据呈现的我国人口现状,我提几点政策建议。

第一,生育政策应适时调整。建议全面放开生育,不用担心放开会生很多孩子,因为并没有那么多人想要生 3 个及以上的子女。

第二,降低生育成本。为什么人们的生育意愿这么低?为什么很多人即使有生育意愿,实际上没有生育?成本是很大的原因。成本包括生育成本、养育成本、教育成本等。生育成本目前主要由女性承担,所以,要降低生育成本就需要调整女性和男性对于生育成本的承担,比如,除了给女性产假,也应该给男性陪产假,并且要加大力度深化落实。生育津贴方面,我国现在由生育保险提供,但力度还远远不够。

第三,降低养育成本。建议加大 0—3 岁托幼服务,因为照顾婴幼儿会给家庭带来非常高的成本。同时,可以考虑将学前教育纳入义务教育,因为学前教育也是家庭担心的一个大问题。

第四,增大教育投入。目前我们在子女教育方面非常"内卷"。最重要的解决办法是从国家层面增加教育资源的投入,并且分配更加均衡。如果各个层面的学校质量差异不是那么大,那么大家就不需要那么激烈的竞争,当然这也只是其中一个方面。

生育、女性就业与家庭

王格玮　赵耀辉[*]

2000年,我国新出生了1 771万人,2001年降到了1 702万人,之后一直在1 600万人上下徘徊。由于担心生育率过低,2013年国家出台了"单独二孩"政策,第二年(2014年)出生人口仅增加了30多万,2015年又降下来。2015年,国家出台了"全面二孩"政策,之后第二年(2016年)出生人口增加了130万,达到1 786万人,可是,出乎很多人意料的是,2017年开启了出生人口的断崖式下跌,2020年滑落到1 200万人(见图1)。2022年更是出现了人口负增长。2021年,国家出台了"三孩"政策,并且承诺将来会配套一系列支持生育的措施,表明了政府高度重视人口结构方面出现的问题,并且决心以积极的态度去实现人口均衡发展。

我国未来人口生育面临的一个不利因素,是中国育龄妇女的人数现在已达到高峰,未来会持续快速下跌。联合国发布的《世界人口展望(2019修订版)》预测,中国20—49岁育龄妇女将从2020年的3.04亿人下降到2030年的2.73亿人,降幅10.2%(见图2)。[①] 此外,观察我国的香港、澳门、台湾地区以及我国周边的其他东亚国家,他们没有限制人口生育甚至鼓励生育,

---

[*] 王格玮,北京大学中国社会科学调查中心副研究员;赵耀辉,武汉大学董辅礽经济社会发展研究院教授,教育部长江学者特聘教授。本文选自《复旦金融评论》(2022.1)。

[①] 第七次全国人口普查公报(以下简称"七普"报告)显示,2020年20—49岁女性人口数为2.89亿人,与预测数字略有差别。为一致起见,图2中的历史人口也使用《世界人口展望(2019修订版)》的数据。

然而情况也不乐观。我国澳门地区的总和生育率为1.24,台湾地区为1.18,香港地区的总和生育率在2020年降到0.87(见图3)。日本2020年的总和生育率为1.36,韩国非常之低,仅有0.84。"七普"报告显示中国大陆的总和生育率已经降到1.30,与这些地区相比,尚处于较高水平。如果这些地区的低生育水平表明东亚文化有抑制生育的因素,那么我国人口生育的前景可能十分不乐观。因此,判断未来人口发展趋势,以及生育支持政策是否可以奏效,需要对影响生育的因素进行全面的分析。

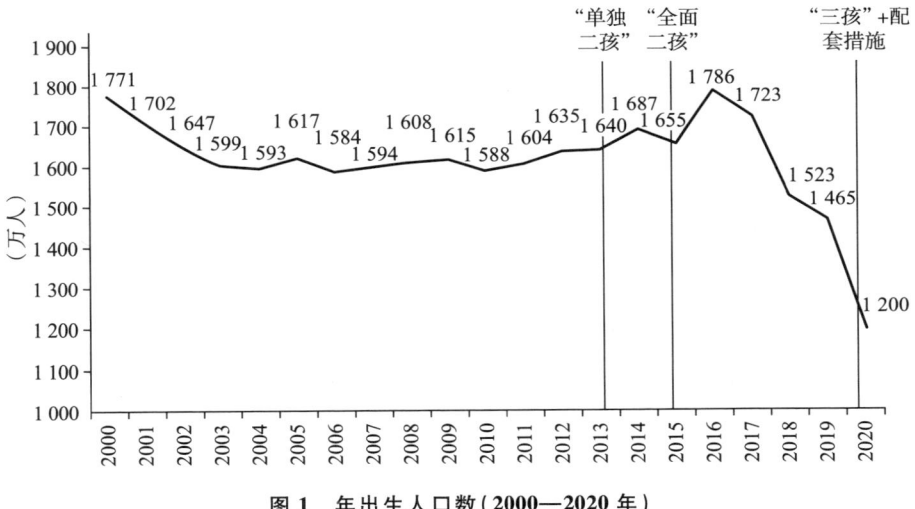

图1 年出生人口数(2000—2020年)

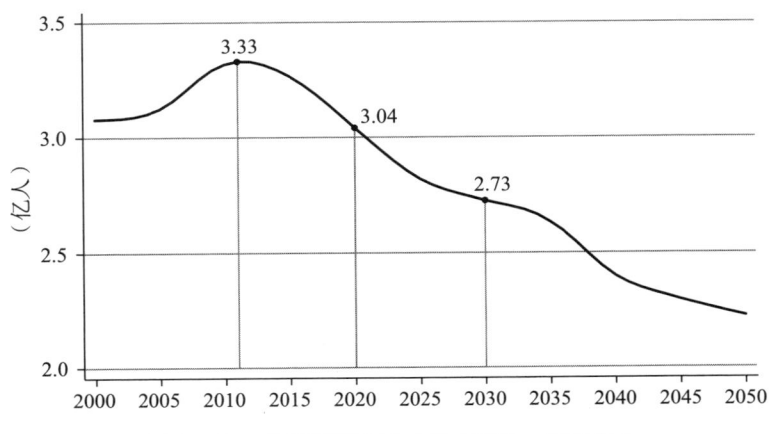

图2 20—49岁育龄妇女人数(2000—2050年)

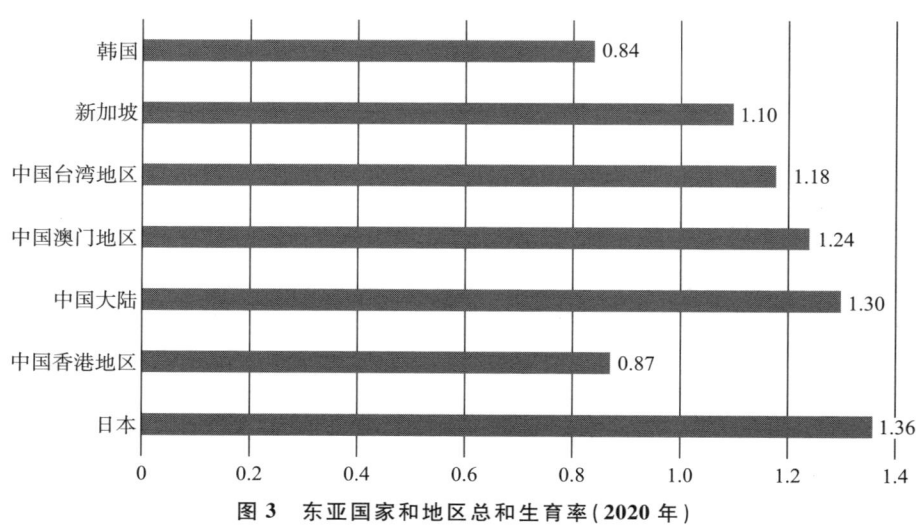

图 3　东亚国家和地区总和生育率（2020 年）

生育决策机制

从经济学角度来看，生育本质上是一个家庭的决策，是基于现实条件和约束的优化结果，取决于生孩子的成本和收益。

生孩子的收益是什么？在传统社会里，传宗接代是生育（尤其是生育儿子）的重要考虑，除此之外，子女很重要的一个功能是养老，也就是在父母到了老年、没有办法去挣钱或者需要照料时，孩子可以提供经济供养与照料支持。同时，孩子也是一种消费品，可以直接带来效用提升。另外，孩子也是维系婚姻关系的纽带。

生孩子的成本是什么？首当其冲的是女性在孕育孩子过程中会经历一些精神和身体方面的痛苦，也面临健康风险；其次，在养育孩子的过程中，家庭会发生包括住房、教育等费用；最后是女性在怀孕、生育和养育孩子的过程中，要放弃一部分工作收入、牺牲工作时间，给职业发展带来负面影响。

生孩子的收益越高，人们越愿意生养子女；生孩子的成本越高，人们越不愿意生。总体而言，伴随女性教育机会增加而发生的女性生育机会成本上升和养老社会化，是在世界范围内生育率普遍下降的根本原因。这些变化首先发生在发达国家，再逐步蔓延到发展中国家。我国在 20 世纪 70 年代开始出现生育率大幅度下降,虽然与计划生育政策有关,但是大趋势和全世界并无二致。

生育率下降的收益因素

从我国生育率下降的宏观和社会因素来看,收益方面发生了变化。首先,传统的家庭养老正在转为社会化养老。由于养老保险制度的全面推行,结合高龄老人补贴等福利政策,政府越来越多地接管了赡养老人的功能。同时,政府通过建设养老院、推广社区养老,以及试点推行长期护理保险,也在逐渐接管家庭照护老人的功能。其次,由于家庭冲突以及离婚率的上升,年轻人从婚姻当中获得的满足感下降,婚姻生活的收益下降影响了生育率。最后,孩子带来的"效用"也在降低,"宠物经济"在一定程度上替代了养育孩子的快乐。

生育率下降的成本因素

生育成本主要包括教育成本、住房成本还有女性的机会成本,我们逐一分析。

(一)教育成本

中国大多数地方长期缺乏优质的教育资源,数量众多的孩子需要竞争为数不多的优质小学、中学的学位,而且全国优质大学数量仍然有限,高考存在"千军万马过独木桥"的现象,这些都导致父母在子女教育方面十分焦虑,不仅投入了很多金钱进行各种补习,同时搭进大量时间和精力,甚至引发了亲子冲突和夫妻冲突。"双减"政策的目标就是消除家庭教育投资方面的过度竞争,但是这些措施治标不治本,很可能导致竞争以其他方式继续。教育过程中的这种焦虑感大大降低了育儿的幸福感。

从长期影响来看,儿童在充满竞争和焦虑的环境中长大,缺少快乐,精神健康可能受损,他们成年后难以发展亲密关系,恐婚、恐育现象难免增多。

现在大学生群体的精神健康状况令人担忧,这跟他们儿童时代的成长环境不无关系。

(二)住房成本

孩子属于经济学范畴中的空间密集型消费品,养育孩子至少需要添置卧室,如果房价太高,父母就没有办法提供更大的空间。国际上房价较低的地方,生育率往往较高。在我国的大城市,房价收入比非常高。2020年,我国大城市①房价与收入之比达到13.4,最高的五个城市是深圳、三亚、上海、北京和厦门,房价收入比均大于20,分别为39.8、27.1、26.2、23.8和23.1。在这些房价高昂的大城市里,假设年轻人的收入达到平均社会水平的两倍,再假设他们可以每月存下一半的工资来承担房子的成本,那么两个孩子的四口之家如果要购买住房,需要双职工至少40年的工作收入。

(三)女性机会成本

在生育成本的各类项目中,公认最重要的项目是女性的机会成本。相较于男性,女性往往要为生养子女付出更多的时间和精力,对她们的收入、工作机会和职业发展等造成影响。这个负担是所有生育成本项目里最大的一项,也是各个国家鼓励生育政策的最主要落脚点。

传统社会中,女性缺少正规就业机会,因此生养孩子的机会成本不高,但是随着女性受教育年限增加,尤其是女性就业率的上升,机会成本变得越来越重要。在西方发达国家,在过去的一个世纪中,女性就业有了巨大进步,最近就业率仍然不断上升。目前,大部分OECD国家25—54岁女性的就业率超过了60%,北欧国家甚至超过70%。女性与男性工资的差距也一直在缩小。以美国为例,女性的周工资最近已经达到男性的80%以上。

我国在1949年之后的女性就业率一直高于发达国家。改革开放以来,女性的就业率略有下降,但是仍然很高。2010年人口普查显示,25—49岁人

---

① 这里的大城市指50个典型大城市,数据来源于上海易居房地产研究院《全国50城房价收入比研究》。房价指人均住房面积对应的商品住宅价格,收入指人均可支配收入。

群中,男性的就业率是 94.2%,女性为 80.5%。受过高等教育女性的就业率尤其高,比未能受过高等教育的女性高出将近 20 个百分点。同时,女性的教育程度相比于男性有了很大的进步,从 1982 年左右的出生组开始,女性上大学的比例甚至超过男性(见图 4)。这说明,就业对于中国女性很重要,她们有就业的意愿和能力,如果因为生育而放弃工作,就会发生机会成本。

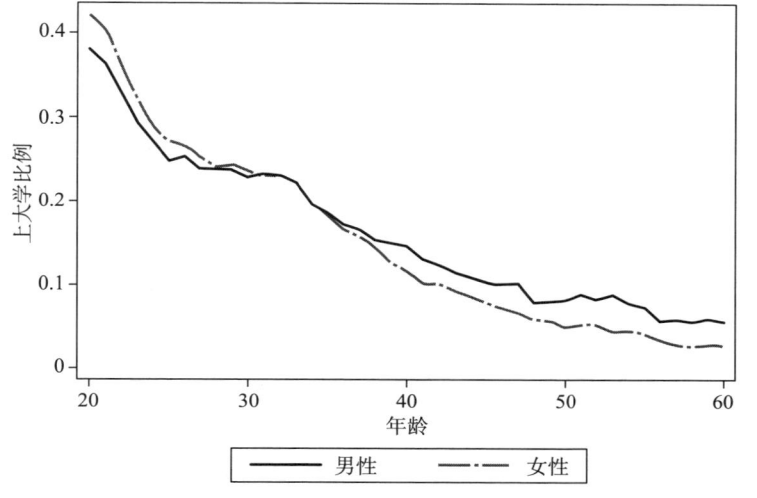

图 4　男女性上大学比例(2015 年)

在很多发达国家,经过几十年性别平权的努力,就业市场上的性别歧视已经很少,而且各国对女性就业有很多支持政策。即便如此,虽然男女工资差别已经缩小,但是仍然没有消除。对此现象的解释,现在学术界普遍认为这是由于女性负担了生育的功能,而生育使女性遭受"生育惩罚"。

女性的"生育惩罚"

生育惩罚,简单地说,就是女性生完孩子以后不得不退出劳动力市场,即便能够回去,获得的工资收入也受到损失。这种损失往往是因为女性长时间离开劳动力市场而损失了技能提升的机会,或者因为家庭负担使其无法胜任高强度、高工资的工作而转到低工资的行业和职业。

经济学家对生育惩罚进行了测算。以丹麦为例,第一个孩子出生之前,夫妻的收入变化轨迹基本是一致的,但是孩子出生之后,父亲的收入没有变化,但女性生完孩子以后的收入会下降,而且即使在 20 年后,母亲的工资比父亲仍然低 21%,无法回升到之前的水平。这个下降的来源,一方面是因为女性劳动参与率下降了 13.4 个百分点,即使对于成功回到劳动力市场的女性,其工作小时数也少了 6.5%,小时工资低了 14.3%(Kleven,2019)。北京大学国家发展研究院毕如岱同学的博士论文研究发现,用中国的相应数据来测算,女性在生完孩子以后,收入和劳动参与率也出现了非常大的下降。

基于保护女性就业的考虑,世界上很多发达国家鼓励生育的政策都是围绕着减轻女性的生育负担展开。这些政策主要分为两类,一类是延长产假,尤其是带薪产假;另一类是提供育儿支持,如托儿所、幼儿园服务。研究发现,适当长度的产假,对于提高母亲就业、缩小两性工资差距有益,但是过长的产假反而有害,尤其是对于教育程度较高的女性更加不利,它并不能消除女性的生育惩罚。比如在丹麦这样的福利国家,产假很长,这虽然能够保护女性的就业岗位,但离开就业岗位时间太长,反而会增大女性返回职场的难度。同时,研究发现,产假延长等政策对提高生育率的效果微乎其微,因为女性更在意事业前景,不愿意休太长的产假。

降低生育惩罚的关键是优质廉价的托育服务。在所有研究文献中,幼儿托育服务都被证明可以有效提高生育率,其原因在于,托育服务可以帮助女性留在就业市场,平衡事业和家庭,从而降低生育的机会成本。在缺乏托育服务的情形下,高收入家庭可以通过请保姆或者由祖父母照料孩子的方法,返回职场,而低收入的家庭请不起保姆,父母也通常无法放弃挣钱的工作而专门提供照料,因此对于低收入家庭,平衡工作和家庭最困难,很多人不得不把孩子寄养到老家,导致这些孩子成为留守儿童。所以对低收入家庭而言,社会托育服务的价值更大。

前景展望

我国家庭虽然面临前所未有的挑战,但是我们没有必要过于悲观。这因为,虽然孩子的"使用价值"在降低,但是人类毕竟喜欢孩子,这是不会泯灭的天性。同时,在老年照料方面,虽然有各种社会化养老服务,但是孩子的作用仍然非常重要,即使在发达国家,老人在失能之后,住进养老院的仍然占少数,孩子依旧是照料的主体。这就给予了我们鼓励生育的政策空间。

在教育方面,首要前提是加强优质教育资源的供给。一方面,要增大教育投资,提升教师的工资,吸引高水平的人才加入教师队伍,以达到普遍提升教育质量的目的。另一方面,需要放宽对私立教育的限制,当高收入人群愿意付费接受私立教育时,公立教育资源就可以腾出来,更密集地投入余下的学生中。在大学教育资源的配置方面,要着力于改善校际和地区间经费的差距,缩小大学之间的质量差别。

在住房方面,要让年轻家庭买得起住房。房价之所以高,本质上是供给少的原因,适当放开城市土地供应,才能起到遏制房价快速上涨的作用。

在鼓励生育方面,最重要的还是女性及生育友好型的政策。近年来,多地出台了延长产假和生育假的政策,有的省份按照胎数逐级递增,增幅较大的省份使女性在生育后的休假总天数最高可达到 190 天。产假的双刃剑效果值得注意,离开工作岗位时间过长,反而对女性的职业发展不利。目前我国在产假方面,最重要的关注点应该是拓宽产假覆盖的范围。目前大量企业,尤其是中小企业,并不提供任何产假待遇。

我们认为,在女性重视事业发展的时代,鼓励生育的政策应该着力于帮助女性尽快回到就业市场。其中,最重要的配套政策应是托幼服务。我国在 0—3 岁幼儿的托育服务方面十分欠缺,2 岁以下的托育服务更是少之又少,即便存在这样的服务,由于供给严重落后于需求,因此收费极高,工薪阶层无法承受。近年来,政府提出大力推动发展普惠托育服务体系,但是进展很慢,存在很多制度障碍,尤其是准入标准过高的问题突出。我们建议要鼓励和支持民办小型或者家庭托育机构,降低准入标准,同时加强质量监督,以促进托育行业快速健康成长。

最后,东亚地区的传统文化一定要与时俱进。东亚整体的生育率非常低,很重要的因素就在于东亚女性在家庭中的地位相比全世界仍偏低。男性往往不干家务,女性既要养孩子又要忙事业,过于辛苦,因此就会"罢工",通过不生或者少生来表达她们的抗议。中国要提高生育率,一定要倡导男女平等,尤其是鼓励男性承担家务责任,本着性别平等的原则分摊养育成本,获得共同的福利改进。这样还可以改善夫妻关系,增长孩子与父母双方共处的时间,有益于孩子的身心发展,真正做到多子多福。

结　语

生育是家庭的重要功能,同时起到维护社会和谐的作用。一个人如果没有子女,或者子女个数过少,老年期将面临很大的经济和照料风险。同时,对于子女来说,如果没有兄弟姐妹分担照料父母的负担,个人压力会很大。从国家的角度看,一个民族的生育水平,不仅影响经济发展,还会影响该民族在国际上的地位。但是,今天的社会,女性早已脱离了被当作生育机器的命运,生育不是丈夫一个人说了算,更不是行政命令能够左右的,而取决于家庭,尤其是女性个人的选择。要提高生育水平,需要进一步提升女性在家庭和社会中的地位,只有足够尊重并且保障女性的就业权,只有足够重视并且支持女性的事业追求,只有对女性的付出进行足够的补偿,才能够获得生育率的提高。因此,家庭、生育、女性和儿童的利益跟全社会的利益是一致的。只要我国政府和民众足够重视,采取切实的措施,把我国的生育和养育负担实质性地降低,将生育惩罚降低到最低程度,就可以收获一个美好和谐、生机勃勃的社会。

参考文献

Kleven, H., Landais, C., Søgaard, J. E.,"Children and gender inequality: Evidence from Denmark," *American Economic Journal: Applied Economics*, 2019, 11(4): 181-209.

第二篇
人类健康与低碳经济

低碳经济时代的人类健康与医药创新

韩启德*

2021 年论坛的主题是"低碳经济转型中的人类健康与医药创新"。首先,祝贺论坛的主办方——我的同事刘国恩带领的全球健康发展研究院,选择了这样一个与时俱进的主题,汇聚线上线下的各位专家共同探讨这样的重要议题。

当今世界依然在努力地应对着新一波的新冠肺炎疫情。与此同时,我们还要面对很多其他长期的挑战,包括重大慢病和气候变化。然而,很多的健康问题是与环境和气候密切相关的,这为我们在全面实施战略行动时寻找更具成本效益的解决方案提供了很好的机会。举例来说,当我们评估从化石燃料转成太阳能光伏的成本效益时,可以从人类健康方面的获益来进行多维度的评估。同样,健康城市投资项目对低碳转型目标的贡献也会更有价值。

我们可以从文献中了解到很多关于全球变暖和空气污染对人类健康的影响。哈佛大学科学家及其合作者 2021 年的研究成果显示,在 2018 年有 800 万人死于化石燃料的污染,约占全球死亡人数的五分之一。气候变化通过极端温度等方式严重影响人类健康,导致全球疾病负担沉重。与此同时,减少化石燃料的使用,更多地依靠清洁生产,转向低碳经济,将产生巨大的健康共同效益。因此,在这方面,有丰富的研究证据可以支持广泛的共识,

---

* 本文根据韩启德在北京大学全球健康发展论坛 2021 上的致辞整理。

即采取低碳转型行动的重要性和巨大价值。但真正的问题仍然是"如何"做到这一点，这就需要在国内外加大技术创新和政治承诺的力度。

从健康的角度来看，医疗卫生制度改革如何促进低碳转型的研究证据相对较少。但是，我们可以从中国卫生政策环境的近期变化中，获得一些见解和鼓舞人心的信息。众所周知，2016 年"十三五"规划启动时，"健康中国 2030"蓝图已被列为国家重大发展战略。根据这一蓝图，我们制定了一系列健康中国规划，包括健康知识、健康膳食、健康锻炼以及吸烟控制等。这些目标的实现对低碳经济转型的贡献是巨大的。虽然目标尚未量化，但这些努力本质上都与低碳相关。

另一个重要方面是医疗体系改革能够帮助我们降低碳排放。低碳转型涉及两个重要领域，其中之一是医药政策改革，包括研发、生产、流通、处方以及药物使用等方面的变革。研究表明，制药行业的碳排放比汽车行业更为密集。公立医院改革是另一个重要领域。正如《柳叶刀星球健康》(*The Lancet Planetary Health*) 2019 年的一篇论文所指出的，公立医院的碳排放量占中国医疗体系碳排放总量的 48% 以上，如果将碳减排作为医院改革工作的附加目标，则为降低碳排放提供了巨大的机会。

因为时间关系，我只是提出粗略观察，希望能抛砖引玉，引出以下杰出演讲者和广大观众更深思熟虑的回应、见解，或许还有一些合理的政策建议。

再次，我认为这次论坛选择了一个非常好的话题，在北京大学这样一个国际交流的平台进行讨论。我们仍然坚定地致力于通过全球科学探究和知识共享来改善全球健康和人类发展。

低碳经济转型中的人类健康与医药创新

詹启敏*

一年前的今天,北京大学在全球应对新冠危机的背景下成立了全球健康发展研究院,旨在聚集北京大学医疗卫生、经济管理、国际关系、人口生态等多学科力量,打造全球健康发展交叉学科平台,推动中国积极参与全球健康治理,助力构建人类健康发展共同体。

今天,站在新的历史起点和发展高度,全球健康发展研究院聚焦健康中国与低碳经济两大国家战略,发起举办以"低碳经济转型中的人类健康与医药创新"为主题的全球健康发展论坛,旨在探讨绿色低碳转型与人类健康福祉关系的新内涵,展望医药科技创新发展的新机遇。

2021年11月,第26届联合国气候变化大会在英国格拉斯哥召开,197个国家共同签署了《格拉斯哥气候公约》。这是有史以来首个明确提出"逐步减少煤炭使用"目标的国际协议,是推动全球绿色低碳转型的加速器和里程碑。值得一提的是,这次大会本应在2020年召开,却因新冠疫情而延期一年——于是低碳转型与人类健康就以这样一种特殊的方式产生了特殊的联系。

低碳转型与人类健康既是全球议题,也是中国的重大关切。2016年,中国把《"健康中国2030"规划纲要》正式确立为国家发展重大战略。2020年,

---

* 詹启敏,北京大学国际癌症研究院院长,北京大学健康医疗大数据国家研究院院长,中国工程院院士,北京大学博雅讲习教授。本文根据詹启敏在北京大学全球健康发展论坛2021上的致辞整理。

国家主席习近平在联合国向世界做出中国力争2030年前实现碳达峰、2060年前实现碳中和的庄严承诺。无论基于相关理论，还是国内外大量实证研究，人类健康与低碳经济都是高度相容和相互促进的两大目标。

一方面，大量研究显示，在影响人类健康的关键因素中，环境因素占17%，高于生物学因素（15%）和医疗服务因素（8%）。《柳叶刀》等期刊中的最新研究表明，户外空气污染是中国第4位的健康风险因素，中国每年约有390万例过早死亡可归因于$PM_{2.5}$的化石燃料成分。另一方面，现行医药技术和卫生服务体系的改革发展，如果能够融合低碳环保的重要内涵，不仅能够直接助力"双碳目标"的推进，同时也必然促进"全健康"愿景的更好构建。事实上，《"健康中国2030"规划纲要》将"建设健康环境"作为五大核心领域之一，明确要求"加强影响健康的环境问题治理"。因此，加快实施"健康中国"战略，持续提高人民健康水平和促进健康公平，也必将为实现"双碳目标"提供重要保证。

当然，无论是推动低碳经济转型，还是促进人类健康福祉，科技创新都发挥着不可替代的关键作用，也将迎来前所未有的发展机遇。一方面，推动低碳经济转型，必须在时空协同、过程协同、区域联动、深度脱碳上优化路径，只有大力鼓励绿色低碳科技创新、加强重大科技攻关和推广应用，才能支撑从宏观、中观到微观全面实现可持续高质量发展。另一方面，促进人类健康福祉，也必须加强基础医学和临床医学研究，加快重点领域药品和医疗器械研发，构建创新驱动、绿色低碳、智能高效的先进医药制造体系和相关配套支撑体系。显而易见的是，新冠疫情在给全球带来重创的同时，也加快了科技创新的进程，譬如新型疫苗、检测试剂、防护设备、大数据追踪、人脸识别、远程办公、无人配送、智慧工厂等新兴技术不断涌现，加速落地。可以预见的是，新冠疫情也将激发人们对科技创新价值导向的深刻反思，从而引导科技创新朝着更加以人为本的方向蓬勃有序发展。

通向低碳经济的健康与创新系统方式

Gauden Galea*

2018年,世界卫生组织西太平洋区域所有成员齐聚一堂,地区委员会会议决定,未来议题重点将聚焦四个关键领域:健康安全,非传染性疾病和老龄化,气候变化和环境健康,以及减少不平等和惠及未可及人群。事实上,世界卫生组织确实优先考虑气候变化和环境健康,重点关注在低碳经济背景下讨论的所有问题,并将其纳入系统方法。总的来说,它是对于复杂适应系统的一般关切,同时这种系统方法也涉及医疗保健服务提供及其对气候和气候危机的影响。

如果从可持续发展目标和这些领域的背景来看,我们关注的是可持续发展目标的第三个目标,即旨在实现良好的健康和福祉。也可以将这个目标与其他可持续发展目标联系起来。它们之间以及每对节点之间的连接,都与环境有着重要关系:要么是环境健康的主要贡献者,要么是环境健康的主要危险。在联合国气候变化大会(COP 26)的背景下,世界卫生组织召集了许多组织和学者,针对气候变化提出了专门的健康论据。我将在"为了未来"这个框架中总结这些行动内容。

面对新冠疫情,我们应致力于健康的恢复。我们需要协调气候和健康目标,需要支持无化石燃料的复苏,需要为下一次又或许现在正在发生的大

---

* Gauden Galea,高力,世界卫生组织前驻华代表。本文由北京大学全球健康发展研究院根据Gauden Galea在北京大学全球健康发展论坛2021上的主旨发言翻译整理。

流行做好准备。疫情的危险仍然存在,不仅要应对我们现在面临的问题,还要时刻为下一次未知的疾病做好准备。我们需要在健康政策和其他所有政策中采用多部门协同的方式。我们需要立即致力于疫苗的公平。

我们的健康是不能讨价还价的。在讨论所有这些解决方案时,我们需要牢记总体目标。只有将全球升温控制在1.5℃,我们才能生存下来。这是一步颇具雄心的转变,每个国家都必须像中国一样,提交雄心勃勃的健康气候计划。我们应该为那些需要应对气候和健康危机的脆弱国家增加资金,我们需要将我们的计划提速并且为适应和恢复提供资金。

我们有多种机会来实现气候、人类健康和动物健康、生态因素之间的共同利益。"全健康"的概念是建立在共同利益之上的。我们必须最大化并衡量各级政府对气候行动的健康协同效益,从而尊重每个人的健康权,承认当代和后代都有权享有安全、清洁、健康和可持续的环境。在这个过程中,我们需要继续投资于加强共同利益的科学研究,并朝着将利益与气候和人类健康联系起来的解决方案而发展。与此同时,我们需要建立抵御气候风险的能力,这涉及一个定期评估的过程。世界卫生组织拥有可以帮助成员定期开展评估和适应健康脆弱性的工具,我们需要发展和实施基于证据的健康适应计划,加强卫生系统和设施的气候适应力与环境可持续性。

耶鲁大学医学院、公共卫生学院的乔迪·谢尔曼(Jodi Sherman)教授关于这个主题的演讲令人印象深刻且令人信服。我们需要以保护和改善气候的方式解决能源系统问题。我们需要逐步淘汰污染性化石燃料,确保城市和农村环境中的人们能够获得清洁空气。我们需要采用世界卫生组织的空气质量指南并采取一切必要措施遵守这些指南,为世界人民提供最高级别的可呼吸空气质量。为此,我们需要投资于家庭能源的清洁解决方案。世界上有数十亿人没有清洁的供暖、照明和烹饪方式。同时,随着我们在发达国家创建越来越可持续的能源系统,我们还需要考虑那些尚未在家庭中获得能源安全的数十亿人,需要调整我们的粮食系统以减少其大量的碳排放。作为卫生系统运作方式的一部分,需要用清洁能源为卫生部门提供动力,为那些将受到行业转变影响的工人和社区找到一个公正的过渡,为那些将要从化石燃料行业过渡的人提供支持、培训和机会。

城市吸引着越来越多的人口,已经容纳了世界一半以上的人。在城市中,存在着重新解决城市环境、交通系统和流动性的多种机会。需要逐步淘汰内燃机并减少私家车的使用,优先考虑步行、骑自行车和乘坐公共交通,创建以人为本的城市,尤其是利用分区和虚拟系统,在社区内创建社区,减少对流动性的需求,利用从远程通信到一切我们在本次会议上看到和讨论的现代数字解决方案。今天,学术界和私营部门发出呼吁,应该以自然作为我们健康的基础。这包括一系列的行动,需要停止对自然的破坏,停止对原始森林的掠夺,保护生物多样性和富碳生态系统,需要认识到人类、动物和生态系统健康之间存在着深刻的相互联系,需要推广基于自然的解决方案。

我们在这次会议上听到的讨论反复强调了加强循环经济这一点。关于可持续性的一个重要组成部分是有韧性的粮食系统,粮食系统对于环境的影响巨大,我们需要从食品质量、食品保障和食品安全的角度来考虑食品,联结和深化农业、工业、贸易实践来确保食品保障、质量和安全。我们需要通过改善可持续和负担得起的饮食来滋养我们的未来,取消有害的农业补贴,支持公平的农业转型,摆脱损害环境和危害人类健康的不合适耕作方式,将生物多样性纳入营养和健康的主流。我们需要研究为卫生系统、粮食系统和能源等提供资金的各种方式,并在向日益被称为"福祉经济"的转型过程中,改变或解决我们面临的资金问题。

我们需要停止对污染的资助,结束对每个国家国内以及在国外的发展援助计划中的化石燃料的有害补贴。

我们需要缩小卫生资金缺口。这不仅指富国和穷国之间的卫生筹资差距,还指我们在许多国家看到的以医院为基础的高科技体系和如美国杜克大学马克·麦克莱伦(Mark McClellan)教授早些时候提到的以社区为基础的初级医疗保健体系之间的筹资差距。就像我们在医学领域所做的那样,要对公共财政采取不伤害的政策。我们需要避免对可能威胁社区福祉的不可持续和污染活动进行投资。许多国家的环境很脆弱,并感受到了气候变化的影响,例如气候危机对太平洋地区的影响非常强烈。我们需要为那些面临气候危机影响并处于最前沿的国家提供财政支持和债务减免。我们需要让一群意识到这些问题的医疗保健专业人员做好准备，倾听他们的声音并与他们合作，制定和实施紧急气候行动。

这意味着我们需要关注卫生领域人力发展的课程，将"全健康"的共同利益问题和卫生系统方式纳入其中，为我们的医生、护士和其他医务工作者提供培训。需要将气候行动纳入医疗保健领域，支持卫生专业人员的宣传，并利用年轻一代卫生专业人员的能量来帮助保护后代的健康。如果查看我提到的行动之间的联系，我们会发现健康风险以及卫生系统和卫生服务是大型复杂适应性系统的一部分。因此，无论我们在卫生部门中关注的重要行动和预防或关心的领域是什么，都可以看到它们与环境之间的深刻联系。

接下来我想谈一谈烟草及其对环境健康的影响。许多人倾向于认为烟草是一种行为或个人健康的问题，但它的确也是一种环境问题。从通过营销来促进或鼓励吸烟或使用烟草的政策来看，这是一个健康问题，但从供应方面来看，烟草种植会影响农民生计以及土地，这些都是烟草业不可持续的部分。

本次会议上，我和其他演讲者也谈到了食品系统对整个可持续发展范围的影响。我们的肉类生产对温室气体排放有影响。农业对土地及稀缺水资源的可持续利用产生影响。一切都连接在复杂的系统中。其他人还详细谈到了卫生部门本身对公平的影响。此外，建筑和医疗设施对废物排放、一次性用品的使用以及不可持续的投资和行为有非常直接的影响。

为了使我们自己的卫生系统言行一致，就需要采用国家环境可持续性政策提出的一整套行动（从持续采购到利用创新的护理模式），例如转向初级医疗保健，使用更多的远程医疗，而不是建造资源高度密集的高科技护理中心。

总之，我简要概述了卫生系统可持续性与"全健康"原则之间的相互作用，它们之间的共同利益，以及我们需要紧急采取的核心行动的重点。希望我的演讲将其他演讲者提出的许多主题联系在一起了。

中国气候变化与碳中和的健康效应

宫 鹏[*]

我们可以看到,过去二十年间,气候变化对中国产生了深远的影响。2015年我们在《柳叶刀》上发表了一篇论文,试图建立关于气候变化如何影响健康的系统观点,一些中间变量最终延伸到健康领域。该论文已被广泛用作研究气候对人类健康影响时的参考资料。

在进行系统的文献综述后,我们建立了监测体系,通过逐步扩大国际参与,每年进行一次综合评价。2020年,我们发布了第一份关于中国的报告,《柳叶刀人群健康与气候变化倒计时中国报告》(The China Report of the Lancet Countdown on Health and Climate Change,以下简称"中国报告")。与全球报告相比,中国报告更注重省级层面,因此是更详细的中国情况分析,为此我们成立了一个团队来做这件事。就在几个月前,我们发布了第二份关于中国气候变化与健康的报告。

中国报告有近90位专家参与,审查了中国的25个指标。该报告系统研究了气候变化与健康。该报告分为五个部分:① 气候变化影响、暴露和脆弱性,② 卫生调整规划与弹性,③ 缓解行动和健康协同效益,④ 可用于解决气候变化问题以改善健康的经济和金融方面,⑤ 公众和政治参与。因此我们把作者分成五个小组一起工作,共同开展系统研究。

---

[*] 宫鹏,国际欧亚科学院院士,香港大学环球可持续发展讲席教授、副校长。本文根据宫鹏在北京大学全球健康发展论坛2021上的主旨发言整理。

2021年中国报告包含一些关键信息。首先,中国在应对气候变化的健康风险等多方面取得了重要进展,但仍有提升的空间。气候变化给中国带来的健康风险正在增加,所以我们需要及时干预。应对极端天气事件是每个部门、每个人的必修课。一方面,中国面临的气候变化风险正在增加,例如与高温热浪相关的死亡率、病菌传播能力增强导致包括登革热在内的各种疾病传播风险增加,以及山火爆发的增加。另一方面,通过努力适应与调整,中国对干旱和洪水更具抗性与弹性。因此,已有多个方面进行了积极调整。

另一个信息是,中国每个省份都面临着独特的气候健康风险。我们不能采用相同的政策和程序来应对气候变化对健康的影响。例如,北京受洪水影响的人口一直在增加,疾病传播能力增长非常迅速,而广东则存在更多其他方面的健康风险,尤其是广东与热浪相关的死亡率增加了24.5倍。

我们还可以看到,中国在推进碳达峰和碳中和目标、加大清洁能源投资、稳步提高能源系统碳强度等方面做出了很大努力,过去一年低碳投资仍然在增加,但还有改进的余地。例如,2020年我们的碳排放增加了,大多数城市的$PM_{2.5}$浓度高于世界卫生组织的指导标准。

在适应性方面,中国正在努力取得各种进展。30个省份均报告称已完成或正在制定省级健康调整方案。但还有一些努力的方向,比如缺乏独立的国家层面应对气候健康风险的计划,而且大多数省份还没有评估和调整程序。因此,我们提出了四项政策提案或建议:一是建立相关部门的系统思维,加强多部门协作;二是对气候变化的健康影响进行附加评估,制定国家和地区的具体调整计划;三是加强中国的气候改善行动;四是在各个层面提高对气候变化与健康联系的认识。

实际上,在卫生领域存在不同的碳中和途径。如果我们选择使用可再生能源来减少正排放,我们会因为减少碳排放而获得巨大的健康收益,但成本非常高,转型压力巨大。而如果我们只选择通过增加碳汇和碳固定来增加有效排放,不用说该技术在很多领域尚不适用,而且其他重碳排放行业也会对健康造成很大的损害。所以我们需要平衡两者,需要沿着不同路径来制定评估方法,并寻求最佳解决方案。由此我们开发了一个模型,它将碳中和场景结合进场景设置，整合了三个方面的建模工作，最终帮助我们评估健康共同利益和经济成本，并涉及不同的碳减排策略，以及负排放。

关于模型的初步测试和最优化问题，我们意识到不论使用什么样的路径实现碳中和目标，都会产生重大的健康收益。比如，如果仅使用负碳排放方法，到2060年，我们可以获得0.88年的预期寿命增长；如果使用清洁能源及可再生能源，可获得2.8年的预期寿命增长，这是政治家和决策者应该考虑的非常有价值的信息。

医疗创新与减碳策略

Guido D. Giacconi*

在前所未有的新冠疫情以及与气候变化斗争的背景下,我希望就中国与欧洲应该做什么、可以做什么、必须做什么,提出我的思考和贡献。当然,我不会再重复前面几位嘉宾已经提到的内容,他们鼓舞人心的观点与我不谋而合。相反,我会重点概述全球健康与低碳经济转型。

我的印象是,全球的领导人越是提到减碳,就越是更多地错过我们面临的挑战的重点。从我的角度来看,真正的挑战在于需要把气温增长控制在与前工业化时代相比 1.5℃ 以内。现在,不幸的是,第 26 届联合国气候变化框架公约(COP26)已经提出,目前的任务已经不再是控制在 1.5℃ 以内,而是 2℃ 以内了。在接下来的 20 年间,如果全球气温比工业化前增长 2℃,那么这将会对全球经济、社会以及生物多样性带来史无前例的、不可控制、不可预见的影响。

挑战不是局部的,因为全球的温室气体是没有国界的,并且气候变化的打击不会有任何的政治偏向。中国、美国、欧洲在二氧化碳等温室气体的排放上拥有最大的份额,这也是为什么它们承担着治理气候变化的最大责任。虽然中国和欧洲以 GDP 衡量的经济总量大体可比,但却拥有不同的碳足迹,中国在全球温室气体排放中占到了 27%,而欧洲只占 6%。这意味着欧洲在

---

* Guido D. Giacconi,中国欧盟商会副主席。本文由北京大学全球健康发展研究院根据 Guido D. Giacconi 在北京大学全球健康发展论坛 2021 上的主旨发言翻译整理。

控制温室气体排放上处于领先地位,欧洲的实践、模式、技术、规则可以帮助中国加快实现"碳达峰"和"碳中和"的步伐。那么,如何才能做到这一点呢?在前面对医疗服务体系的讨论中,一个基本共识就是,仅仅依靠技术,而不依靠全面和系统性的方案,是远远不够的——技术只充当着部分、相互矛盾的、非关键的角色。如果技术没有被放置和协调在全球性的有效设计中,那么技术是起不到效果的,甚至在很多情况下,还会产生更差的效果。例如,在中国,电动汽车的碳足迹比以天然气为燃料的汽车更糟糕。为什么?因为在中国,超过75%的电力是由火力发电厂生产的,而在丹麦,95%的能源是由可再生资源生产的。这意味着,中国的每辆新电动汽车都会使碳足迹恶化,而在丹麦则会改善碳足迹。因此,技术和解决方案,包括像电动汽车这样的简单和基本的技术,必须适当地本地化。我们可以找到许多其他没有考虑到当地条件的"错误本地化"案例。

现在,让我们探讨基于成本经济和金融杠杆以及主要与人力成本有关的医疗服务体系。一般而言,医疗服务体系的效率是用其产出的质量衡量的——尤其是维持系统的总成本和确定的人类健康指标,例如平均期望寿命、治疗疾病的能力等。但是,随着首个排放交易体系(emission trade system, ETS)启动,欧洲和中国分别承诺在2050年、2060年前实现碳中和,温室气体如二氧化碳作为全球经济模式中的规则改变者,首次进入医疗服务体系,而且登上人类历史的舞台。直到人们强烈地感受到温室气体在全球变暖和气候变化中的作用之前,商品的经济价值主要是基于人类劳动成本来测量的,历史上,人类劳动是规范经济模型的基本资产。然而,目前和未来的碳排放货币化政策已经在事实上引入了一种新的资产,我们可以称之为"负资产",也即在碳交易和ETS机制或税收制度之上,实体的排放存量减少了实体的"价值"。温室气体作为一种负资产和负商品,将在未来的经济模式中起着决定性的作用。然而,我们仍然没有找到正确评估和量化这种资产负值的方法(ETS只是可能的方法中的一种)。

主要经济体为实现碳中和所做的承诺无论在何时发生,都意味着经济模式的彻底改变,当然,也包括医疗系统。医疗系统的碳足迹在全球范围内是很重要的,并将随着未来的经济发展而更加重要。因此,医疗系统的碳足迹必须被考虑在内，并且必须被重视或被用来作为改善服务质量的杠杆，同时也要考虑到服务的生产与提供方式，以及它们直接或间接产生的温室气体数量。医疗保健系统也必将与气候变化动态交织在一起，这既包括对医疗系统的碳排放进行监控和管制的"直接交织渠道"，也包括气候变化负向影响人类健康，从而使医疗保健系统承压的"间接交织渠道"。

气候变化对人类健康的直接负面影响已经被讨论过了。值得注意的是，医疗系统的碳足迹已被计算为全球温室气体的4%左右。在一些国家，如美国，它可能接近10%，而在其他国家，它还不到4%。医疗系统的碳足迹和人均GDP之间存在着关联，这将带来一个危险的"困境"，即气候变化会影响到人类的健康，而人类健康的恶化会进一步给医疗系统带来压力，更加紧张的医疗系统将增加其碳足迹，对人类健康和星球产生负面影响。我们必须以一种已经讨论过和将要讨论的方式来削减这种扭曲状态。

我不会进一步详述气候变化对人类健康的影响，但我想提出已经在其他工业部门应用的方法，这些方法来自《温室气体协议》（可见 https://ghgprotocol.org），现在也已经在医疗系统进行试点。在设计实现"碳中和"的路径之前，需要对医疗系统中"边界"的定义做谨慎的评估，这是一项极其复杂的工作。平均来说，医疗系统碳足迹的70%来自医院，但具体情况在不同的国家是不一样的，而且在很大程度上取决于该国家的医疗系统设计。在中国，由于其集中式的医疗系统设计，这个比例非常高。在其他国家，如西欧和北欧的国家，由于其分布式的医疗系统，这个比例就比较低。但无论如何，医院的设计以及服务质量和每种疾病的平均治疗天数，都会直接影响到医院本身产生的排放量。

中国和欧洲可以做些什么来共同应对气候变化并加速医疗系统的碳中和呢？欧洲和中国都已经做出了碳达峰和碳中和的具体承诺，显然这是没有办法撤回的。现在的挑战是如何做到这一点、有哪些优先事项，以及如何能够做到这一点。欧洲可以利用其专业知识来支持中国应对气候变化并加速碳中和。不幸的是，我们仍然在如何正确处理碳中和方面存在困惑，但现在的优先事项是做出承诺，然后采取行动。欧洲的"绿色协议"已经完成，中国的"一加十"政策也已经启动。这两个经济体必须坐在一起，克服全球紧张局势，开展全面和深入的讨论。

In3act 是一家欧洲的商业战略咨询公司，其在中国的重点行业之一是能源行业，它非常关注中国承诺在 2030 年实现碳达峰和 2060 年实现碳中和的可能性与进展。要做到这一点，重点不仅要放在能源上，而且要放在全球经济模式的开放性和透明度上，对于医疗体系来说，要全面地结合服务模式与服务质量。

因此，我们应该做的是以一种全面的方式来处理这个问题，同时也要支持中国和欧洲正在发生的社会变化，因为人口老龄化会给医疗系统带来更大的压力。医疗系统需要优先了解如何减少其碳足迹，以避免在不久的将来出现进一步的压力。

我们已经确定了中国和欧洲的优先事项。作为中国欧盟商会的副会长，我也在努力促进持续和长期的对话，以便将我们在过去几十年里在欧洲发展所获得的经验、能力、技术和解决方案引入中国，不仅是在如何实现能源转型方面，而且也是为了设计一个有效、高效、透明和开放的医疗系统，使欧洲的参与者积极主动地做出贡献。为了人类和地球的健康，实现低碳经济转型是长期的必然选择。

践行全健康和低碳发展理念
迈向创新驱动的可持续未来

Pavol Dobrocky*

众所周知,当今世界正在经历百年未有之大变局。气候变化、环境污染、新冠疫情等诸多问题都给全球健康带来了严峻的挑战。数据显示,全球每年约有 500 万人的死亡与气候变化导致的极端天气有关,而空气污染每年约夺走 870 万人的生命。

在这样的背景下,中国提出"健康中国 2030"和"双碳目标",不仅彰显了中国对于全球可持续发展的坚定承诺和负责任的大国担当,也让我们更具信心、与中国携手共同应对这些全球性挑战。

作为一家深耕中国二十余年的德国生物制药公司,勃林格殷格翰非常荣幸能够参与这一进程并分享我们的经验——"为了世世代代的可持续发展"战略。这是一个将可持续发展融入方方面面的全球协作网络,主要围绕三大支柱开展:"更多健康""更多绿色""更多潜力"。

支柱一: 践行全健康理念,实现人与动物"更多健康"

人类和动物的生命互相交织,以深刻复杂的方式彼此影响。超过 75%

---

* Pavol Dobrocky,勃林格殷格翰大中华区总裁兼 CEO。本文由北京大学全球健康发展研究院根据 Pavol Dobrocky 在北京大学全球健康发展论坛 2021 上的发言翻译整理。

的新发传染病是人畜共患病，由动物向人类传播。因此，我们不应该孤立地关注人类或动物健康，而应从"人类—动物—环境"的整体视角，系统性地思考和研究健康问题。这就是我们所理解和倡导的"全健康"理念。

作为一家拥有百年历史的跨国公司，在过去的一百多年中，勃林格殷格翰始终坚定践行"全健康"理念，为提升人类和动物健康不懈努力。在人类健康方面，勃林格殷格翰提供了一系列突破性疗法和药物，覆盖呼吸系统、肿瘤、心血管代谢、中枢神经系统等疾病领域，为数百万患者带去了长期健康和生活质量的改善。在动物保健方面，自 2017 年以来，勃林格殷格翰已成为全球第二大动物保健公司，并在猪、宠物驱虫和马业务领域位居全球第一。

除此之外，我们还致力于识别和探索统一的科学平台，从而创造协同效应，为人类、动物和环境的健康做出更多积极贡献。

支柱二：拥抱低碳发展，实现地球"更多绿色"

全球每年约有 500 亿吨的温室气体排放，这使得工业脱碳、绿色转型势在必行。制药行业作为产业发展重要支柱，理应承担社会责任，将低碳发展理念深度融入价值链的每个环节之中。

正如我们所承诺的，勃林格殷格翰将在 2030 年实现运营过程碳中和，在 2040 年实现全供应链碳中和，并为达成这一目标采取了多种举措。早在 10 年前，勃林格殷格翰就在中国落地了"Be Green"项目，并不断优化能源结构，建成光伏发电机组等，以提升运营效率，降低能源消耗。2021 年，勃林格殷格翰中国累计减少碳排放约 2 000 吨，并成为首个完成"零填埋管理体系认证"的制药公司。

支柱三：发挥创新价值，为健康可持续提供"更多潜力"

充分发挥创新价值，在我看来，是实现健康可持续最为重要的支柱之一。创新可以为公共卫生事业、经济转型升级、可持续发展提供长久动力。

在勃林格殷格翰,我们始终秉承"创新展现价值"的企业愿景,并已将创新融入业务发展的全生命周期。

在早期研究领域,勃林格殷格翰以我们的专业知识和科学领导力为基础,不断拓展与学术机构和其他公司的合作,共同探索科学创新。通过整合跨边界研究、业务拓展及许可、风险投资等领域,我们为中国和亚洲的生物医药行业提供"一站式"的创新合作解决方案,使今日之科学成为明日之突破。

在临床开发领域,我们关注中国患者需求,已将中国全面纳入全球早期临床开发项目,成为第一家将该设想变为现实的跨国制药公司。与此同时,我们还与国内多家医院建立战略合作,加速新药开发进程,以期让中国患者"零时差"共享公司全球医药创新成果。

在商业转化方面,勃林格殷格翰是中国首家提供生物制药合同开发和生产解决方案的国际药企,借助我们遍布全球的专业网络,为中国生物制药企业提供从 DNA 到药物成品的完整生产技术链的"一站式"服务。

此外,勃林格殷格翰还在全链条布局最新的数字技术和解决方案。例如,我们在中国建立了"BIX"数字创新实验室,以开发更多颠覆性的数字医疗解决方案。

在我们深耕多年的卒中领域,勃林格殷格翰推出了创新的"卒中整体解决方案",并且已在中国上海建成一所德国黄金标准的卒中康复中心——霁达康复中心;第二所即将落户成都,惠及西部地区卒中患者和家庭。这种创新的健康解决方案提供了疾病全程管理,可覆盖预防、疾病教育、检测、急救、诊断、治疗、康复七大模块。

打造一个更加富有活力的医药创新生态系统

事实上,我们所有的创新成果都离不开中国充满活力、健康发展的创新生态系统。1994 年进入中国以来,勃林格殷格翰见证了中国创新生态系统的蓬勃发展,并有幸成为这些变革的受益者和积极贡献者。未来,我们期待在以下两个方面与中国并肩前行,继往开来:

一是保护创新。完善的知识产权保护体系是创新的基石。除了成熟的法律和监管框架,有力的执法和高效的跨部门协作也同样重要。此外,我们相信,进一步推动中国知识产权保护制度与国际接轨,不仅能为在华外资企业提供更好的创新环境,也能助力本土企业走出去,实现全球发展。

二是激励创新。在提升药品可及性和激励创新之间寻找平衡点至关重要。过去几年,中国在提高患者可及性和可负担性方面取得了令人振奋的成就,我们也期待能助力中国继续优化医药行业的激励机制,兼顾公平与效率,推动产业进一步加大在华创新投入。

从心出发,为了世世代代的可持续发展

百年家族企业的初心和坚守,让我们目光长远,笃信代代相传,专注长期发展。未来,勃林格殷格翰将继续致力于改善人和动物的健康,并期待与政府、监管机构及行业利益相关方紧密合作,更快更好地提供创新健康解决方案,共谱更健康、更绿色、更可持续的未来新篇章。

中国医药的可持续发展

Pius S. Hornstein[*]

气候变化是我们这个时代面临的最大挑战之一,对我们的生活和健康具有巨大的影响。据世界卫生组织估计,2030—2050 年,气候变化每年可能导致 25 万人死亡。为了尽量降低全球变暖的影响,联合国呼吁将"碳中和"作为平衡大气中温室气体排放积累的解决方案。我们也认识到,碳中和作为生态文明建设的关键支柱,中国已做出了重大的承诺:在 2030 年之前遏制二氧化碳排放进一步增加,并在 2060 年之前实现碳中和。习近平主席明确呼吁在 2030 年之前将单位 GDP 排放量减少 65%——这是一个重要的承诺。作为一家在中国深耕 40 余年的跨国药企,赛诺菲坚定地致力于改善中国人民的健康和福祉。我们在开发和提供拯救生命的药物和疫苗并将许多新的创新引入中国的同时,也正主动地将对环境的影响降到最低。

2015 年,我们承诺将在 COP21 和《巴黎协定》之后做出决定,到 2050 年实现碳中和。现在,我们更加认识到人类面临的巨大挑战,对我们的目标进行了修改,并且刚刚宣布将我们的计划提前 20 年,即到 2030 年实现碳中和。我们正在突破极限:2050 年我们将实现由明确标准定义的净零排放,这是我们公司守护和改善人类生活的承诺的一部分。

那么,我们将如何实现这一目标呢?我们制定了一个非常全面的路线

---

[*] Pius S. Hornstein,赛诺菲大中华区总裁。本文由北京大学全球健康发展研究院根据 Pius S. Hornstein 在北京大学全球健康发展论坛 2021 上的发言翻译整理。

图,其中包括我们的创新医疗保健解决方案、我们的经营方式和研究、开发和制造产品的整个价值链,以及员工的心态和行为。

首先,让我们来看看与我们的产品相关的环境因素。我们将继续探索产品如何影响环境,并特别注意确保我们的产品在整个价值链中以最负责任的方式进行开发、使用和处置。从研究、包装、生产到工厂管理,我们投入了大量精力来最大限度地减少对环境的影响。我们正在不断扩大了解自身行为以及产品成分对环境的影响。迄今为止,我们已经对全球60种化合物进行了评估,这是一个起点。到2050年,我们希望可以覆盖我们所有全球最畅销的产品,以减少影响。

其次,赛诺菲坚定地致力于最大程度地减少运营对环境的潜在影响,这意味着我们将最大程度地利用可再生能源,严格管理我们的基础设施,严格处理废物。例如,我们生产基地的太阳能发电可有效减少二氧化碳排放,帮助我们在2030年前实现我们的碳中和目标。

再次,我们活动的一个关键部分是动员我们的员工及其亲属改变心态和行为,以此做好表率,对社会产生积极影响。我们加快了培育绿色工作方式的步伐,推出了赛诺菲的一项关键计划"地球动员",旨在践行我们对可持续发展的承诺,让可持续的作风在我们的工作方式中扎根。对此,我们积极采取了无纸化等一系列活动。我们与员工一起开辟了新的意见收集渠道,从基层收集想法,以最好的方式了解我们可以在整个公司和生活中设想哪些小步骤和重大举措。作为一家在数字化领域领先的公司,我们将继续通过推出 Green Day 应用程序、现场直播频道 SanofiTube,以及促进我们与医疗保健专业人员的数字互动,与我们的员工和社会建立联系,扩大数字影响力。我们非常自豪能够真正动员我们在中国的所有 8 000 名员工,为数百万患者的生活带来改变。

总之,这不仅仅是赛诺菲的努力,中国外商投资企业协会药品研制和开发工作委员会(RDPAC)及其成员公司,以及整个社会,都在实现中国医药的可持续发展方面发挥着关键作用。我们需要共同努力。我们想借此机会呼吁各方积极采取行动,与政府以及行业协会一起在中国实现我们的绿色雄心:现在是我们作为一个团队走到一起,构建一个清洁的生态系统,奖励可持续发展的创新的时候了。我们相信，监管机构实际上可以通过鼓励和加快创新绿色技术的审批流程来提供帮助。比如，支付方通过开发行之有效的系统，真正认可和奖励企业在绿色生产设计过程中所做的努力，以让企业认识到其重要性和意义。如果能这样，那么所有公司都可以更积极地为中国更健康、更绿色的生活做出可持续贡献。最后，我们相信政策制定者也将与我们一起努力，协助各方制定一个公平的规则框架，让企业始终履行绿色承诺，为中国绿色经济做出贡献。

我们可以一起实现这一目标。除了为人们提供最优质的药物外，我们还希望最大限度地减少对生态系统的影响，成为政府和生态系统的真正合作伙伴，共同守护我们的星球，让我们拥有更绿色、更健康的环境。

理解"碳达峰、碳中和"目标的三个维度

徐晋涛[*]

2015年,在巴黎缔约方大会上,产生了较有约束力的全球协议《巴黎协定》。我认为该协议有两个关键成果:

第一,参加大会的所有国家都接受,到本世纪末,将全球表面升温控制在2℃甚至1.5℃水平。这意味着关于气候变化的科学争论以及政治争论告一段落。

第二,主要碳排放大国都提出自主减排承诺。这非常不简单,因为此前或2009年哥本哈根大会之前,发展中国家和发达国家的立场非常不同。有了自主减排承诺,意味着中国、印度等国的立场有180度转变,全球气候协作才成为可能。

不过,这两个成果也有遗憾之处,即排放大国的自主减排承诺加在一起产生的结果,与2℃(最好是1.5℃)的目标相比还有非常大的鸿沟。如果仅满足自主减排承诺,本世纪末地球表面升温不可能是2℃或1.5℃,而可能是3℃—6℃。所以大会提出,2020年主要排放国重新盘点自主承诺,加起来要与1.5℃目标接轨。

中国2020年在自主减排承诺方面有巨大改进,国家主席习近平在联合国向全世界提出2030年前碳达峰、2060年前碳中和的目标。这与此前的承

---

[*] 徐晋涛,北京大学博雅特聘教授,北京大学国家发展研究院教授,北京大学环境与能源经济研究中心主任,北京大学全球健康发展研究院双聘教授。本文根据徐晋涛在北大国发院长三角论坛(2021年1月17日)上的发言整理。

诺相比，文字差别不是特别大，但实质内容差异非常大。

对于碳中和，这是第一次明确提出终点条件。我们学习过资源经济学和动态规划等，都知道终点条件的变化会影响整个规划期内各阶段的行为。确定碳中和的终点目标后，排放轨迹就要发生很大变化。如果仅有2030年前碳达峰这一目标，企业会想2030年之前是不是还是高碳行业的增长窗口期？而设定碳中和目标，则意味着利用2030年之前窗口期进一步发展高碳行业的可能性会小很多。投资界、企业界会注意到，要到本纪中叶实现碳中和、近零排放，2030年之前一定会更加强调低碳工业、可再生能源和非化石能源。

关于碳达峰、碳中和目标，我认为如下三个维度都值得关注：

能源结构必将深刻调整

过去，能源部门对能源结构调整已经有一些布局，着重发展了一些可再生能源，但由于可再生能源发电不稳定、空间分布也不均匀，所以又发展了火电厂为可再生能源调峰，当然，也有一些地方一直依靠传统动能发展经济。如今提出"双碳"目标，对于化石能源的发展就需要比较深刻的再思考。

从国家战略角度看，可再生能源发展应该会迎来非常大的发展机遇。习近平主席在参加中央财经委会议时专门提出"十四五"期间要致力于构建以可再生能源为主的能源体系。这在过去是想不到的。

五六年前，我在参加一次能源会议时请教过相关专家，问他们2050年非化石能源能否占据绝大多数？专家认为可能性不大。但现在确立的"双碳"目标，必将对此后的行动、规划产生深远影响。

虽然只过了五六年，但站在今天的时点上看，中国已经越来越具备这方面的条件，技术和成本上都已经取得巨大进步。2012年，我在世界银行一次会上听到德国绿党首席经济学家讲德国能源前景，2050年基本实现以可再生能源支撑经济发展，基本不再依赖化石能源，完全退出核能发展。当时这是非常令人震撼的能源发展目标。他讲完后，世界银行欧洲部首席经济学家补充说道，德国目标雄心勃勃，但不要忘了，要实现此目标，背后的基础是中国技术，因为德国可再生能源如光伏、风能设备皆来自中国。

前段时间，我参观了国发院校友所在的企业——金风科技——全球第三大风机生产厂，它的销售覆盖全球30多个国家。我国自己的技术、设备已经在支撑多国绿色低碳发展，没有理由不成为中国绿色低碳发展的主力军。我们目前的技术条件，加上企业的努力，成本已经在不断下降，而且已经足以具备竞争优势。2021年以来，可再生能源补贴退坡，说明可再生能源已经具备市场竞争力，经济上也更加可行。

但不可否认，可再生能源的发展还面临多重阻力。要想使可再生能源快速成为中国能源体系中的主要能源，体制上还需有几个突破：

第一，建设全国统一的市场。在过去的能源体制改革中，专家一般认为中国能源体制的问题是国家电网一家垄断，需将其分成几个小电网。今天看起来又不同了。我们的调查发现，可再生能源发展的真正阻力恰恰是地方封锁。因为中国的可再生能源分布不均，尤其是经济欠发达地区的可再生能源反而丰富，发了电却接不到足够的远程订单，这需要克服地区封锁问题。国家发改委前几年也针对此问题出台了政策。

第二，要建立分布式能源。对于华北地区能源改革，国家支持力度应大一些，屋顶光伏发展才能更快一些。农村家户都有屋顶产权，推进光伏发电没有产权障碍。如果国家支持力度大些，可弥补煤改气、改电工作中出现的不足，也许对中国能源结构改革助益良多。能源结构改革的技术和成本已经不是主要问题，下一步要重点克服体制问题。

碳减排要与自然碳汇方案并举

世界上有些发展中国家，像巴西，承诺30%、40%的二氧化碳减排是从减少毁林和森林退化实现的，因为森林退化会排放二氧化碳，而不是吸碳。这方面我国做得很好。2019年中国在全球绿化发展中贡献最大，约占世界的70%—80%。

中国人工种植林发展很快，每年新增的碳汇为国家减碳排放强度贡献5%—10%极有可能。碳中和目标把基于自然的解决方案推上议事日程，森林碳汇有可能变成特别主流的二氧化碳减排工具。这对中国来说是比较重要的事情,对中国乡村振兴、区域经济发展的影响也特别大。

过去,我们不重视生态系统贡献,好多政策看似环保,但拖了气候行动的后腿。比如,东北在计划经济时期大量砍树,导致20世纪80年代出现了"两危"问题(资源危机和经济危困)。此后国家不断出台政策,2016年实行了天然林全面禁伐,支持环保的人士都很高兴,认为我们在保护生态环境、防治水土流失方面又进了一大步。

从碳汇角度看,不是少砍树就好。健康的森林生态系统才可能是碳汇,不健康的森林则可能变成碳源。我国很多天然林都是退化的森林,很可能已经变成碳源,需要积极地人工干预,提升森林生产力,才会对国家碳中和目标做出贡献。比如中国的东北地区,需要重新考虑开放天然林经营,但前提是要积极实施体制改革,因为它是传统国有林区,类似东北老工业,积淀了很多制度问题。实际上,地方在过去二三十年积累了很多改革创新经验,但中央政府不放心,所以现在天然林全面禁伐。我认为应尽快解除全面禁伐,重新启动东北国有林或全国国有林体制改革,引入市场机制,按"双碳"目标积极经营国有森林,这对国家气候行动会有特别大的帮助。

此外,森林里有大量能源,潜力非常大,在积极经营森林的过程中,森林可以不断给国家生产绿色材料,助力在其他领域的替代。如果天然林保护政策能放松,再加上一定扶持的话,来自森林的生物质能源应该有很好的发展潜能。东北的自然条件和北欧、加拿大很像,我们没有理由做得不如那些国家。瑞典有30%的一次能源来自森林,我们应积极学习他们的经验。

我国每年在化石能源、钢筋水泥行业还有很多补贴,这些应尽快去掉,用来扶持可再生能源和资源。所以中国追求的碳中和,一是把生态系统的贡献提升上来,二是为国家实现低碳绿色发展找到低成本蓝图。如果不利用生态系统功能,完全依赖化石能源减排,成本必然较高。

政策影响难免全球联动

我们国家搞环保、能源结构改革,习惯于依赖行政及中央政府资源,对市场机制、经济政策利用得不够充分。

现在我们一个个具备了这些条件。比如2018年环境税率还是定得太低,不足以改变企业、地方政府的行为。要想实现节能减排目标,环境税率可以定得更高一些。2020年开始,我国宣布推出全国性碳市场,主要涉及电力行业。有碳市场就会出现碳价,使二氧化碳减排有了机会成本的概念。

现在有几个因素对碳价格、投资、产业结构有很大影响。

欧盟出台了边境调整政策,加速气候行动,碳价格肯定上升。若碳价格上升非常快,欧盟的企业就会要求对进口产品按欧盟市场碳价征收碳关税,如从中国进口风机、光伏,就要根据二氧化碳排放情况征收碳关税。这就倒逼中国提升国内的碳价格,直接的方案就是中国也收碳税。

碳交易也是产生碳价的机制,但目前还主要在电力行业。电力本身不出口,出口产品怎么出现碳价格?国家级碳市场就要快速地从电力部门扩展到所有行业,但究竟能不能跟上欧盟、美国边境调整政策出台的步伐?我认为压力还是挺大的。

最简捷的措施是,中国在出口产品上实施碳税。以前碳交易试点最高也就70元人民币,即10美元左右。假定未来执行20美元的碳税,碳成本会上升很多,对传统行业影响较大,当然也利于新兴产业。全球最大贸易国是美国,美国会不会调整边境政策?这个可能性在增强。

拜登竞选纲领里特别重要的一项内容是气候政策。他在美国国内最大的阻力是国际贸易中的不平等竞争。美国如果有了碳价格,自然也会实施边境调整措施,对进口品征收碳关税,逼迫出口国在国内征收碳税。

在中国,我认为政府已经在着力逐渐铺开碳交易机制。因为一旦欧盟、美国实行边境调整政策,对中国出口导向产业的影响会非常大,而我国预计8%的GDP增长主要靠出口带动。如果将来欧盟、美国都要开始征收碳关税,对中国气候政策就会形成倒逼。在我看来,碳税是相对容易实现的机制,在中国有可能重新浮上水面,变成决策者考虑的工具,对未来经济、投资、产业结构都将产生极大影响。

避免"运动式"减碳,科学设计长效机制非常关键

徐晋涛[*]

我主要想谈三方面内容,一是价格管制,二是"运动式"减碳,三是长效机制。

前一段时间国务院召开了常务会议,其中提出的两点措施我认为非常重要:一是提高电价浮动的幅度,将市场交易电价上下浮动范围分别从原来的不超过10%、15%,调整为原则上均不超过20%;二是提出"纠正有的地方'一刀切'停产限产或'运动式'减碳,反对不作为、乱作为"。由此可见,前阵子一些地方出现的拉闸限电已被认为是典型的"运动式"减碳。我认为国务院会议传递出的一个重要信号就是要对这种行为加以限制。

改革电价具有非凡的历史意义

能源问题不是我的专业,但从经济学角度来看,任何价格管制都会带来供需矛盾,导致过剩或短缺。短缺是价格管制的主要表现形式。一旦商品价格低于潜在的市场均衡价格,需求量就会超过供给量,进而导致短缺。最近,提出"短缺经济学"的匈牙利经济学家科尔内先生刚刚去世,这让我们想起20世纪80年代,凡是对经济学感兴趣的人,几乎人手一本《短缺经济学》。

---

[*] 本文根据徐晋涛在北大国发院举办的中国经济观察报告会(第58期,2021年10月24日)上的发言整理。

我们经过几十年的经济体制改革，很多价格管制都已经取消。目前仍有医疗、教育、电力部门等领域保留着比较多的价格管制。实行价格管制可能引发长期的供应不充分，甚至短缺。老百姓对此意见很大，相关部门想解决这些问题也面临巨大挑战。

在我看来，此次国务院允许一定程度上放开电价，对电力部门的改革、可再生能源的发展都能起到特别好的推动作用。

针对最近的拉闸限电，我也请学生帮我收集了一些数据，做了一些分析。拉闸限电对上了年纪的人而言，不是什么新鲜事。"十一五"末期的拉闸限电，跟这次部分省市的原因相似，就是为了满足节能减排目标。但是这一次"电荒"波及从东到西、从南到北的很多省份，这里面一定有一个普遍适用的原因，我认为这个原因就是电价问题。

目前我国煤价已基本放开，电价还在管制，因此很容易出现价格倒挂，最后导致供需严重脱节。二十多年前我国还有煤电联动机制，即通过行政手段把煤价控制在电厂允许的范围内。但是随着市场经济发展，这个机制变得难以维持，现在的情况更是如此。目前，电厂面临这样的局面：一边是不断浮动的原材料价格，另一边是饱受管制的产品价格。在我看来，这两者间的矛盾一旦暴发就会引发问题，可能还会引发周期性的问题。因此这次国务院允许一定程度放开电价，我认为是个非常好的转折点，可能对中国的能源结构转型、经济发展模式转型都具有非常深远的意义。

黄益平教授将中国经济增长模式的转型概括为从奇迹式增长向常规增长转型。奇迹式增长的特点就是生产要素的价格管制。产品价格放开了，生产要素价格仍旧管制。

目前，电力是非常重要的生产要素。环保专家一致认为，低碳转型的重要步骤是实现所有最终能源的电气化。因此，社会对电的需求会越来越大。如果对电价实施长期管制，那就意味着用电"大户"长期得到隐性的补贴，这种生产模式不仅不可持续，还可能引发较大的问题，比如拉闸限电。因此，在我看来，改革电价有助于中国经济走向常规增长，是一项具有非常重要历史意义的举措，希望这项措施能实施到底，取得良好效果。

走出"运动式"减排减碳极其必要

我国在环保方面的"运动式"减排并不少见,比如 20 世纪 90 年代末期的"零点行动""关停十五小","十一五"期间与节能减排相关的拉闸限电,以及 2016 年以后的环保督察等。

现在,中央提出要避免"运动式"减碳,但是我们的长效机制还没有完全建立起来,那减排和减碳还搞不搞、如何搞?这就提出了特别严肃的新问题。

1997 年和 1998 年的"零点行动"就是典型的运动式治理。当时我还很年轻,看到一夜之间关掉几千家企业,对国家采取这么有力度的行动还感到欢欣鼓舞。但事实上,绝大多数被关掉的企业后来又都恢复生产。当时国家环保总局的力量也很弱,所以借助媒体力量,动员了大批记者到淮河流域进行现场直播。但"运动式"减排、"运动式"减碳不利于长效机制的建立,而且没有考虑企业的产权保护,一定程度上激化了环境保护跟经济发展之间的矛盾。

根据学生帮我收集的相关资料,近期一些地方的拉闸限电一是因为价格倒挂,二是由于一些地区的实际情况接近"双控"目标红线。也有一部分人把此次拉闸限电的原因归咎于"双碳"目标,我不同意这种看法。在我看来,问题不在于"双碳"目标,而在于"运动式"减排和"运动式"减碳的工作机制。这种"一刀切式"的停产限产,特别容易激化环境保护与经济发展间的矛盾,也特别容易出现污染和二氧化碳排放的反弹。

如何建立减碳长效机制?

避免"运动式"减排减碳就需要建立长效机制。哪些是长效机制呢?

一是法律,即改善环境执法。1979 年中国就颁布了《环境保护法(试行)》。我认为如果严格执行此法,中国不会出现特别大的环保问题。哪个企业违反了污染排放标准,就应该按照法律对其采取相应的措施。改善环境执法的关键是提高地方政府环境执法的积极性。但要做到这一点必须具备两个条件：一是要找到社会成本较低的降低污染和碳排放的手段，二是建立地方政府严格环境执法的激励机制。这就提出了长效机制的第二个方面，就是重视运用经济政策。经济政策的好处是达到同样的减排效果，需要付出的社会成本较低。另外，经济政策有可能给地方政府提供合适的激励，促使其严格环境执法。经济政策有价格政策和数量政策两类。目前减碳的国家级政策主要是碳交易，属于数量政策。但实际上还有环境税、碳税和补贴等价格政策。目前很多领域已经出现许多令人欣喜的改革，比如过去的可再生能源补贴，现在已经改为上网竞标机制，进一步带来了成本下降。引入竞争机制后，一来可以加速技术进步，降低成本；二来可以减少国家财政负担。我认为这是一项非常出色的政策改革。

未来减碳将走向碳交易还是碳税？学界对此尚有争议。要想兼顾地方政府的积极性，我认为碳税和环境税是比较好的手段。2018年正式实施的环境保护税在设计上就非常合理。它有两个特点，一是地方税，二是一般性财政收入。这个一般性财政收入的特性，真的可以调动地方政府积极性。国家也可以通过提高环境税的征收力度，加速环境目标的实现。

将来全球气候行动也可能倒逼中国采用碳税的办法。欧盟已经提出了边境调整机制，以防止碳泄漏。美国也很有可能出台同样的政策。边境调整机制意味着进口国会征收碳关税，我们如果想避免被调整，避免向欧盟交税，就可能需要碳税做对冲，因为随时需要明确可比的价格信号。碳交易很难做到这一点。以上主要是对出口行业而言。我们也有非出口行业，像电力，不妨继续实施碳交易。因此也可以就碳税和碳交易的混合体制做一些探索。

实现碳达峰碳中和目标的机遇与挑战

戴瀚程 吴 凯 朱衍磊[*]

改革开放以来,我国经济稳步增长,尤其引人注目的是 GDP 实现了跨越式的发展,远超过其他国家的增长率。然而,从环境和气候角度看,我国与经济发展挂钩的碳排放和空气污染物排放显著增加,导致不少严峻的人群健康问题。自本世纪初开始,我国提出了一系列与气候相关的目标,比如"十一五""十二五"以及"十三五"规划都把能源强度或碳强度目标作为国民经济发展的重要约束性指标之一。

在碳中和的语境中,"碳"是一个广义的概念,不能把它狭义地理解成为二氧化碳,而应把它理解为全系列全物种的短寿命气候污染物和长寿命的温室气体。当然,二氧化碳对全球温升贡献占很大的组成部分。与此同时,还有一些很重要的温室气体,例如甲烷,其来源比较广泛,可以通过煤炭开采、天然气运输以及水稻种植等产生。还有氧化二氮和卤烃等,都是增温效应比较强的超级温室气体。除此之外,大气中的气溶胶和常规污染物可以起到冷却的作用。这些温室气体或短寿命气候污染物的排放来源与我们息息相关,例如饮食中每消费 1 千克的蛋白产品,比如牛肉、羊肉、猪肉甚至植物蛋白,其背后从生产到运输各个环节都涉及碳的产生,即碳足迹。其中,

---

[*] **戴瀚程**,北京大学环境科学与工程学院长聘副教授,环境管理系主任,北京大学全球健康发展研究院双聘研究员;吴凯,北京大学环境科学与工程学院硕士生;朱衍磊,北京大学环境科学与工程学院博士生。

牛肉的碳足迹是最高的，每消费 1 千克牛肉，要产生将近 60 千克的温室气体排放，鸡肉等白肉会低一些，如果只吃素食则会更低。

中国在全球气候治理中起到至关重要的作用，主要原因有两个：一个是碳排放体量大，另外一个则是碳排放增长势头依旧强劲。中国的碳排放在 1960 年占全球的比例微不足道，而现在已经是全球四分之一到三分之一的体量。2001 年我国加入世界贸易组织后，随着全球贸易的生产链、供应链转移到我国，我国每年的二氧化碳排放量已经上升到一百亿吨出头。与此同时，其他的国家比如美国、欧洲、日本等发达国家或地区已经实现了碳达峰，美国可能在 2000 年前后就达峰了，日本是在 2005 年前后逐渐达峰，之后就开始平缓甚至下降。从全球分部门来看，能源部门尤其是电力行业依旧是碳排放的主要贡献部门，另外交通和工业占了大概三分之一，农业、林业和土地利用变化贡献了四分之一左右的排放。我国的占比则有所不同，全球产业链中很多产品的百分之四五十是由中国制造，然后出口给发达国家消费。此外，我国的能源结构以煤炭为主，导致了我国 80% 左右的碳排放来自工业和能源部门。反观包括欧洲、北美国家在内的发达国家，其工业部门相对较小，原因是很多产品不在本土生产，而其交通部门，特别是美国的交通部门排放所占比例比中国要高很多，这也反映了美国作为"车轮上的国家"的现状。当然，他们的能源系统排放占比也不低，这是中国和发达国家一个共同特征。

碳中和等气候目标与相关政策事关国内外两个格局：一个是实现国内经济高质量发展，另外一个是构建全球人类命运共同体。国内格局方面，我们有面向 2035 年的"美丽中国"和"健康中国"目标，这是事关社会生活宜居和人民群众健康的目标，不过与碳中和相比，这些只是环境或公卫细分领域的目标，而碳中和是一个全方位的目标。碳中和涉及我国经济增速从高速降到中高速的新形势下，继续寻求新的增长动力，防止落入中等国家收入陷阱出不来的困境。要摆脱这一陷阱，就必须要寻找新的增长动力、新的产业形态和新的技术，在打通国内市场的同时打开国际市场，这些都与高质量发展息息相关。

国际格局方面，碳中和也涉及如何处理好跟各个国家的关系。一方面是大国的博弈关系,特别是中美的博弈。中美在越来越多的领域都是竞争关系,而全球气候治理是难得的可以合作的领域。从碳达峰到碳中和的时间跨度看,我国比发达国家短很多,对我们的考验也更大。比如,美国、欧洲、日本等发达国家和地区已经在本世纪初就实现了碳达峰,这些国家从碳达峰到碳中和有50—70年相对较长的转型时间。而对比来看,我国的碳减排进程相对滞后,当前还在碳达峰的路上,从碳达峰实现碳中和只有30年左右时间。因此,我们面临的挑战和时间紧迫程度是非常严峻的。另外,我国实现碳中和的成功经验可为"一带一路"上众多发展中国家提供重要示范和宝贵借鉴。发达国家的很多经验是没有办法给发展中国家借鉴的,但是我们国家从贫穷落后到实现温饱和小康,再到碳中和与高质量发展,是一个发展中国家发展的很好的案例,可以供其他发展中国家借鉴,促进人类命运共同体的构建。因此,碳中和可以把国内和国际两个大局统领起来。

回到科学研究本身,政府间气候变化专门委员会(The Intergovernmental Panel on Climate Change,IPCC)最新发布的科学评估报告表明,全球从1850年到现在已经向大气排放了25 000亿吨左右的二氧化碳。如果本世纪的全球表面升温目标设定在1.5℃—2℃,我们还能再排放5 500亿吨到8 500亿吨的二氧化碳。这两个数字意味着如果照目前全球碳排放每年400亿吨左右的速度,或者是温室气体600亿吨左右的话,只够15年左右的时间。也就是说,到2035年就要突破1.5℃—2℃的界限。因此,在"十四五"和"十五五"期间,必须大幅减排。减排的手段主要是加大电气化以及用更多的低碳燃料、可再生能源,包括生物质等。但是,即使是这样,还是有一些减排困难的部门,包括货运、航空运输、水运、重工业、炼钢炼铁和重化工行业。这些减排困难的部门就需要用一些负排放技术去中和掉。负排放技术来源于农林土地利用,就是林业碳汇、陆地系统的碳汇,乃至海洋的碳汇。然而,农林土地利用的生态碳汇潜力是有限的,还需要通过一些工程手段比如生物质、碳捕捉与封存技术实现更大量的碳的负排放潜力。

各个地区和行业应该怎么落实"双碳"目标?需要先设定合理的目标。我国目前有"美丽中国"目标,有碳排放、碳中和目标这些统领性的目标,但碳中和不是为了单纯碳中和,我国同时还有一些其他的目标,我们还需要经济的高质量发展，还需要可持续发展，变暖也只是其中一个危机，我们还有资源耗竭问题、环境污染问题，要顾及方方面面涉及的系统、能源、环境、水、社会经济，每一个都是非常头疼和棘手的问题。而且还需关注区域发展层面以及产业价值链层面的问题，此处还需注意对公平、就业以及社会的广泛影响。怎么样把这些错综复杂的问题与挑战统领起来毕其功于一役，这非常考验决策者的执政水平和治理能力。科学研究在做未来展望和规划的时候，往往要用一些情景分析的手段。假设我们不转型，那未来可能有各种各样的灾难性后果，这意味着我们可能不能按以前的老路走。因此，在"云淡风轻、风和日丽"的愿景背后，需要我们综合考虑社会经济、能源供应和消费，以及环境的协同影响。只有用全局性更系统的视角去看待转型问题，才可以使降碳过程更加安全和稳妥。

研究人员在这个方向做的研究可为决策提供科学支撑。首先，将过去若干年的数据输入一些数值模型中，反映出实时的现状以及过去若干年的变化趋势；然后，为了预估未来年节点的状态，需要通过建模做系统分析、做很多情景假设及实验，比如是否进行结构调整、是否采用新型技术等，进而对未来三五十年的碳排放影响进行评估。系统分析模型在这个过程中就起到了很重要的作用。当然，模型并不能预测未来，只是对未来发展趋势进行评估与判断。它的优点在于可以系统评估减排目标对于各行业、各系统中社会的、经济的、能源的乃至不同收入阶层群体的复合影响。最后从若干条假设的路径中，选择一条相对较为优化的路径，进一步支撑科学的决策。

模型的主要功能是碳排放的计算，其核心公式是"碳排放＝驱动力×单位驱动力的能源服务需求×能源服务需求的能源需求×单位能源需求的碳排放"。因此，碳排放的主要抓手就是驱动力、能源服务强度以及能源效率、碳强度等因素。如果进一步细化来看，驱动力又包括未来人口变化、GDP 规模增速、产业结构、商业建筑面积、旅客出行次数、货运量等，这些都属于碳排放的驱动力。能源服务强度包括了建筑的保温性能，比如建筑如果保温，那么服务强度就会相对更低，如果不保温，那么就需要更多供暖的设施及能源消耗，服务强度就会相对更高；再比如交通出行习惯就和城市规划密切相关，根据城市规划偏集约式还是偏"摊大饼"式，居民就会选择更多地使用私家车还是公共交通，这就影响了能源服务强度。至于能源效率，指我们采用什么技术来提供能源，比如供暖是采用低温热泵还是燃煤锅炉，照明是使用白炽灯还是 LED 灯，汽车是使用汽油车还是混合动力、电动车，这都会影响我们的能源效率。最后，碳强度指的是每一单位的能源产生的二氧化碳，这更多地与能源结构相关，比如说采用燃煤、石油、天然气发电更多，还是更多地使用水、风、光及生物质这些低碳能源，这都会影响到未来排放的趋势。

因此，模型的作用就是将每一部门，比如交通部门、工业部门、能源部门等分别建模，从而可以在每一个部门都实现对未来的预估以及评判。研究人员将碳排放分成了能源排放和非能源排放，简单来说就是看是否与能源系统相关，比如说电力系统、工业、交通、建筑部门，这些都是真正用到能源的部门，属于能源排放；而像水泥这种部门就是非能源排放，也就是过程排放。当然，此外还有非二氧化碳排放，比如刚才提到的甲烷、氧化二氮等温室气体。需要看这些排放具体是怎样的类型，未来会怎么发展，通过分析未来三五十年的不同路径以及对比不同政策假设的实验情景的分析结果，最后就可以评估这些政策的有效性与成本效益，以及其对于环境目标和其他目标的协同性。这样通过综合评估与集成，才能形成具体的路线图，更好地支撑一个城市、一个省份、一个行业科学地进行降碳。

在这个过程中，高校研究所的研究团队、智库等研究人员需要和决策者及利益相关方进行深度的交流和互动，将决策者未来需要考虑的目标和对产业的布局规划体现到模型中来。只有通过多次这样的互动和研讨，才可能把系统建模这个事情做好，所有事情都由科学家去完成，是不可能实现的。具体来说，我们需要有社会经济发展的情景，那么从政策制定策略来讲，就得把这一目标和规划反映出来，体现到模型里的参数设置上，比如说经济增速究竟是百分之五还是百分之五点五，需要把数据定量化，这时候就需要了解这些数据，还有减排目标和各种措施的优选等。当然有些指标决策者也拿不准，那么这时候研究人员就会提供不同措施和技术的减排成本和影响，将这些减排成本相对比，将各行各业的内部技术去比较，基于这种科学和定量的评估，就可以形成一些政策路线图和方案供决策者参考。

其他国家制定的碳减排方案对我国有很多启示。亚洲很多国家和地区,如日本、东南亚都已经出台了面向2030年、2050年等的低碳转型路线图和重要行动方案,对我国省市一级的路线图制定有很强的借鉴意义。以马来西亚的依斯干达州(Iskandan)为例,这个州位于新加坡的对面,在马六甲海峡规划了几个港口,也就意味着到2025年会有很高的经济增长预期。在这么一个未来经济增长动能很足的地区,怎么让它实现低碳增长是一个比较大的挑战。马来西亚当初提出到2030年碳强度要降低45%,与印度类似,而整个伊斯干达地区需要降低70%,这是非常大的挑战。伊斯干达最终提出了实现降低70%碳强度的路线图和行动方案,综合整理出了十二条具体措施,包括绿色经济这一大领域,有绿色交通、绿色产业、绿色城市、低碳城市治理、绿色建筑和施工以及绿色能源等。这些方面大概可以带来60%的减排,表明经济产业、交通结构调整对低碳转型是非常重要的。除此之外,在生活端,居民社区也能带来20%左右的减排,简单来说就是低碳社区、低碳生活方式。所以,不能忽略了个人和社区行动的力量。此外,城市规划、基础设施和废弃物管理方面也能贡献一部分的减排,包括安全宜居、智慧城市这些措施。最后,我们还可以对一些效果比较好的政策进行评估,比如碳金融,将它们有依据地整理出来,从而使路线图更加可行。科学家所能做的贡献基本到这里为止,再往后比如说如何进行制度保障、如何分析规划等,就需要这一方面的专家去进行进一步的统筹安排,这也是政府决策方案形成的具体过程。

当然,我们提到的马来西亚案例是经济快速发展、能源和交通都相对高碳的情景。如果考虑像我们国家西南地区这种植被繁茂、碳汇比较有利的地区,情况就又不一样了。以不丹为例,它是一个碳负排放的国家,它的植被提供的碳汇远高于各行各业的排放。但是模型结果发现,随着经济发展,不丹的正排放越来越多,而负排放基本保持稳定。那么对于这样一个国家,制定的行动方案就会非常不同,比如森林管理就会成为一个非常重要的部分。这两个案例可以告诉我们的是,从中央或省一级制定行动方案,需要体现出相关县市的现实情况和特点,给予他们激励、经费来维持好的碳汇,减少生活终端消费端的排放。

总的来说,不论是哥本哈根气候会议还是格拉斯哥声明,国际形势都对我们越来越有利,中国在全球气候治理舞台的领导地位越发突出。从国内来讲,我们也希望通过这么一个抓手来解决环境资源的制约,解决产能过剩问题,并进一步找到新的经济增长动力,当然,也可以避免潜在的绿色贸易壁垒等。

作为大国,我们需要体现我们的大国担当,这样我们才能在国际上找到我国的全球定位,也符合全球命运共同体的承诺。这个过程中,新型技术和产业形态将起到至关重要的作用,比如说 LED 灯、锂离子电池以及可再生能源。以 LED 灯为例,在 2012 年,美国市场上一盏 60 瓦的 LED 灯需要 40 美元,那时候是很少有人能承受得了的,如果在那时候提出碳中和,没有人会相信。而可喜的是,经过市场推广,不到 3 年时间,LED 灯的价格就下降到 10 美元以下,到现在淘宝、京东上更是只要几块钱,与白炽灯一个水平。再比如锂电池等可再生能源产品也是一个道理,我们有"learning by doing"的学习效应,让新技术可以产业化、市场化。类似的情况也出现在光伏、风电机组的成本上,现在我国的装机容量是远远领先于全球的,这也是得益于大规模生产带来的成本下降和国家的强力推动。这其实还涉及全球产业链和供应链的问题,全球各国现阶段都在做碳中和,如果某个国家不做,那就会落在后边。在碳中和相关的技术和产业方面,我们现在和发达国家是处于同一起跑线的,甚至有些方面我们有一些领先的优势,包括电力系统、新能源、计算技术等。如果我们能抢占先机,那就可以登上产业链的顶端,让我们的工业化更加有利润,可以反哺未来的能源、农业和城市化,也会进一步反映到居民收入上。如果我们国家能够占领高地,不受到技术的制约,那么下一代人的收入水平会越来越高,支撑农业、能源等进一步实现现代化,更好地实现经济、需求的增长。

综上来看,碳中和的实现带来的将是经济高质量发展与绿色低碳可持续发展的双赢!

日本的低碳社会与公共卫生

薛进军[*]

今天,我要和大家分享中国和日本关于低碳社会的经验。我将以日本为例来讨论低碳社会和公共卫生,因为日本和中国是邻国,我们可以相互学习。我将讨论五个主要问题,包括日本公共卫生指标、低碳社会计划、公共卫生系统和设施、新冠病毒防疫模式以及日本经验对他国的启示,尤其是中国。

第一部分先介绍日本公共卫生的一些主要指标。众所周知,日本是一个预期寿命很高的国家,如图1显示,2021年日本女性的预期寿命约为87.74岁,男性略短,为84.64岁。日本是世界长寿率最高的国家之一,其原因与空气质量、环境保护、生活方式以及我稍后将详细阐述的许多事项有关。众所周知,日本在控制疫情方面采取了较为宽松的做法,实行自律和有限的自由,但人们仍然可以出去购物或与朋友一起喝酒。日本的防疫模式,我们有必要研究。

宫鹏教授和其他教授讨论了空气污染和死亡率之间的关系,尤其以中国为例,许多关于这方面的论文已经发表在《柳叶刀》等期刊上。就日本而言,相关研究表明,空气污染($PM_{2.5}$)导致的死亡率非常低。

第二部分是日本的低碳社会计划。我们知道,中国承诺将在2030年前

---

[*] 薛进军,日本名古屋大学国际经济政策研究中心教授,国际低碳经济研究所联席所长。本文根据薛进军在北京大学全球健康发展论坛2021上的主旨发言整理。

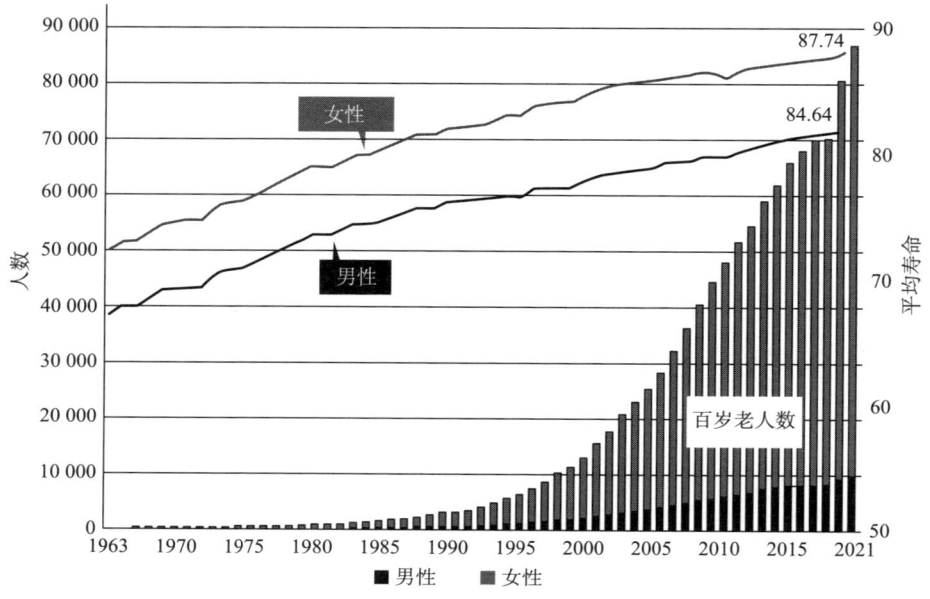

图 1　日本的预期寿命

实现碳达峰,2060年前实现碳中和,而日本已在2013年实现了碳达峰,并且承诺在30年后的2050年实现"脱碳社会"即碳中和。在碳排放问题上,众所周知,英国政府率先提出了"低碳经济"的概念,而日本政府也在2011年推出了"低碳社会"倡议,涵盖了社会的各个方面,包括土地利用、自然环境、交通、工商业和民生等。2015年,日本政府发布了另一个计划——"氢能社会计划"。氢能被认为是未来能源,没有任何碳排放。许多公司,尤其是丰田,正在推广这种新的先进能源技术。2021年,日本政府公布了一个名为"脱碳社会"的计划。数据显示,日本在应对气候变化和碳排放方面取得了较大成功,而这是中国和印度从现在起需要完成的一项艰巨任务(参见图2)。

第三部分跟大家分享一下日本公共卫生系统的经验,我将用一些例子加以阐述。实际上,日本现在的清洁环境是有历史代价的。20世纪六七十年代,日本在经济快速增长的同时,也遭受了四大污染疾病的严重危害,尤其是由环境污染引起的熊本县的水俣病和四日市的哮喘病。从20世纪70年代起,日本改变了发展战略,把环境保护放在首位,提出了许多改善环境的法规和政策。

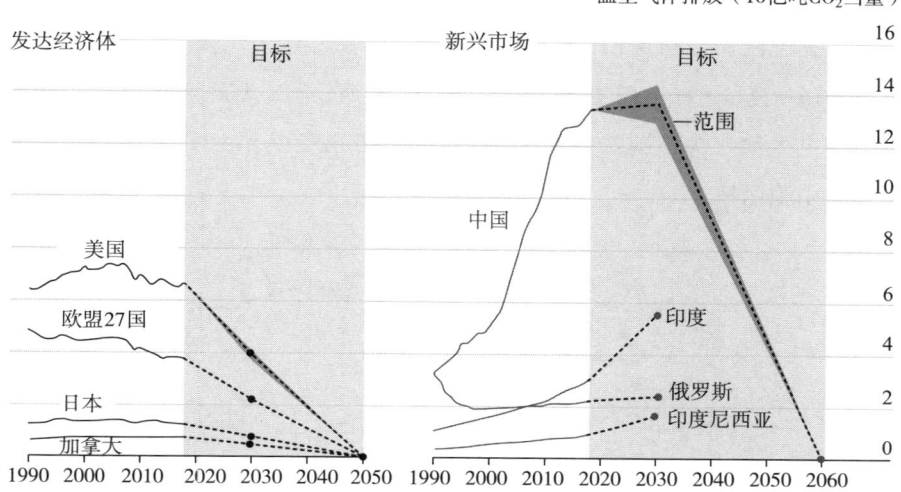

图 2　一些大国和地区的温室气体排放趋势

日本的环境变好的因素有很多，其中之一就是产业结构的变化。在日本，服务业占 GDP 的比重最大，制造业的份额相对较小，而农林业的份额最小，低于 10%。相比之下，制造业在中国 GDP 中的份额相对较大，这导致了更多的碳排放。日本学者赤松要（Kaname Akamatsu）教授提出了著名的亚洲经济发展的"雁行模式"理论来解释日本如何实现国内产业结构升级并成功引领亚洲国家产业结构转型和经济发展的过程。20 世纪 70 年代，日本将许多（相对于日本国内而言）高污染、高碳排放和高能耗的产业转移到其他国家。这种海外产业转移通过资本输出和技术转让促进了引进国的经济增长，但也产生了环境污染和碳泄露等问题。

在低碳交通方面，东京地铁系统是世界上最复杂、最高效的地下交通系统，发达的地铁系统使得私家车的使用大幅减少，从而降低了环境污染和碳排放。

至于公共卫生设施，一个例子是日本的厕所革命。这场革命带来了技术创新和以清洁闻名的厕所环境，尤其是水洗厕所的创新，预防了数百万人感染传染病，为公众健康做出了贡献。

日本的医疗保健系统即所谓的"医疗医院系统"非常发达，日本拥有世界上最高的病床率和医生比率(见图3)。在日本,医院分为三种类型:第一类是大型医院和专科医院,如东京大学医院、名古屋大学医院、癌症医院和心脏病医院等,这种医院主要治疗大病、疑难病;第二类是遍布于居民区和各地的主要治疗头疼脑热等小病的小诊所;第三类是治疗介于大病和小病之间的中型医院。

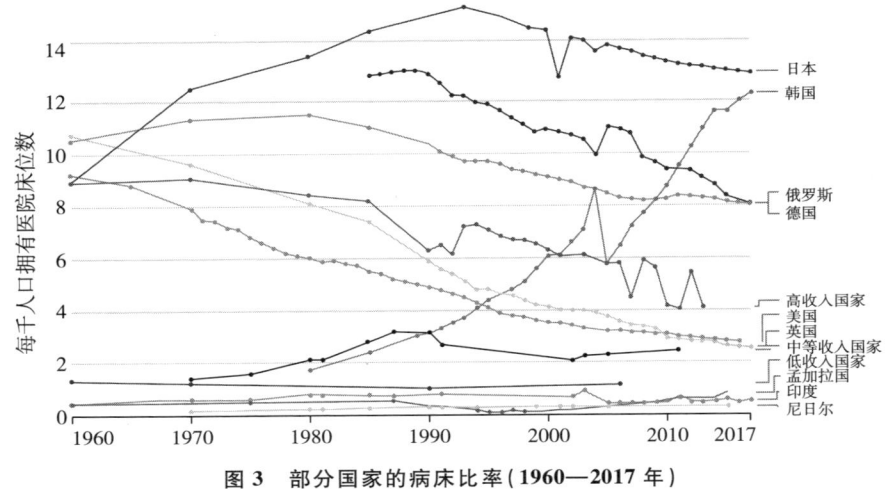

图3 部分国家的病床比率(1960—2017年)

注:医院床位包括公立、私立、普通和专科医院及康复中心提供的住院床位。在大多数情况下,包括用于慢性护理的病床。

资料来源:经合组织、欧盟统计局、世界卫生组织和其他机构。

这种合理的医院职能分工减轻了大医院的负担。这与大病小病都要挤到大医院的情形不同,后者往往人满为患,等待就医时间长,造成医生负担过重,影响了诊断时间和医疗质量。造成这种问题的原因是大中小医院分工不明,没有足够的小型诊所来治疗许多人都可能会得的诸如感冒发烧的小病。此外,日本的医疗设备非常先进,比如计算机断层扫描机(CT)、核磁共振扫描机(MRI)、胃镜肠镜等高科技的医疗设备可以帮助医生更早地发现患者的疾病并开展早期治疗,促进了公共健康及其人口寿命延长。

食物也很重要。寿司、豆腐、纳豆、荞麦面等日本食物不仅美味,而且低碳。这种比较合理的饮食结构也是公众健康状况良好的一个重要原因。

第四部分是日本的防疫模式。日本模式既有政府主导,也有相对的自由。在新冠疫情期间,日本戴口罩的习惯保护了很多人的生命。在一些国家,戴口罩是政治化的问题,而在日本,没有人会为戴口罩的必要性而争辩。此外,与其他国家不同,日本人的问候方式不是亲吻、拥抱或握手,而只是鞠躬,这样可以避免身体接触,从而预防人们受到病毒感染。

第五部分是日本经验的启示。首先,日本突出的公共健康表现与其GDP和二氧化碳脱钩有关。1990—2019年,日本实现了超过30%的GDP增长(以1990年为基年),并且实现了以消费和生产为基础的二氧化碳排放量的迅速减少(见图4)。中国未来也将继续推进节能减排和低碳社会,以使其经济增长与碳排放脱钩。

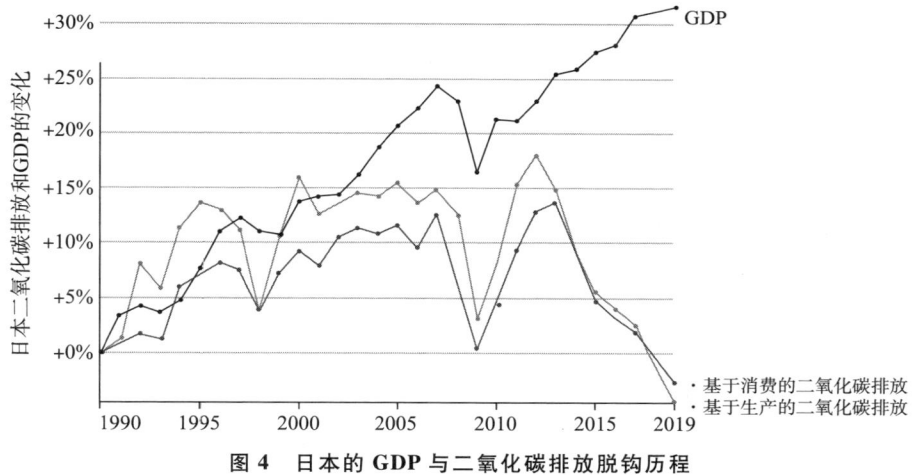

图 4　日本的 GDP 与二氧化碳排放脱钩历程

资料来源:世界银行。

注:国内生产总值(GDP)数字已按通货膨胀率调整。

其次是与技术创新有关。关于实现碳中和的路径和方法,学者和政府官员们主要关注于路径目标和减排政策,而忽视了技术创新在实现碳中和方面的重要性。根据日本的经验,技术进步在减少碳排放方面起着至关重要的作用。举例而言,根据每单位能源产出 GDP(能源生产率)的统计数据,日本的能源生产率远远高于中国(见图5)。因此,中国在技术进步、节能减排和提高能源效率方面有很大的进步空间。

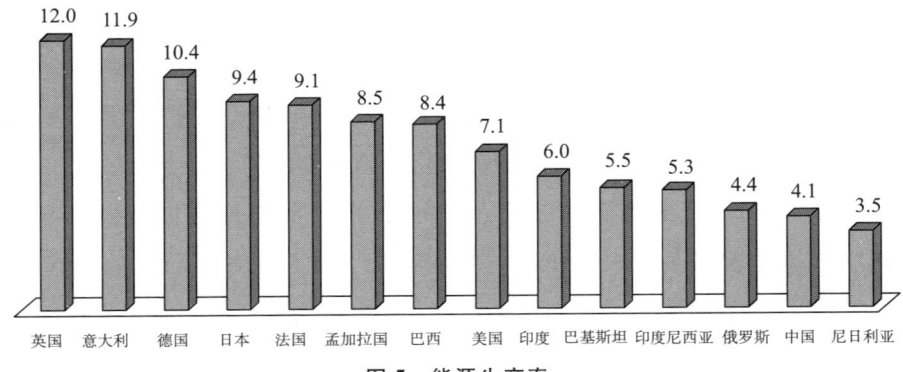

图 5　能源生产率

日本有 28 位诺贝尔奖得主，其中 6 位来自名古屋大学。这些教授不仅在做科学研究，也在做技术创新。例如，名古屋大学的天野浩教授是 LED 灯的发明者之一，他正在研究效率更高、成本更低的未来能源的新材料，这类技术和产品可以在帮助减少碳排放的同时提高人们的生活水平。

众所周知，公共健康涉及许多方面，如营养、生活方式、环境、卫生、饮食、保健、睡眠、压力管理、运动和锻炼，还有心理健康问题等。这些概念在日本和中国都越来越流行。正如过去日本和中国互相学到很多东西一样，我们现在应该继续相互学习，进行更密切的中日合作，希望日本的一些经验对中国有所借鉴，可以帮助中国建成低碳社会，实现碳中和。

参考文献

CO_2 and greenhouse gas emissions, https://ourworldindata.org/co2-and-other-greenhouse-gas-emissions, accessed on December 22, 2021.

GDP_per_unit_of_energy_use, ttps://en.wikipedia.org/wiki/Energy_intensity#/media/File：GDP_per_unit_of_energy_use.png, accessed on December 22, 2021.

挑战与机遇并存：危机中问世的全球气候议程

胡玉坤[*]

在新冠疫情与气候变化双重危机的夹击之下，重塑一个更健康、更绿色的世界已是国际大势所趋。在此背景之下，全球几乎所有国家一致通过了新气候议程。但要将承诺化为现实，还面临重重挑战。

大流行病与环境灾害叠加的双重危机

新冠肺炎疫情对人类健康造成了巨大冲击。自疫情暴发以来，世界各地的公共卫生危机此起彼伏，一些贫困人群和脆弱社区备受打击。有些地方尚未完全走出疫情阴影，更为频繁且强烈的高温热浪、洪涝、龙卷风、干旱等诸多极端气候现象便接踵而至。2021年6月，一场"高压锅"式的热浪席卷了北美西海岸，在美国和加拿大吞噬了数百人生命。除了德国和比利时的致命洪水，创纪录的特大暴雨7月份侵袭了我国郑州。这座中部城市一个小时的降雨量超过了200毫米，一天的雨量几乎等同于常年一年降雨量的平均数。这几个举世震惊的灾难仅是全球气候变化趋势的一个折射。就像新冠病毒的幽灵仍在人们身边徘徊一样，气候变化的灾难性后果也不时发生。与新冠病毒作斗争的人们，不得不同时在另一条战线与极端气候现象作战。

---

[*] 胡玉坤，北京大学全球健康发展研究院研究员。本文刊登于《光明日报》（2021年12月23日）。

更令人担忧的是，人类活动引起的气候变化已然成为全球的最大风险。不管是人类健康抑或地球健康，均受到了全球变暖的严重负面影响。联合国政府间气候变化专门委员会（IPCC）2021年8月推出的第六份评估报告《2021年气候变化：物理科学的基础》，以更确凿有力的数据拉响了警报：即便在碳排放大幅削减的最佳形势下，全球气温升幅也有可能在20年内（2040年前）达到或超过1.5℃的"临界点"。换句话说，人类遏制全球变暖的机会之窗正在快速关闭。基于60多国234名科学家签名并获得195个国家政府批准的这份权威报告还警告说，地球的未来在很大程度上取决于人类今天所做出的选择。很显然，遏制全球变暖不仅是关乎子孙后代的一个可持续发展问题，而且是当下这一代就不得不直面的严峻考验。

新冠肺炎疫情损失巨大，这般规模的灾难让人类不堪承受。层出不穷的极端气候事件紧紧相逼，人类不可能坐等疫情彻底终结后再起而努力，果断迎战双重危机的全球行动迫在眉睫、刻不容缓。

重塑人类与地球未来的新承诺

因新冠肺炎疫情肆虐而被迫推延一年的《联合国气候变化框架公约》（United Nations Framework Convention on Climate Change，UNFCCC）第26届缔约方会议（26th UN Climate Change Conference of the Parties，COP26）被寄予了厚望。在英国格拉斯哥揭幕的这次峰会，系国际社会首次对里程碑般的《巴黎协定》进行评估。在2015年的巴黎峰会上，世界上几乎所有国家都破天荒地做出了具有法律约束力的减排承诺。然而，最为棘手的实施细则和气候融资等问题却一直悬而未决。

新近的各种科学证据均揭示，整个地球正在不可逆转地升温。COP26主席阿洛克·夏尔马在开幕式上郑重强调，这次峰会是按《巴黎协定》目标将全球升温幅度控制在1.5℃范围内的"最后和最佳希望"，约200个国家的元首、谈判代表以及近4万名环保人士齐聚格拉斯哥。由于磋商极具挑战性，峰会不得不延期一天，于当地时间11月13日晚才落下帷幕。COP26在多个维度推进了巴黎大会的未竟事业，并发布了名为《格拉斯哥气候公约》

的联合公报。概括起来其进展主要表现在以下几个方面：

第一，COP26维持并明确定下了将全球升温控制在1.5℃以内的目标。较之巴黎峰会确定的"将全球升温控制在低于工业化前2℃的水平，最好将其限定在1.5℃"的目标，显然进了一步。新近的科学证据确凿无疑地揭示，1.5℃是保护人类免受更大气候灾难的一个阈值。

第二，经过6年的艰难谈判，姗姗来迟的《巴黎协定》规则手册，即《巴黎协定》的实施指南（包含建立全球碳市场框架的规则）等落实细则终于敲定。这算得上是圆满完成了本次峰会的核心目标之一。

第三，《格拉斯哥气候公约》呼吁缔约方加速努力"逐步减少"有增无减的煤电，逐步取消对化石燃料的补贴。这堪称联合国缔约方大会史上首个明确提及减煤的协议。另有40余国做出了2050年前逐步淘汰煤炭的承诺。此次会议直接瞄准了导致气候变化的"元凶"煤炭，无疑是实现全球升温1.5℃目标的关键所在。这几个举动多少让世人看到了煤炭行业巨大转变的曙光。

第四，《格拉斯哥气候公约》用较大篇幅阐述了"损失"(loss)和"损害"(damage)问题，敦促对碳排放负有最大责任的富裕国家等相关方面，为致力于解决与气候变化负面影响相关的损失与损害活动提供增强和额外的支持。

第五，含美国和中国在内的100余个国家宣布加入《关于森林和土地利用的格拉斯哥领导人宣言》，承诺在2030年之前停止和扭转森林砍伐和土地退化。森林对于清除空气中的碳有举足轻重的作用。此举有益于保护林木、社区和自然栖息地。

第六，会上正式启动了由美国和欧盟牵头的《全球甲烷承诺》，各国决定携手努力，到2030年将甲烷排放量削减30%。甲烷是仅次于二氧化碳的第二大温室气体。迄今，该承诺签署成员已逾百个。

第七，中美两国发布了《中美关于在21世纪20年代强化气候行动的格拉斯哥联合宣言》，承诺在随之而来的决定性十年中携手努力共同应对气候变化。美国和中国是世界上最大的两个经济体，这么一个气候合作协议能获得通过不能不说是令世人欣喜的一个亮点。

最后，鉴于各国的"气候雄心"不足，与最晚在本世纪中叶实现净零的目标存在较大的差距，缔约方同意第二年重返谈判桌进一步磋商更大的减排幅度。

上述一揽子的国际行动，不论是吹响了结束燃煤时代的号角，着手解决毁林和甲烷问题，抑或为发展中国家提供气候融资的承诺，皆释放的积极的信号。这些举措为全球后续行动铺平了道路，也由此开启了未来十年全面落实《巴黎协定》的新征程。

减缓与适应举措及其落地的重重挑战

COP26尘埃落定，但应对气候危机的方案并不尽如人意。为了将全球变暖控制在1.5℃以内这一长远目标，各国急需在未来十年将温室气体的排放量减半，并在21世纪中叶实现净零排放。按照《巴黎协定》，缔约方每5年须提交反映出其应对气变努力的国家自主贡献（NDCs）目标。据世界资源研究所（WRI）气候观察网提供的数据，截至2021年11月25日，已有151个国家提交了新版或更改版的国家自主贡献目标（占全球碳排放总量八成以上），其中91个国家调低了其2030年碳排放目标。

然而，各国展示出的减排雄心远不足以遏制已经失控的全球升温。联合国环境规划署在COP26前夕发布的《2021排放差距报告：热火朝天》揭示，根据各国的新气候承诺，并结合其他缓解措施，世界将步入到本世纪末全球升温2.7℃的轨道。这远远超出了《巴黎协定》的目标，并将导致地球气候的灾难性变化。国际能源署（IEA）在COP26期间也悲观地预测，假如按COP26的气候承诺，即便全部得以兑现，世界也只能步入全球变暖1.8℃的轨道。

至于限制煤炭议题，《格拉斯哥气候公约》只轻描淡写地表述为"逐渐减少"而非"逐步淘汰"。再者，领导人们虽同意停止对化石燃料的补贴，却未能设定取消补贴的时间表，以至于减排这个遏止全球暖化"最快速、最可行"的举措被冲淡了。

《巴黎协定》确定了到2020年为发展中国家每年联合提供1 000亿美元

的气候融资,用于减缓排放,这本是以较低成本协力遏制全球气候变化的一个重要途径,但相关资金一直难以到位。COP26尽管比以往任何一次都更进一步,承认并着手处理气候融资问题,不过令人遗憾的是,《格拉斯哥气候公约》仅敦促发达国家缔约方在2025年之前全面紧急实现1000亿美元的目标。对"损失"和"损害"问题虽着墨较多,且提到要展开对话,但却没有具体的行动计划。这些都使COP26的成效大打折扣,也令已频繁遭受气候变化危害的脆弱国家感到无奈而沮丧。不能不说,这也是国际社会全球领导力有限的一个折射。

通过艰难的多边谈判达成国际共识,仅仅是故事的开始。撇开《格拉斯哥气候公约》提出的新挑战不说,由于该公约本身不具有法律约束力,承诺与落实之间能否无缝衔接还有赖于各国领导人强大的政治意愿、决心和魄力。鉴于联合国缔约方大会并没有正式的执行和问责机制,也无法对未实现目标的国家进行惩罚,各个国家自主贡献的提出及落实主要靠各个国家相互之间、公民社会组织及公众的施压和监督。

就减排而言,巴黎气候峰会至今已过去多年,全球气候变化的速度在明显加快,然而,各国应对气候变化的干预行动却很迟缓,减排承诺与实际履行之间存在着严重脱节。科学家们近来推算,若按照目前的减排速度,能源系统需150多年方能完全脱碳。

适应方面也可以说乏善可陈。以医疗卫生系统的气候抗逆力与低碳转型为例,尽管气候变化影响健康的确凿证据越来越多,但各国做出的适应性反应却极不相称。据国际顶级期刊《柳叶刀》发布的《柳叶刀人群健康与气候变化倒计时2021年报告:为健康未来发出红色预警》,在2020年,166个国家中有104个国家(占63%)的卫生应急框架实施程度不高,对于应对不断升级的大流行病风险和气候相关突发卫生事件风险皆缺乏应有的准备。

为了应对日益严重且不断升级的气候危机,更具雄心的国际目标必不可少。联合国秘书长古特雷斯在COP26闭幕后专门发表的声明中警告:"我们脆弱的星球正命悬一线。我们仍在敲打气候灾难的大门。现在是进入紧急模式的时候了——要不然我们达到净零的机会本身将归为零。"毋庸置疑,人类正处于战胜气候危机的一个关键性十字路口。

阴霾之下的希望之光

在有了得到一致认可的《格拉斯哥气候公约》的基础上，若加上各国在气候领域的雄心与实施力度的升级，全球温控 1.5℃ 尚存希望。但要驾驭已失控的局势，世界各国政府必须携手企业、民间社会组织等，在生产和生活各个领域发起一场全方位的革命性转变。

少数国家在追求绿色低碳的道路上已走到了前列。以英国为例，2012 年英国电力的 40% 来自煤炭，但目前所占的比例还不到 2%。英国已承诺最晚在 2024 年完全淘汰煤电，也成为第一个将最晚在 2050 年之前实现净零碳排写入法律的一个主要经济体。英国还宣布最晚在 2030 年之前停止销售新的汽油和柴油汽车，这使英国有望成为七国集团中道路运输脱碳化最快的国家。为了践行气候承诺，英国政府已推出了《绿色工业革命十点计划》(The Ten Point Plan for A Green Industrial Revolution)，主要将聚焦清洁能源、交通、大自然保护及创新技术等。

格拉斯哥峰会的参会者还包括商界、企业界和金融界人士。在国际发展舞台十分活跃的国际慈善界巨头比尔·盖茨便是主角之一。他 20 年前投身全球健康事业，10 年前便开始兼顾最具挑战性的气候课题。峰会后，盖茨满怀希望地谈到"气候对话已发生了戏剧性变化，而且越来越好"。他观察到了国际气候对话的三大利好转变：第一，清洁能源创新在国际议程中变得比以往任何时候都更重要；第二，私有部门正与政府和非营利组织一道发挥核心作用；第三，气候适应的能见度更高了。盖茨的著作《如何避免气候灾难》(How to Avoid A Climate Disaster) 中洋溢着乐观的基调，他对书中提出的蓝图和对策既乐观进取，亦十分务实。为了将理念付诸实践，盖茨正身体力行地参与清洁技术等气候智能型科技创新项目的投资中。

像盖茨一样，越来越多的私有部门和企业家加入了拯救地球的行列。由三位 NASA 前科学家于 2010 年在旧金山创建的星球公司（Planet），便是令人振奋的一个创新的例子。该公司拥有约 200 颗环绕地球的成像卫星，每一天都能对地球整个陆地表面进行一次高分辨率的扫视。这些卫星配上人工智能后如虎添翼,能精准追踪和监测世界各地的热带雨林、树木、农田、珊瑚礁乃至烟囱排放的现状及动态变化。有的甚至能近距离清晰显示谁非法砍伐哪片树木、哪些工厂违反了二氧化碳排放的规定等。愈来愈多的企业正致力于新的清洁能源的研发。全球一些大型汽车制造商正朝淘汰污染车辆、只生产电动或混合车型的方向转型。

人们对地球变暖危险性的认知与意识不断提升,再加上新冠肺炎疫情与极端气候事件的叠加,催生了新一波史无前例的国际行动。为了实现健康和绿色的复苏,除了无数环保人士,作为健康卫士的卫生工作者也承担起了拯救地球的使命。含世界卫生组织在内的全球卫生界发起了一系列气候行动。一些知名学者纷纷撰文,为避免气候灾难献计献策。基于国际合作的有关气候变化与健康的重磅报告纷纷面世。一些大型企业也纷纷制定了实现净零排放的目标。2021年的诺贝尔物理学奖破天荒颁给了在全球变暖研究方面做出卓越贡献的两位气候学家。

形形色色的社会运动正在不断壮大,各方气候力量正在集结。联合国气候行动高级别倡导者发起的"奔向零碳"(Race to Zero)和"奔向韧性"(Race to Resilience)等全球运动方兴未艾,在世界范围内吸引很多人投身于气候之战。各种冠名的净零排放联盟等国际组织纷纷破土而出,形形色色的"净零"倡议活动也层出不穷。

世界各地青年一代对气候事业的热忱、勇气和担当给了世人莫大的信心。在全球各地,越来越多的青年领袖脱颖而出。在COP26前夕,完全由青年人主导的第16届联合国青年气候变化大会(The 16th UN Climate Change Conference of Youth, COY16)也在格拉斯哥召开,这为年轻一代的赋权、能力建设及政策培训等提供了重要平台。会后随即发布的一份70余页的《全球青年立场声明》表达了世界青年的心声和诉求。凡此种种,都为全球抗击气候变化带来了巨大希望。

简而言之,应对关乎人类共同命运的严峻气候挑战,光有国际承诺和共同愿景是远远不够的。不论穷富,任何国家都不可以高枕无忧,哪个国家也不能置身事外。人类既没有犹豫彷徨的时间,也没有观望的退路。全世界所有国家必须拧成一股绳赶紧调转航向,不仅要信守诺言采取协调一致的切实行动,而且还必须加快行动的步伐。

新近一轮国际努力无不凸显了应对气候危机的严峻性和急迫性,也彰显了具有示范意义的最新信号。借助此次峰会的势头,相信世界各国都会在减缓和适应的各条战线同时"开战"。更何况,由科技创新引领的一场绿色低碳革命正在悄然来到。倘若政策和技术能够与时俱进、有力加持,那么我们有理由对此次峰会达成的国际气候议程乃至绿色未来持乐观的态度。

参考文献

世界资源研究所,https://wri.org.cn/data,访问日期:2022-07-13.

将健康置于全球气候议程核心：双重危机夹击下新一轮国际健康行动的启示

胡玉坤*

人为引起的气候变化已然构成了一个生死攸关的全球威胁。不管是人类健康抑或地球健康都受到了气候危机的严重威胁。而健康理应成为气候变化解决方案的一个重要组成部分。在COP26召开前，全球卫生工作者发起了一系列拯救地球以保护人口健康的行动。

双重危机不再只是"狼来了"

迈入21世纪以来，各种突发性公共卫生事件和极端气候现象互为交织，纷至沓来。新冠肺炎疫情暴发以来，这个致命病毒在世界各地不断蔓延，持续肆虐，给全球人类健康和福祉带来史无前例的冲击。像新冠肺炎一样，全球变暖带来的气候灾难亦成为人类共同的"敌人"。仅2021年，人们就目睹了各种极端天气事件在世界各大洲接踵而至。不仅如此，气候变化还会以多种方式危及人类的健康与生命。例如，导致气候变化的空气污染等会损害人体的心肺器官，增加罹患肺炎、慢性阻塞性肺病、肺癌、心脏病和中风的风险和严重程度，每年导致全球约700万人过早死亡。空气污染还会致使人

---

* 本文发表于《中国人口报》（2021年11月24日）。

体免疫力低下,削弱抵御病毒侵袭的能力。此外,气候变化也会增加罹患食源性、水源性及病媒传播疾病的风险。

生态环境恶化进一步加剧了气候变化对人口健康的威胁。对大自然的肆意掠夺和大面积破坏不但侵害水与粮食的安全,也为病原体从动物界造访人世间提供了"跳板",从而增加大流行病传播的概率。

国际顶尖期刊《柳叶刀》与相关机构联手推出的《柳叶刀人群健康与气候变化倒计时 2020 年报告:协同应对交织的危机》,专门描述了这两场危机之间的协同效应和相互作用。而接下来一年的《柳叶刀人群健康与气候变化倒计时 2021 年报告:为健康未来发出红色预警》描述了更加令人担忧的气候变化危害人类健康的景象。疫情与气候变化互为交织,使人类社会尤其是弱势人群与社区雪上加霜、不堪重负。就气候变化对人类健康的影响而言,为了避免整个世界遭受更具灾难性的健康冲击,全世界必须果断行动将全球升温限制在 1.5℃ 以内。

率先垂范的世界卫生组织

作为全球健康领域的一只"领头羊",世界卫生组织对气候变化与健康议题的关注已持续了逾四分之一个世纪。世界卫生组织在 COP26 这一波气候行动中相继推出了一系列活动。

为了助力各国推动保护人类健康和地球健康的转型性变化,世界卫生组织等牵头发起名为"COP26 健康方案"的行动,以便为 COP26 注入更多健康元素,并从健康角度促使气候目标更具雄心。这个方案优先瞄准了保护人们免受健康威胁的主要防线——卫生部门的抗逆力和脱碳转型。该活动的两个重要切入点分别是:构建具有气候抗逆力的医疗卫生系统和开发低碳可持续的医疗卫生体系。前者有助于增强各国保护其人口免受气候变化负面影响的能力;后者可以助力国家和卫生部门的脱碳减排。这个方案有助于引领各国卫生部门走上与《巴黎协定》目标相吻合的系统性变革之路。

更值得称道的是,世界卫生组织 2021 年 10 月 5 日还专门发布了 COP26 气候变化与健康特别报告《气候行动的健康理由》。基于 150 多个组织、400

多名卫生专业人员的研究咨询成果,这份重磅报告明确提出了"气候变化是人类面临的最大单一健康威胁"的科学论断,并呼吁各国政府及其他利益攸关方对当前的气候与健康危机采取紧急行动。这个新蓝图提出了 10 项优先行动建议,每项都附上了行动要点、相关资源和案例研究,以激励并引领决策者和实践者将提议的解决方案付诸实践。这一揽子行动方案的核心点包括必须将健康和社会正义置于联合国气候谈判核心,重塑可持续、健康的城市环境和交通系统,优先考虑步行、骑行和公共交通,促进可持续的食品供应链和更有营养的饮食,以及保护和恢复生物多样性,等等。

空气污染对人类健康的严重威胁,堪与气候变化的危害比肩。为了减轻全球空气污染导致的疾病负担并挽救数百万人的生命,继 2005 年发布第一个全球空气质量指南以来,世界卫生组织 2021 年 9 月 22 日适时推出了新版《全球空气质量指南》(以下简称"指南")。这份基于科学证据的《指南》提供了空气污染有害人类健康的清晰证据,并依据新的空气质量水平提出了相应建议,为决策者通过降低主要空气污染物水平保护人口健康提供了一个实用工具。

顶级健康组织与卫生专业人员的齐声应和

新冠肺炎疫情席卷全球并持续肆虐,成为激发全球气候变化解决方案更大雄心的一个关键性理由和重要驱动力。为了让全球决策者听到并采纳"将健康置于全球气候议程核心"这一建议并据此采取行动,国际卫生界接二连三地推出了一波举世瞩目的大动作。越来越多的卫生专业人员开始踏上遏制气候变化之路。一些全球重量级的卫生组织和顶尖期刊联合起来先后发表了几封署名公开信。

在这一轮活动中,国际顶尖医学期刊的作用特别显眼。2021 年 9 月 6 日,享有盛誉的医学期刊《英国医学杂志》发表了《呼吁采取紧急行动制止全球升温,恢复生物多样性并保护健康》的社论。该社论宣称:"作为卫生专业人员,我们必须尽我们所能帮助全球过渡到一个可持续、更公平、更有弹性和更健康的世界。除了采取行动减少环境危机造成的伤害,我们还应积极推动全球预防进一步损害,并就消除危机的根源采取行动。"这篇社论也同时刊发在世界各地200多家医学、护理和公共卫生期刊上。长期处于气候议程边缘的健康议题借此得到大力宣扬。

紧随其后,代表全世界至少4 500万卫生专业人员(约占全球卫生劳动力3/4)的450多个卫生组织,连同102个国家和地区的3 400多名个人(包括世界卫生组织总干事谭德塞),于2021年10月5日给世界各国元首以及各国气候谈判首席代表发了一封题为《健康的气候处方》的署名公开信。这封公开信开宗明义提出警示:"气候危机是人类面临的最大单一健康威胁。"本着强烈的责任感,公开信呼吁采取紧急气候行动保护人们的健康:"作为卫生专业人员和卫生工作者,我们认识到我们有伦理义务公开谈论这场迅速增长的危机,这场危机有可能比新冠大流行更具灾难性和持久性。我们敦促各国政府履行保护其公民、邻国和未来世代免受气候危机影响的责任。"

国际卫生界这一波密集行动揭示了应对全球气候危机的紧迫性和严峻性,大力传播了气候变化与健康间的关联性以及气候变化对人类健康构成威胁的清晰信息,并为全球气候议程的制定提供了有力的科学支撑。

为重构一个更健康更绿色的世界开出良方

历经新冠肺炎疫情的浩劫,卫生专业人员对于避免更大气候灾难带来的健康危害具有强烈的危机感。一些大牌学者纷纷撰文,为抗击气候灾难献计献策。无论是上文提及的报告抑或联名公开信,都具有重要的风向标意义。

在此,我们不妨以《健康的气候处方》为例,一瞥国际卫生界"救世良方"的具体内容。《健康的气候处方》呼吁的一揽子行动包括:所有国家更新其按《巴黎协定》做出的国家气候承诺,以公平分担将升温限制在1.5℃的责任;各国将健康纳入上述承诺的控制升温的计划中;各国政府建立具有复原力的、低碳和可持续的卫生系统;各国政府确保大流行病复苏投资支持气候行动,以减少社会与健康不公平。在全球由COP26达成《格拉斯哥气候公约》激发的雄心之下,相信国际卫生界的后续努力定会与时俱进向纵深推进。

概言之,如此声势浩大的全球卫生界总动员,可以说是史无前例的。卫生工作者对于气候变化关切的不断加深和日渐普遍化,既出自遏制全球气候变暖关乎健康的信念,也来自挽救生命的危机感和紧迫感。人类在新冠肺炎疫情和气候危机面前的多重脆弱性揭示,保护人口健康与保护我们的地球不可偏废。这一轮国际集体行动及其发出的强烈信号,亦可以解读为国际卫生界朝"健康一体化"迈进的最近动向,促人深思,也耐人寻味。

气候变化与传染病概述

张振宇[*]

很高兴能与大家分享目前气候变化与传染病研究的现状。相信大家都知道,工业化以来,我们向大自然排放了大量的温室气体,加剧了全球性的气候变化。据联合国报告显示,相比于20世纪初,全球地表温度上升了0.8至1.3℃。全球变暖使每个国家都无法置身事外,我国青藏高原地区的增温幅度甚至达到了1.1℃,显著的温度变化也造成了传染病发病风险的升高(Masson-Delmotte等,2021)。因此,了解气候变化的健康风险,对我们积极参与气候变化的全球治理、努力实现"双碳"政策,以及保障社会经济政治的稳定运行与繁荣发展,都有着非常大的意义。在接下来,我将从全球的宏观角度,介绍气候变化作用于传染病病原体、传播途径和传播宿主三个方面的情况,讨论它们之间的关联和对于人类社会的影响,如图1所示(El-Sayed 和 Kamel,2020)。

首先,气候变化会通过影响温度和湿度来影响病原体的繁殖、生存与分布。大多数的病原体都有着适合它们存活的温度,如果温度过高或过低,病原体就会难以存活(吴晓旭等,2013)。以疟原虫为例,它们在蚊虫中发育

---

[*] 张振宇,北京大学公共卫生学院全球健康系副研究员,北京大学全球健康发展研究院双聘副研究员。

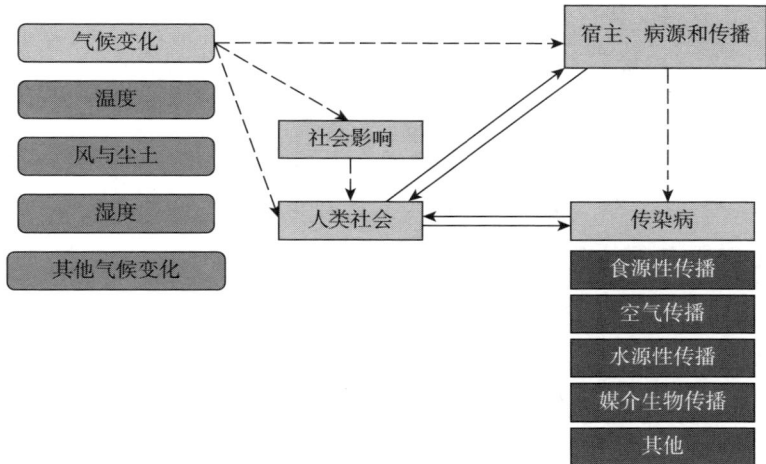

图 1　气候变化对于传染病的影响

的最低温度约为 15℃,它们的存活率会随气温上升逐步提升,潜伏期也会缩短,使得疟蚊更早具有传染性(Patz 和 Olson,2006)。温度变化还会让病原体优胜劣汰,促使它们不断地适应新的环境。随着全球气温上升,大量冰川和冻土融化,其中埋藏千年的未知病原体也随之出现。科学家在我国西藏冰川的一份样品中,发现里面含有 33 种被埋藏了 1.5 万年的病毒,而且首次发现 28 种未知病毒(Zhong 等,2021)。

其次,气候变化会从水、食物和空气三方面,影响病原体的传播路径和传染病的发病模式,从而改变传染病的暴发与传播(吴晓旭等,2013)。例如,极端降雨有可能会超过城市给排水系统的负荷,导致洪涝灾害,促使病原体的繁殖和传播,从而导致传染病的暴发。气候变化还会改变海水系统中的水温、酸碱度、盐度,进而影响海洋生态系统。我们知道,水温的升高和水体富营养化会导致赤潮的发生,这些藻类会释放大量毒素污染水源和海产品,人类食用后会造成中毒(Frumkin,2016)。在陆地上,气候变化还会改变食物和水源的分布,使得人类与野生动物不得不更频繁地接触,从而大大增加人类被感染的风险(张文宏,2020)。气候变化还可以通过空气影响疾病的传播。沙漠中的沙尘暴会裹挟大量有害的病原体,从中亚飘至数千里外的韩国和日本,给当地人们的健康带来巨大的威胁。

最后,气候变化对传染病宿主的影响主要包括宿主的空间与时间分布、宿主的生命周期特征、病原体的分布情况、从节肢动物到脊椎动物的传播效率等(Gould 和 Higgs,2009)。对于大多数物种而言,气候变化会使它们的栖息地向两极靠近。以疟疾为例,随着气温和湿度的增加,疟蚊的活动范围会随之改变(Hay 等,2004)。气候因素还会影响传染病的流行季节。一项研究预测到,春季气温每升高 1℃,宿主携带鼠疫杆菌的比率就会增加超 50%(Stenseth 等,2006)。节肢动物对于气候变化也格外敏感。温暖的环境会加快昆虫体内的生化反应,增加它们的活动,促进其发育和繁殖(King 和 Monis,2007)。虽然气候变化会带来越来越恶劣的气候,但各物种也进化出了适应新环境的能力。包括大部分病媒生物在内,很多变温动物会采用行为性体温调节来缓解气温变化带来的影响(Lafferty,2009)。除此之外,我们甚至可以发现,在有些生物体内会产生热休克蛋白,来保护其他蛋白质结构(Feder 和 Hofmam,1999)。

在知道了气候变化是怎么从多方面影响传染病之后,我们可以进一步了解这些传染病又有哪些分类。其实对气候因素最敏感的传染病大多不是通过人传播的,而是直接借助病源传播。这种传染病大体上可以分为三类,分别是水源性、食源性和媒介生物传播(如蚊虫、蜱虫和啮齿类动物)(Frumkin,2016)。

顾名思义,水源性传染病是以水为媒介进行传播的疾病。例如,病毒、细菌、原生动物和寄生虫等的病原体会导致腹泻、发热、其他类似流感的症状、神经系统疾病、肝损伤等各种病症(Levy 等,2018)。水源性传染病对水文的改变格外敏感。科学家统计后发现,从 1910 到 2010 年,极端气象事件导致了 87 起水源性传染病的暴发,如隐孢子虫病和贾第鞭毛虫病,其中强降水和洪灾污染了饮用水源是最为常见的疾病暴发原因(Cann 等,2013;Curriero 等,2001)。同时,很多病原体还可以在温暖的海水中增殖(Pascual 等,2000)。一些浮游生物甚至会携带霍乱弧菌和其他病原体,随着升温的海水扩散到较为寒冷的北部海域,威胁到更多地区人们的健康(Thompson 等,2004)。

至于食源性疾病,它们也会受到气候变化的影响,甚至增加传播风险

(Hellberg 和 Chu，2016)。据世界卫生组织估算，在 2010 年，全球范围内有 6 亿起食源性疾病病例和 42 万与之相关的死亡(Kirk 等，2015)。诺如病毒是食源性传染病的首要病因，弯曲杆菌紧随其后。就地区而言，非洲地区受食源性传染病影响最大，东南亚地区次之。很多地方的数据都表明，温度和因多种病原体导致的食物中毒有很强的相关性，如图 2 所示。这些病原体在不同的温度下会有不同的滞后效应，而这种效应在高温的时候最为明显(Kovats 等，2004)。如果气候变化的趋势得不到扭转的话，以黎巴嫩的贝鲁特为例，随着气候的持续变化，预计至 2050 年食源性传染病会增加 28%，到 2100 年会增加 42%(El-Fadel 等，2012)。

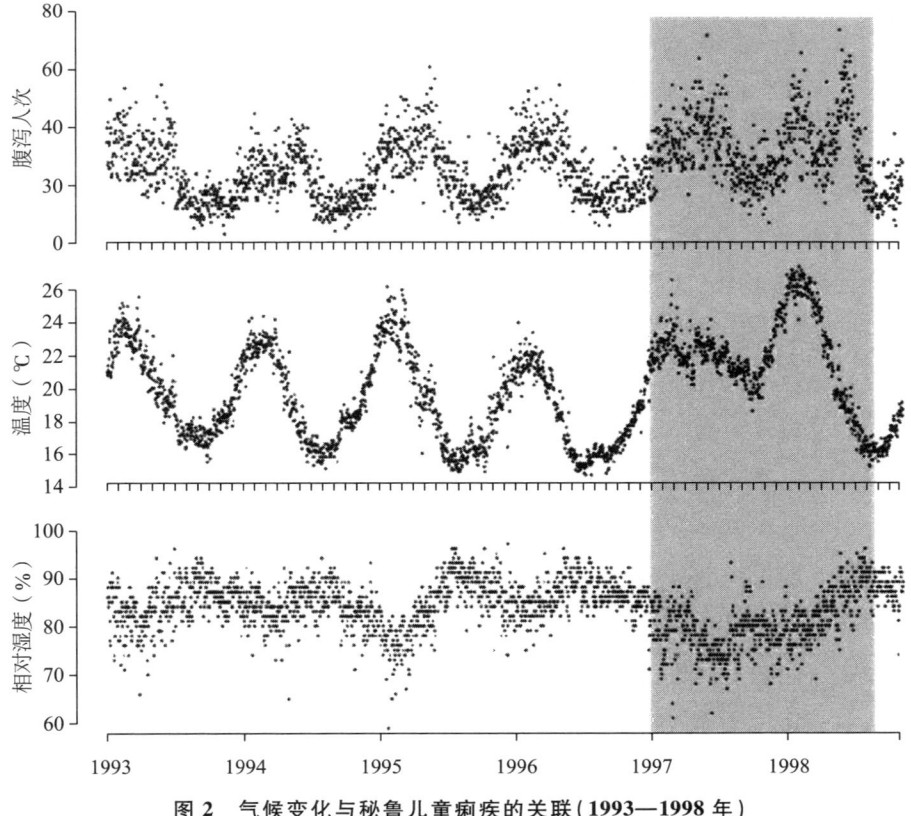

图 2　气候变化与秘鲁儿童痢疾的关联(1993—1998 年)

媒介生物性疾病通常是由蚊虫、蜱虫、啮齿动物等传播的各类病原体导致的疾病。这些病原体在生命周期的大多数时间都处于人体外的自然环境中，因此它们很容易受到环境和气候因素的影响。最常见的虫媒是我们生活里几乎无处不在的蚊子。尽管在过去的几十年间，人类已经采取了很多预防与控制疟疾的手段，但疟疾仍然袭扰着全球许多地区。其他常见的蚊媒病毒主要还有登革热、寨卡病毒、西尼罗河病毒等。随着气候变暖、降水改变，越来越多的证据表明这些蚊媒疾病会向着更多地区扩散，从而造成更大的健康威胁（Rogers 和 Randolph，2006；Weaver 和 Reisen，2010；Campbell 等，2015；Asad 和 Carpenter，2018；Gaythorpe 等，2020）。我们的研究还发现，气候变化的各个因素，如温度、湿度等，都与脑膜炎的患病率有相关性。此外，蜱虫也是需要我们重点关注的媒介生物。它们遍布全球所有大陆，可以携带很多人畜共患的病原体。以莱姆病为例，这种病最早发现于20世纪70年代，是一种由蜱虫携带的细菌导致的疾病。若缺乏治疗，十分之一的患病人群会因此死亡（Elbir 等，2013）。其他蜱媒疾病，如焦虫病、巴尔通体病、埃立克体病、Q 热、兔热病、克里米亚—刚果出血热和班阳病毒等都扩散到了世界各地（Gibert，2021）。随着气候变暖，蜱虫的活动范围预计会北移数百公里（Ogden 等，2006）。我们还要关注的是啮齿动物，这些小动物的种群数量会受环境影响，从而影响鼠媒传染病（如汉坦病毒、钩端螺旋体病、鼠疫等）的暴发与传播。汉坦病毒会导致两种严重的人类疾病：亚洲和欧洲的肾综合征出血热、美洲的汉坦病毒心肺综合征。两者通常是人类接触鼠类排泄物后感染汉坦病毒所致，都有很高的致死率。不同的气候和季节也会影响鼠疫的暴发与传播，如图3所示（Ben-Ari 等，2011）。人们在对树轮数据进行研究后还发现，黑死病时期（1280—1350 年）的气候相较其他时候是更加温暖和潮湿的，因此更适宜啮齿动物种群的繁衍（Stenseth 等，2006）。

　　了解了气候变化与传染病之间的关系之后，我们也需要了解有哪些应对措施。国际上共识的策略有两种，分别为减缓（mitigation）气候变化和适应（adaptation）气候变化。减缓气候变化也叫作第一阶段预防。我们知道减缓气候变化需要稳定并减少温室气体的排放，关键在于使用更高效清洁的能源和降低对于能源的消耗，如风能和光能。徒步、骑行和公共交通的出行方式也可以减少温室气体排放。发展绿色城市、降低楼宇的能源消耗和提高能源使用效率都可以降低温室气体排放。减缓气候变化除了减少温室气

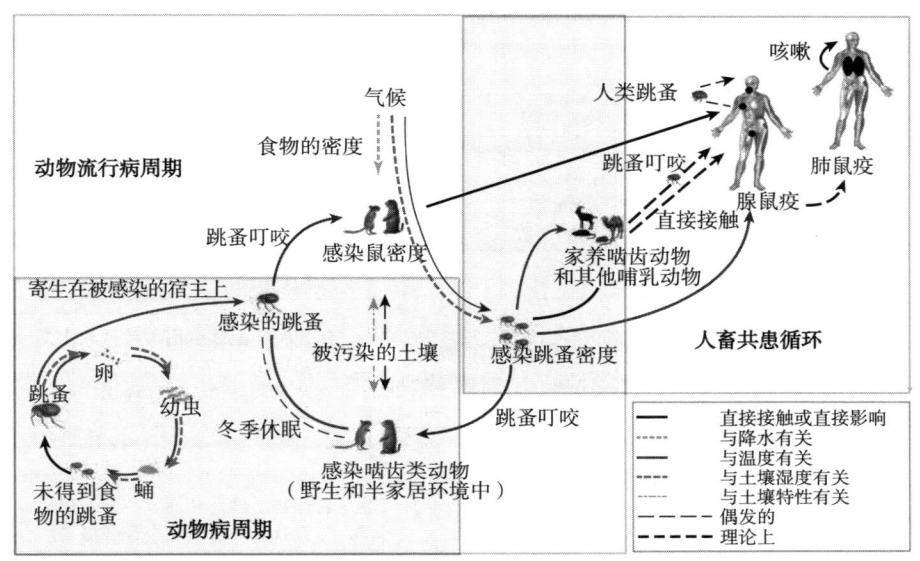

图 3　鼠疫的传播路径

体产生的途径,还可以依靠收集和清除大气层中温室气体的方式。森林是有效的二氧化碳吸收池,因此保护和扩大森林面积对于减缓气候变化有着重大意义(Frumkin,2016)。而适应气候变化也称为第二阶段预防。例如,如果预见到极端天气事件即将出现,应急管理机构和医疗单位应当及时准备,从而降低发病率和死亡率。有效的安全性评估工作可以提早预测极端天气事件,找到处于危险中的人群,以及发现与把握可以降低危险的机会。改善关键的基础设施也可以帮助社会更好地适应气候变化。例如,更好的楼顶绿化、街区布局、建筑设计都可以降低城市的热岛效应,继而降低空调用电的能源需求。适应气候变化的方式不应该是互相独立的,而应该是综合的系统性策略(Frumkin,2016)。除了采取上面说到的策略,我国也应该依据特有的自然和社会因素采取更具有针对性的措施。更多关于气候变化影响人群健康的途径可见图4(McMichael 等,2006)。

数个世纪以来,传染病和战争、饥荒都被认为是人类的最大挑战(Morens 等,2004),给特别是发展中国家的人们带来了巨大的压力,而气候变化对于这些地区的影响又是最大的。因此,我们作为发展中国家的一员,努力开展气候变化对传染病影响的研究,积极推进改善气候变化的行动,并加强与各

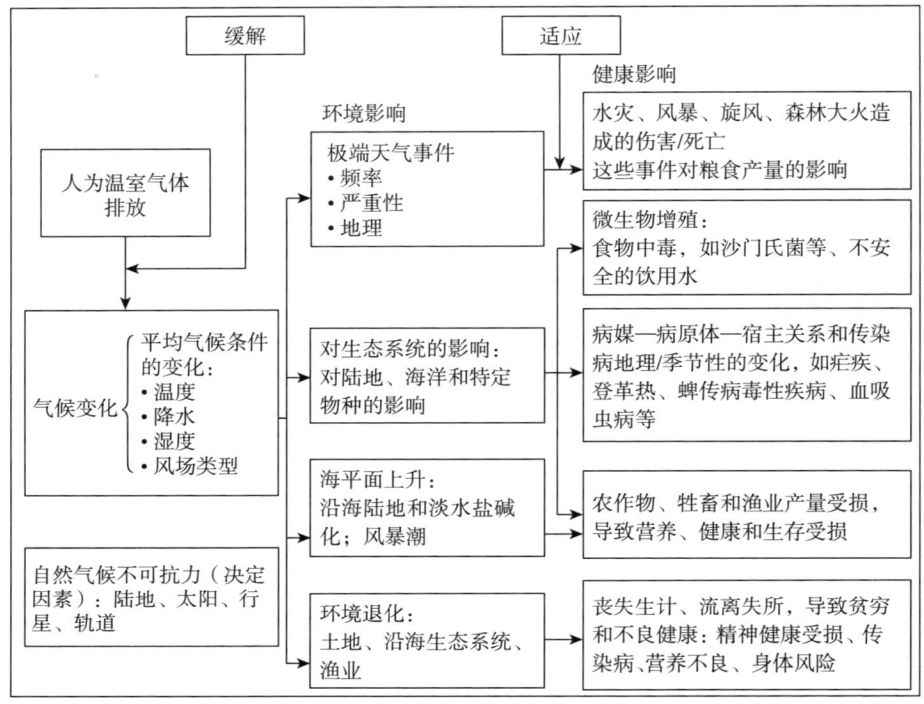

图 4　气候变化影响人群健康的主要途径

国之间的合作,是我们面对气候变化这个艰巨考验的必由之路。结合国情,我们团队提出了以下几点建议:第一,加强对气候变化与相关传染病的可持续控制;第二,加强对气候变化与相关传染病的监测预警;第三,加强气候变化与相关传染病应对策略的顶层设计;第四,加强气候变化与相关传染病的系统性风险评估;第五,加强对气候变化与相关传染病的研究与人才培养。通过改善和强化以上几点,我们国家能够更有效地应对气候变化与其传染病的挑战,保护人民的健康,实现社会的稳定繁荣发展(刘起勇,2021)。

参考文献

刘起勇,气候变化对中国媒介生物传染病的影响及应对——重大研究发现及未来研究建议,中国媒介生物学及控制杂志,2021,32(1):1-11.

吴晓旭等,全球变化对人类传染病发生与传播的影响,中国科学:地球科学,2013,43(11):

1743-1759.

张文宏,新型冠状病毒再发现与新发传染病防控的未来,中华传染病杂志,2020,38(1):3-5.

Asad, H., Carpenter, D. O., "Effects of climate change on the spread of zika virus: A public health threat", *Reviews on Environmental Health*, 2018, 33(1): 31-42.

Ben-Ari, T., et al., "Plague and climate: Scales matter", *PLoS Pathogens*, 2011, 7(9): e1002160.

Campbell, L. P., et al., "Climate change influences on global distributions of dengue and chikungunya virus vectors", *Philosophical Transactions of the Royal Society—Biological Sciences*, 2015, 370(1665): 1-9.

Cann, K. F., et al., "Extreme water-related weather events and waterborne disease", *Epidemiology Infection*, 2013, 41(4): 671-686.

Curriero, F. C., et al., "The association between extreme precipitation and waterborne disease outbreaks in the United States, 1948-1994", *American Journal of Public Health*, 2001, 91(8): 1194-1199.

Elbir, H., Raoult, D., Drancourt, M., "Relapsing fever borreliae in Africa", *American Journal of Tropical Medicine and Hygiene*, 2013, 89(2): 288-292.

El-Fadel, M., et al., "Climate change and temperature rise: Implications on food-and waterborne diseases", *Science of The Total Environment*, 2012, 437: 15-21.

El-Sayed, A., Kamel, M., "Climatic changes and their role in emergence and re-emergence of diseases", *Environmental Science Pollution Research International*, 2020, 27(18): 22336-22352.

Feder, M. E., Hofmann, G. E., "Heat-shock proteins, molecular chaperones, and the stress response:Evolutionary and ecological physiology", *Annual Review of Physiology*, 1999, 61(1): 243-282.

Frumkin, H., *Environmental Health: From Global to Local*, third edition, 2016, San Francisco, CA: Jossey-Bass.

Gaythorpe, K. A., et al., "The effect of climate change on yellow fever disease burden in Africa", *eLife*, 2020, 9: e55619.

GBD Diarrhoeal Diseases Collaborators, "Estimates of global, regional, and national morbidity, mortality, and aetiologies of diarrhoeal diseases: A systematic analysis for the Global Burden of Disease Study 2015", *The Lancet Infectious Diseases*, 2017, 17(9): 909-948.

Gilbert, L., "The impacts of climate change on ticks and tick-borne disease risk", *Annual Review of Entomology*, 2021, 66: 373-388.

Gould, E. A., Higgs, S., "Impact of climate change and other factors on emerging arbovirus diseases", *Transactions of the Royal Society of Tropical Medicine and Hygiene*, 2009, 103(2): 109-121.

Hay, S. I., et al., "The global distribution and population at risk of malaria: Past, present, and future", *The Lancet Infectious Diseases*, 2004, 4(6): 327-336.

Hellberg, R. S., Chu, E., "Effects of climate change on the persistence and dispersal of foodborne bacterial pathogens in the outdoor environment: A review", *Critical Reviews in Microbiology*, 2016, 42(4): 548-572.

IPCC, Climate Change 2021: The Physical Science Basis. Working Group I Contribution to the IPCC Sixth Assessment Report.

King, B. J., Monis, P. T., "Critical processes affecting Cryptosporidium oocyst survival in the environment", *Parasitology*, 2007, 134(Pt 3): 309-323.

Kirk, M. D., et al., "World Health Organization estimates of the global and regional disease burden of 22 foodborne bacterial, protozoal, and viral diseases, 2010: A data synthesis", *PLoS Medicine*, 2015, 12(12): e1001921.

Kovats, R. S., et al., "The effect of temperature on food poisoning: A time-series analysis of salmonellosis in ten European countries," *Epidemiology and Infection*, 2004, 132(3): 443-453.

Lafferty, K. D., "The ecology of climate change and infectious diseases", *Ecology*, 2009, 90(4): 888-900.

Levy, K., Smith, S. M., Carlton, E. J.,"Climate change impacts on waterborne diseases: Moving toward designing interventions", *Current Environmental Health Reports*, 2018, 5(2): 272-282.

McMichael, A. J., Woodruff, R. E., Hales, S., "Climate change and human health: Present and future risks", *Lancet*, 2006, 367(9513): 859-869.

Morens, D. M., Folkers, G. K., Fauci, A. S., "The challenge of emerging and re-emerging infectious diseases", *Nature*, 2004, 430(6996): 242-249.

Ogden, N. H., et al., "Climate change and the potential for range expansion of the Lyme disease vector Ixodes scapularis in Canada", *International Journal for Parasitology*, 2006, 36(1): 63-70.

Pascual, M., et al., "Cholera dynamics and El Nino-Southern Oscillation", *Science*, 2000, 289(5485): 1766-1769.

Patz, J. A., Olson, S. H., "Malaria risk and temperature: Influences from global climate change and local land use practices", *Proceedings of the National Academy of Sciences of the United States of America*, 2006, 103(15): 5635-5636.

Rogers, D. J., Randolph, S. E., "Climate change and vector-borne diseases", *Advances in Parasitology*, 2006, 62: 345-381.

Stenseth, N. C., et al., "Plague dynamics are driven by climate variation", *Proceedings of the National Academy of Sciences of the United States of America*, 2006, 103(35): 13110-13115.

Thompson, J. R., et al., "Diversity and dynamics of a north Atlantic coastal Vibrio community", *Applied and Environmental Microbiology*, 2004, 70(7): 4103-4110.

Weaver, S. C., Reisen, W. K., "Present and future arboviral threats", *Antiviral Research*, 2010, 85(2): 328-345.

Zhong, Z., et al., "Glacier ice archives nearly 15,000-year-old microbes and phages", *Microbiome*, 2021, 9(1): 160.

人工智能与气候变化：机遇、挑战和建议

David Rolnick*

关于人工智能（AI）如何在气候行动中发挥作用，我将讨论人工智能在这一领域的机遇、更广泛的考虑和挑战，以及促进有效、尽责地使用人工智能以便帮助应对气候变化的政策建议。

在我们深入讨论之前，介绍一些关于人工智能的背景知识可能会有所帮助。人工智能是一种计算机算法，它可以根据一组确定的目标做出预测、建议或决定。在整体框架内，某些人工智能算法被称为"机器学习"，在座的各位可能听说过这个术语，因为机器学习近年来变得非常流行和有效，应用范围涵盖自动翻译乃至自动驾驶汽车。在机器学习算法中，计算机执行的精确计算不是预先指定的，而是由算法通过识别数据（通常是大量数据）中的模式"学习"来的，然后，算法可以使用这些模式对新数据进行预测。我们在此讨论的大多数人工智能技术都属于机器学习的前沿技术。

我们需要深入理解机器学习算法的优点和缺点。它们擅长快速、自动地执行各种简单任务，例如标记图像等增强重复性活动；能够从大型数据集中挑出人类可能无法识别的微妙模式；能够优化复杂的系统，比如控件繁琐的工业机器，从而最大程度地提高效率或降低成本。然而，由于机器学习算

---

* David Rolnick，麦吉尔大学加拿大高精尖技术研究所 AI 学部委员，"气候变化 AI"创始人与主席。本文由北京大学全球健康发展研究院根据 David Rolnick 在北京大学全球健康发展论坛 2021 上的主旨发言翻译整理。

法依赖于数据,如果数据不准确,算法就很容易失败;如果训练数据过程中存在某种偏差,那么该算法也会使这种偏差永久化。此外,机器学习通常的结论是相关关系,而不是因果关系——它通常无法解决需要更广泛的概念理解或创造力的问题。这些算法可能也不适用于需要"展示工作过程"的问题——因为通常答案出现时不会充分解释为什么它是真实的,或者解释算法答案的可信度有多大。

考虑到这些优势和劣势,让我们来看看人工智能如何与气候行动相关。我和一位横跨多个领域的大型专家团队撰写了一份报告,即 Tackling Climate Change with Machine Learning,报告详细介绍了人工智能在适应气候变化影响和缓解气候变化(减少温室气体排放)方面的主要机会和关键点。我会在这里总结一些要点,但如果大家对更多细节感兴趣,我鼓励你查看完整的报告,如果你更喜欢精简版本,我们也在线提供了该报告的交互式摘要,你可以按应用领域或人工智能的子领域搜索到以上内容。

人工智能有机会帮助推动许多部门的气候行动——从电力系统到交通、土地利用和灾害应对。在这些领域,人工智能可以扮演四个关键角色。

第一,人工智能通常可以通过增强标签的方式,将大量原始数据提取成可操作的信息,而人类做到这一点需要耗费大量精力。例如,人工智能可以分析卫星图像以跟踪温室气体排放,可以更新沿海海拔图以识别海平面上升导致的存在风险的群体,可以过滤大型企业披露的财务数据以查找与气候相关的信息。

第二,人工智能可以通过学习过去的数据来预测未来会发生什么,从而改进预测。例如,人工智能可以提供电力需求预测,以帮助平衡电网;人工智能可以预测来自太阳能、风能等时刻变化的可再生能源的电力供应;当极端天气威胁粮食安全时,人工智能也可以被用于预测农业产量。

第三,人工智能方法可以优化具有多个可同时控制变量的复杂系统。例如,人工智能算法可用于减少建筑物加热和冷却所需的能量,也可用于优化货运计划以提高效率或增强稳健性。

第四,人工智能可以加速科学建模和发现,通常是通过将已知的物理定律与从数据中获得的近似值相结合。例如,人工智能可以从过去的实验中学习,并提出有希望在新实验中试用的候选材料,从而加快电池或催化剂新材料的发现。人工智能还可以快速模拟用于气候建模或节能建筑设计的物理仿真,否则运行速度可能会非常慢。

人工智能的所有四大功能——提取数据、改进预测、优化复杂系统、加速建模和发现——的应用都涵盖了各个领域。值得注意的是,我给出的所有示例应用程序都已经在开发或部署中。

更重要的是,在我们讨论的所有这些应用中,人工智能能够支持气候行动方面的现有工作。不过人工智能不是万能的——它只是我们在气候行动中需要的众多工具之一,而且它并不适用于所有地方,它无法取代或转移对抗气候变化所需的其他行动。一些有影响力同时也非常有趣的应用程序是十分有实用价值的,例如,检测铁路系统故障的应用程序并没有获得自动驾驶汽车那样的关注度,但从气候行动角度来看,它可能更有益。

同样值得注意的是,虽然尖端人工智能在某些情况下是有用的,但在其他情况下,人工智能或数据科学中更简单的方法可能就足够了——当一个简单的工具可以完成任务时,人们不应该跳到最先进的技术。此外,人工智能将针对给定的目标进行优化,但它并不能代替仔细地构建问题的过程——事实上,如果你问错了问题,使用人工智能会很容易快速得到错误的答案。

为了避免陷阱,人工智能专家和可能使用人工智能的利益相关者以及理解其应用问题的利益相关者之间必须建立伙伴关系。这对于确保算法能够解决正确的问题以及算法结合了特定领域的知识来说非常重要。同样重要的是要考虑影响的途径并提前规划,以确保所有部署考量从一开始就被纳入设计。

公平考量在人工智能气候行动中也非常重要,包括谁在构建解决方案,优先考虑哪些问题,以及如何解决这些问题。赋予多元的、全球的利益相关者权力对于确保受影响的人拥有技术至关重要,而不是加剧国家和机构之间现有的权力失衡。与"谁是问题"相关的是"正在进行哪些工作"的问题,因为问题优先级通常反映出人工智能和技术中存在的不平等。例如,扑灭野火的人工智能(这是北美、欧洲和澳大利亚的一个关键问题)往往比扑灭蝗虫的人工智能（影响东非、中东和南亚）得到更多的关注和资金，尽管这两个问题都极为重要，并且都因气候变化而加剧。项目"如何进行"也很重要。区域之间或区域内社区之间的数据不平衡可能意味着人工智能解决方案仅适用于人口的一个子集，或者算法在数据丰富的地区最有效。理想情况下，人工智能气候行动将有助于提高公平性，但这需要在政策层面以及项目设计和管理层面付出积极努力。

人工智能的影响取决于我们如何使用它，人工智能的某些应用肯定会让气候变化变得更糟。例如，广告业中使用的基于人工智能的推荐系统旨在增加消费，人工智能也被广泛用于加速化石燃料的发现和提取。

我现在要谈谈我们最近为全球人工智能伙伴关系（Global Partnership on Artificial Intelligence，GPAI）发布的一份报告。GPAI 是一个致力于支持人工智能相关优先事项和促进国际合作的国家联盟。在该报告中，我们提供了政府可以采取的行动的详细建议，以促进在气候变化背景下人工智能有效和负责任的使用。这些建议包括数据和数字基础设施、研究和创新资金、部署和系统集成等领域的推荐。我们还讨论了人工智能如何通过其应用、计算和硬件对气候产生负面影响，以及我们可以做些什么。涵盖这些领域需要采用负责任的人工智能视角，在社会中鼓励参与者的能力建设，建立影响评估框架，并促进国际合作。

在这份报告中，我们提出了 48 项具体的政策建议，并以私人和公共部门的案例研究加以说明。在此我想讲述其中的一些要点。在许多与气候有关的问题上，我们迫切需要数据。即使数据共享可能对所有利益相关者有利，但由于没有数据共享机制，数据可能被孤立在私人实体中。数据也可能分散在多个数据源中，并且结构不一致，缺少一种标准可以使数据具有操作性。我们建议在气候相关部门成立数据工作组，以确定优先事项，并与行业和研究人员合作，开发健康的数据生态系统，从而促进有益的工作，同时保护知识产权和隐私。

人工智能气候行动研究和创新的资金往往处于两条裂缝之间。人工智能资金通常集中在改进标准化基准数据集性能的新方法上。这些纯粹的创新很重要，但它们应该辅之以影响驱动的融资机会，使人工智能项目能够帮助社会缓解或适应气候变化，且项目成功与否应取决于算法在实践中的有用程度。

为了有所帮助，针对气候的人工智能创新必须成功从开发走向大规模部署。这需要相关行业的研究人员和从业者之间的合作，并纳入相关的部署考虑因素。例如，考虑到电网基础设施的关键性质以及出现故障的严重后果，电网运营商等利益相关者可能需要在使用任何新技术之前保证稳健性和安全性。我们建议创建跨部门创新中心，将利益相关者聚集在一起，共同应对挑战，酝酿解决方案。

通常，私人和公共部门实体不具备必要的人工智能和数字技术方面的专业知识，无法理解人工智能与哪些方面无关，也不知道如何最好地部署人工智能。这可能会导致在人工智能可能有用的地方无法成功使用人工智能技术，或者反过来导致技术解决主义，以及对人工智能能够和应该做什么问题上的过度乐观。出于这两个原因，人工智能的能力和素养建设非常重要。我们建议开展技能提升项目来培训相关组织的人员，以及通过借调项目将人工智能专家嵌入这些组织，以加强沟通跨部门的专业知识。

我们在这里强调的所有人工智能应用程序在开发和部署时都需要谨慎考虑公平性和问责制等因素——应在跨相关部门中建立最佳实践。参与式设计对于确保新技术的形成及其所属的获益社区也至关重要。

此外，我们鼓励政策制定者考虑气候在塑造新技术时潜在的积极与消极影响，例如，将气候纳入"高风险"使用案例的框架中。通常，最初的选择和激励措施有可能极大地改变新技术的影响。例如，以私家车为重点来设计自动驾驶车辆将使驾驶更容易，但全球碳排放可能会增加，而鼓励专注于车辆共享和公共交通的自动驾驶技术有助于减少碳排放。一项新技术的效果不是预先决定的，而是取决于我们，而隐含和明显的选项都是有意义的。

这两份报告（Tackling Climate Change with Machine Learning 和 The Global Partnership on AI Climate Change and AI Report）都是 Climate Change AI 参与的项目，我是该组织的联合创始人和主席，美国卡内基梅隆大学的普里亚·唐蒂（Priya Donti）和德国赫蒂学院的林恩·卡克（Lynn Kaack）都是该组织的联合创始人。该组织是一个非营利国际组织，专注于在气候变化和人工智能的交叉点催化有影响力的工作。我们在全球数千名专家的网络中提供合作和协作的机会，涵盖研究、行业和政策领域。我们为公共和私人部门的利益相关者提供建议，并制作报告和其他信息内容。我们提供拨款项目、课程和讨论平台等资源。我们还举办知识共享活动，吸引了来自世界各地的数千名与会者，例如 TEDx、人工智能会议 NeurIPS、ICML 和 ICLR，以及联合国气候变化大会。如果你有兴趣了解更多关于这个领域的信息，欢迎你查看 Climate Change AI 的其他资源。

生物工业与绿色转型

Kasim Kutay*

在我看来,如果我们不利用生物技术的力量,绿色转型将不会以我们想要的速度或成本发生。在座的各位都知道,我们正处于生物技术创新的黄金时代。在过去的六七年里,我们所看到的生物技术创新是令人震惊的。我可以举出很多例子,但最近最好的一个生物技术创新可能是与 mRNA(信使核糖核酸)应用相关的创新,以及该技术在新冠疫苗上的成功应用。十年前,mRNA 就好像是天方夜谭一样,但今天它成了现实。我还可以举出许多其他的例子,来说明最近取得了多大的进展,批准了多少药物,取得了多少新的医疗进步。不过人们往往了解生物技术创新对人类健康的影响,但不太了解这一难以置信的创新对生物工业解决方案的作用。

我相信世界需要一个生物工业发挥作用的未来。生物工业将帮助我们通过减少废弃物、增加可持续材料的使用和养活不断增长的人口来应对气候变化。与此同时,从公司的角度来看,因为客户重视可持续性发展,所以生物工业可以帮助企业赢得客户,同时生物工业也能帮助企业满足新的不断增加的关于可持续性发展的规范要求。

我最近碰到一个显示了生物工业威力的例子,我将用它来说明生物工业技术新应用如何带来增长。在印度,农民们每年都会用火把点燃数百万

---

* Kasim Kutay,Novo 控股首席执行官。本文由北京大学全球健康发展研究院根据 Kasim Kutay 在北京大学全球健康发展论坛 2021 上的发言翻译整理。

英亩土地的秸秆，为明年的收成做准备。但现在有了另一种选择，不是燃烧秸秆，而是使用一种正在开发的新的喷雾剂，通过一种酶将秸秆分解成肥料，这对土壤和大气都有好处。

我刚才给大家举了一个来自农业的例子，接下来让我举一些其他例子。比如，在材料领域，德国的 AM Silk 是一家重组丝制造商，生产一种非常耐用的天然丝绸材料。丝绸不仅可以用于服装，还可以用于其他领域。该公司与一些飞机制造商，如空中客车公司等，正在探讨在飞机机翼上使用丝绸。还有一家名为 MycoWorks 的公司正在与法国奢侈品制造商爱马仕（Hermès）合作开发一款手袋。但这款手袋不是用皮革做的，尽管它看起来和摸起来像是皮革。它由菌丝体真菌制成，无须通过杀害动物来提取用于制作皮革的材料。既然不需要牛或其他动物，因此这款手袋的制作将使用更少的农业土地，产生更少的碳足迹和甲烷等。接下来的例子是美国一家叫 Biomason 的公司，它现在用细菌来生产建筑材料，例如砖块。该细菌与珊瑚礁生产中使用的微生物相同，并在工业上得到了应用，其结果是生产出了非常耐用的砖。当然，我们都知道，建筑材料，例如水泥，是碳污染的最大"贡献者"之一，因此这种生物工业技术非常有利于减少碳排放。

我认为，从长远来看，我们可以做得更多。但即使我们只做了一点，数量也是相当惊人的。例如，如果全世界每年 10% 的蛋白质被替代蛋白质所取代，我们将避免排放 7 亿吨二氧化碳，节省的农业用地相当于欧盟农业面积的 50%。再比如，在洗涤剂中使用酶已经有几十年的历史了，而且非常成功。但不幸的是，很多洗涤剂没有使用足够的酶，仍然使用化学物质。如果洗涤剂都是生物基的，那么就可以避免使用 500 万吨化石基化学品，另一种看待它的方式是防止每分钟有 10 吨化学物质倒入下水道。这绝对是惊人的数字。我们都很熟悉利用微生物将淀粉转化为生物燃料，如果所有液体运输燃料中有 3% 是生物燃料，那么就可以避免 3 亿吨二氧化碳，这相当于道路上减少了 1.25 亿辆汽车。我之所以使用这些例子，是因为这些例子都不是牵强附会的，其要求的改变在未来十年中并不是不可能发生。

鉴于此，Novo Holdings 正在构建投资组合，以加速这一转型。我们这样做是因为我们已经从事生物工业很多年了，自成立以来已经几十年了。这是因为我们持有 Novozymes 的股份，Novozymes 是世界领先的酶生物工业解决方案生产企业。基于我们从 Novozymes 以及之后持有的 Christian Hansen 股份所获得的知识和网络，我们现在扩大到其他领域，投资于不同的公司。如果我们需要更多的可持续农业，那么我们有一些公司，例如 Vestaron 可以提供生物杀虫剂，这是一种基于酶的农药，可以避免使用化学农药。我们还有公司提供替代蛋白质，以可持续的方式养活世界。最后是废物利用。今天我们可以将工业碳排放气体转化并回收利用。一个很好的例子是一家名为 LanzaTech 的公司，该公司利用细菌吸收工业排放气体来生产航空燃料。一些飞机已经使用了 LanzaTech 的航空燃料混合化石燃料。

生物工业的大规模应用也面临着一些问题。一个是我所说的规模挑战，很多小公司发现很难将生产规模扩大到足够便宜的水平，从而与化石燃料替代品竞争。这是一个巨大的挑战。然而，如果你看看像 Novozymes 或 Christian Hansen 这样的大公司，就会知道尽管最初的规模化发展也很困难，但经济的生物解决方案并非不可行。对于这些公司来说，扩大规模以保持他们试图生产的微生物质量的稳定性也是一个挑战。随着时间的推移，我们将努力发展并克服这些挑战。这是一个严峻的问题。

另一个重大挑战是监管路径。坦率地说，无论我们谈论的是欧洲还是中国、美国或其他司法管辖区，都有一些监管路径没有跟上生物技术方面的发展。在许多情况下，这些路径仍然是古老和神秘的，不允许生物工业解决方案以我们需要的速度得到批准。通常情况下，有多个机构需要参与到与基因研究或转基因相关的监管审批中。我举一个例子，在欧洲生物工业产品通常需要 7 到 8 年的时间来获得批准，而在美国只需要 2 到 3 年。所以在全球范围内还有很多监管障碍要克服，但是我将敦促所有专注于加快绿色转型的政策制定者，把重点放在简化和加快监管途径上，以实现让生物工业在我们星球脱碳方面发挥更重要作用的目标。

全球行动,减少海洋塑料

周咏梅[*]

自第二次世界大战后的商品化以来,塑料就因其耐用性、柔韧性、重量轻和成本低等吸引人的特性成为我们生活中无处不在的材料。但是,未经处理的塑料垃圾已经造成了生态、人类健康和经济灾难:海洋动物或摄入塑料和微塑料,或被废弃的渔网绞缠;人类健康也受到通过食物链进入人体的塑料的危害;部分城市和农村地区的卫生条件因与日俱增的塑料垃圾而恶化;渔业和旅游业直接受到影响;等等。

根据皮尤慈善信托基金会和 Systemiq 于 2020 年发布的《打破塑料浪潮》研究报告,如果我们继续当前的趋势,每年流入海洋的塑料废物量将从 2016 年的 1 100 万吨增加到 2040 年的 2 900 万吨。"2 900 万吨"意味着什么?想象世界上所有的海岸线,2040 年后每年每米海岸线上都将有 50 公斤塑料废物被排入海洋。这是我们一定要避免的未来。

海洋塑料是没有国界的,但我们可以优先考虑会产生最大影响的国家和行业。从海洋塑料泄漏的源头国家的地理分布来看,具有较多沿岸人口但固体废物管理较差的中等收入发展中国家有中国、印度尼西亚、菲律宾、越南、斯里兰卡、泰国、埃及、马来西亚、尼日利亚和孟加拉国等(Jambeck 等,2015)。在这些国家,减少一次性塑料包装的使用,加强塑料垃圾的收集、回

---

[*] 周咏梅,北京大学国家发展研究院教授,北京大学南南学院实践教授、南南学院全球伙伴关系主任。本文根据周咏梅在北京大学全球健康发展论坛 2021 上的发言整理。

收和处置非常重要。

但是仅仅投资于固体废物管理是不够的。在全球范围内,塑料生产和废物增长的速度远远超过了建设废物管理设施和提供服务的速度。目前,尚有一二十亿人没有享受废物管理服务(从废物产生到最终处置所需的活动和行动)。世界各地的市政当局已经对他们必须管理的固体废物(尤其是塑料废物)的数量感到不知所措。在低收入国家,固体废物管理的费用约占市政预算的 19%,在中等收入国家中占 11%,在高收入国家中占 4%(Kaza,2018)。2018 年中国禁止可回收物的进口之后,后续其他一些东南亚国家也陆续发布禁令。发达国家中曾经依赖这类出口的地方政府现在也需探索国内解决办法。

我们设计政策,就是要找办法激励生产商减少原始塑料的产量和用量,并建立符合循环经济理念的产品设计和商业模式。

我们的首要重点是软包装(袋子、薄膜等)和多层、多材料的塑料产品(小药囊、纸尿布、饮料盒等)。在所有塑料类型中,它们最容易泄漏。研究显示,虽然它们只占塑料产量的 59%,但是占塑料泄漏的 80%(Pew Charitable Trusts & SYSTEMIQ,2020)。政策重点应针对快速消费品和零售产业,激励他们在材料、设计和销售模式上进行创新。

比如,2019 年联合利华做出承诺,到 2025 年会①塑料使用总量减少 10 万吨以上,并减半原始塑料在其包装产品中的用量;②收集和处理的塑料包装量要超过其当年销售的塑料包装;③确保 100% 的塑料包装设计可重复使用、可回收或可堆肥;④再生塑料材料在其包装中的使用率要达到 25% 以上。制定艰巨的目标激发了企业在材料选择、产品包装设计、全新的再利用和再填充业务模式方面开展创新。

我们需要大量的企业推动这类创新。政府可以通过让公司承担产品的环境成本来刺激这种创新。自 20 世纪 90 年代初,欧洲和北美各国都采用了生产者延伸责任(extended producers responsibilities,EPR)的政策原则。这是瑞典的 Thomas Lindhqvist 最初提出的政策原则,就是要让产品制造商的责任落实到产品的整个生命周期,包括产品的回收、循环利用和最终处置。

1991 年,德国通过了《包装条例》,开始实施生产者延伸责任的政策。企业支付牌照费后加入一个独立负责他们的产品废物管理流的行业联盟,并根据材料类型和重量缴纳管理费用。会员有权在产品包装上标明行业联盟签发的绿点,表示他们已经对产品垃圾的收集和处理成本承担了责任。1991—1997年,德国的包装每年减少3%;与之相比,该法令发布之前几年的包装每年增加2%—4%。此后,生产者延伸责任的政策原则陆续被其他欧美国家采用。在这个原则框架下,各国的立法和具体执行方法有很多不同。有些国家也在努力协调政策框架,以降低企业的合规成本。

治理塑料垃圾污染的基本经济原则就是要让污染者对自己的污染负责。这里的污染者包含对环境造成最大破坏的企业和造成大量垃圾的消费者。发展中国家在快速的城市化过程中面临艰巨的固体废物治理的挑战。对于收入匮乏的市政府,资本密集型方法通常既不可行也不合乎需要。那么南南国家之间有哪些可以互相借鉴的地方呢?许多发展中国家有相当多的拾荒者,他们对废物回收利用做出了重要贡献。据估计,全球60%的回收利用是由世界各地的1 100万垃圾收集者完成的。南南交流可以比较各国政府将拾荒者纳入政策和计划设计的框架。例如,如何支持拾荒合作社,促进他们可预期地获得废物流,促进与买家的交易,提高工作安全性等。

印度浦那市政府与一家名为SWaCH的拾荒者合作社之间的公私合作伙伴关系展示了双赢的伙伴关系。2008年,双方签署了谅解备忘录,由SWaCH收集城市60%地区中的50万个家庭、企业和机构的源头分离废物,向他们收取使用费,在政府提供的大棚里对垃圾进行分类,之后将不可回收垃圾投放到指定地点,自行销售可回收垃圾并保留收入。这个合作伙伴关系每年为市政府节省了790万美元,并达到9%的废物回收率,是个双赢的安排。

尽管塑料废物在发达国家主要是城市问题,但大多数发展中国家的农村地区也面临着日益严重的塑料废物挑战。2016年,海洋塑料泄漏量中有45%来自农村地区。针对收入低且现金流量有限的大量客户,快速消费品的生产商将其产品包装在小的一次性软塑料包装中。这些包装使用后很容易变成泄漏的垃圾。南南交流可以促进包装和销售方式的创新、鼓励农村人群的行为改变,并建立负担得起的基础设施进行垃圾收集、回收和处置。

作为最大的塑料废物排放者、最大的塑料生产商和大型贸易伙伴，中国需要做更多的事情。不管我们喜不喜欢，全球对塑料问题的民间运动已经兴起。我们在欧洲和北美的贸易伙伴也早晚会要求我们的出口公司采用更环保的设计和包装并分担垃圾收集、回收和处置的经济责任。当前，中国城市废物分类和回收工作浪潮是一个良好的开端。但是我们需要对垃圾分类及禁塑令之类的行政措施的效力进行实证研究，并尝试其他政策手段，如税收、收费、可交易的许可证等。我们需要在包装业、快速消费产品和零售业探索如何用生产者延伸责任的原则促进绿色创新。

作为研究型和教学型大学，我们可以建立全球性的研究和学习网络，以加速全球进步并培养下一代绿色发展的领导者。

参考文献

Jambeck, J. R., et al., "Plastic waste inputs from land into the ocean", *Science*, 2015, 347 (6223): 768-771.

Kaza, S., et al., *What a waste 2.0: A global snapshot of solid waste management to* 2050, World Bank Publications, 2018.

Pew Charitable Trusts & SYSTEMIQ, *Breaking the plastic wave: A comprehensive assessment of pathways towards stopping ocean pollution*, 2020.

第三篇
医疗创新与数字医疗

数字健康：建设更健康世界的有力工具

谭德塞[*]

新冠肺炎疫情凸显了卫生系统的不平等和不公平问题。与此同时，我们也看到了数字技术在改善医疗卫生服务提供、协助我们应对这些全球威胁方面的强劲力量。数字技术已被用于筛查人群、跟踪已感染病例，以及监测关键卫生资源的流动和供应。数字技术还可用于加强初级医疗保健，并预防新发或复发疾病的传播。

南南合作是促进中低收入国家能够公平获取数字技术的一个重要因素。尽管数字技术前景广阔，但其始终只是一项工具，其价值取决于我们是否能够明智地应用这一工具。我们必须解决低收入和服务不足社区在数字健康技术领域的可及性、质量和安全使用方面的差异问题，同时保护个人健康数据的隐私、安全和完整性。

世界卫生组织的数字健康全球战略，旨在协助各国在迈向全民健康覆盖的过程中更好地利用这些 21 世纪的工具，同时加强治理与数据保护。在正确的监督与监管指导下，数字医疗可以成为构建更健康、更安全、更公平世界的有力工具。

---

[*] 谭德塞，Tedros Adhanom Ghebreyesus，世界卫生组织总干事。本文由北京大学全球健康发展研究院根据谭德塞博士在北京大学全球健康发展论坛 2021 上的主旨发言翻译整理。

开启数字健康的大门

Liz Ashall-Payne[*]

医疗保健应用程序审查组织(The Organization for the Review of Care and Health Apps，ORCHA)的使命不是审查或改善数字健康,而是向居民和患者提供高质量的数字健康工具。为了实现这一使命,第一个需要考虑的问题是确定哪些数字健康工具是高质量的。因此,我将介绍 ORCHA 在全球引领开展的工作,并分享从中汲取的经验教训。

首先,向大家介绍一些背景信息。读者们可能会惊讶地发现,目前已有超过 37.5 万个数字健康应用程序(Apps)可供选择。"应用程序"一词指可以在应用商店中找到的应用程序,也包括其他基于网络的解决方案。全球范围内,每天约有 500 万人下载这些应用程序,自新冠疫情发生以来,下载这些应用程序的人数更是增加了 25%。因此,我们能够看到,越来越多的人开始对数字健康工具感兴趣,大家想知道这些工具如何能帮助他们改善健康或解决可能面临的健康问题。

值得注意的是,医疗专业领域也在参与数字健康。超过 80% 的专业医护人员已经开始使用智能手机上的多种健康相关应用程序,超过 40% 的医护人员认为这些工具可以减少患者就医的次数,更有超过 90% 的医护人员相信这些工具可以改善患者的健康状况。这些事实告诉我们,很多人包括

---

[*] Liz Ashall-Payne, ORCHA 联合创始人兼首席执行官。本文由北京大学全球健康发展研究院根据 Liz Ashall-Payne 在北京大学全球健康发展论坛 2021 上的发言翻译整理。

医疗专业人员都认为应用程序是一种能够帮助患者的解决方案,ORCHA 为此提供了基础设施。

那么问题是,为什么我们仍然没有充分利用这个机遇呢?当前,数字健康应用程序的应用主要面临四大障碍。第一个障碍是认知问题,普通民众、患者和医疗卫生专业人员都没有充分意识到数字健康工具所带来的机遇。现在约有 6 000 个支持痴呆症患者的数字健康应用程序,约有 20 000 个与精神健康相关的数字健康应用程序。然而,民众和医疗卫生专业人员对数字健康应用程序都没有足够的认识,而且非常遗憾,现有的医疗卫生专业人员培训也没有包括数字健康领域的内容。

一旦人们建立了对数字健康解决方案的认知,第二个主要障碍就是如何获取。人们在哪里可以找到这些工具呢?可能是应用商店。但如果在苹果手机应用商店中输入"痴呆症"一词,只会显示两三个结果,很难获得更多的选择。

如果用户找到了工具,那么第三个障碍就是信任了。人们如何才能信任这个工具?该应用程序将如何处理收集的数据?数据的存储是否安全?应用程序在临床上是否有所保证并且合乎伦理?应用程序能否满足个人的偏好需求?不幸的是,ORCHA 研究发现,只有 20% 的数字健康工具符合用户想要使用或医生向患者推荐时所期望的质量标准。

第四个障碍是持续的监管。假设临床医生为患者推荐某种数字健康方案,方案发生变化后会引起什么后果呢?如果方案以不安全的方式发生变化呢?数字健康领域一直在变化,变化会同时带来益处和风险,那我们应该如何确保未来的风险能够得到管理和监管呢?

以上就是真正阻止我们在全球范围内利用数字健康工具带来的机遇的四大障碍,那么,ORCHA 如何克服这些障碍呢?

我们从信任开始着手,因为信任是阻碍民众采用数字健康工具的最大障碍。我们如何才能克服这一障碍,在系统内建立信任呢?数字健康领域存在许多的法规和标准,但数字健康相关的监管现状本身就是一个真正的迷局,因为不是所有法规和标准都与以下四个部分有关:数据隐私、安全、临床保证和用户体验。一些法规与数据隐私有关,一些与临床保证有关,而另一些与用户体验有关。这个法规迷局的另外一个挑战是在不同领域随时涌现的新法规。此处还有一个挑战是并非所有的数字健康工具都是一样的。这些法规应该应用于哪些工具呢？一些应用程序比较简单，另一些建立在临床算法和临床解释上因而高度复杂。因此，哪些法规满足哪些产品的需求就会有差异了。这是一项真正的挑战。全球已有许多国家在国家层面上建立了数字健康框架，试图使法规更加合乎情理并且能够用来创建评估框架以评估产品，并确保产品符合这些法规和标准。

在这些数字应用程序评估框架中存在大量的重复性努力。ORCHA 致力于在全球范围内协调开展基准审查评估或基础审查评估，我们考察全球范围内各种重复的标准和评估问题，将其纳入基准/基础审查的过程中。这就是 ORCHA 基准审查流程，也是一个稳健的流程。它总共涉及 350 多个问题，涵盖了上文提到的四个领域，它的优点是比例均匀。我们只询问与所接受审查的产品相关的问题，而且审查流程可重复。这是非常重要的，因为审查不仅是某一时间点产品状态的简单快照。虽然审查流程目前仍然是需要人工参与的手动系统，但可以使用技术来支持相关审查流程，使其能对产品的每一次更新和变化都进行审查。ORCHA 还与开发人员合作，建议他们哪些领域需要更新和改变，以便满足监管要求。

在我们的工作结构中，ORCHA 的基准审查处于基础位置，而不同国家开展的工作处于纵向位置。第一个是我们与 GGZ/Mind 合作在荷兰开展的项目，项目使他们能够使用 ORCHA 基准审查的所有成果。我们帮助项目在荷兰获得批准，增加了额外的问题，并提升了用户体验。北欧五国的审查过程涉及不同的问题，可以通过我们的系统提供问题。ORCHA 服务于以色列相关机构、英国国家医疗服务体系（NHS）、国际标准化组织（ISO）、新西兰健康导航（Health Navigator）等。ORCHA 的业务还覆盖了加拿大和美国等其他地区，不同地区之间可以相互借鉴学习。借助 ORCHA 基准审查流程，我们已经审查了 13 000 个数字健康应用程序，在程序的每一次更新或改变后都会再次审查，并根据程序所处的司法管辖区增加一些额外的问题。这就意味着，全世界组织可以相互学习，推动各自的工作进展。

辨别好的产品只是帮助患者利用数字工具的第一步。在我们确定了哪些工具是安全、高质量、值得信赖的工具之后,接下来要做的就是告诉大家哪些是好的工具。为了实现这一点,ORCHA 一直努力在国家、地区和组织层面上创建数字健康应用商店或数字健康应用库,并将特定的数字健康应用库在相关利益群体中推广,例如分别与痴呆症、成年人精神健康、慢性病等相关的数字健康应用库。我们与不同地区、国家、组织合作,向人群推广数字健康应用库,让居民、社区、患者知道在哪里可以找到可信的方案。这些数字健康应用库匹配了高配置和复杂的搜索引擎,用户不仅可以搜索到高质量的产品,还可以根据个人喜好和需求进行筛选,筛选条件包括年龄、技术偏好、个体是否存在听力障碍或视力障碍、个体希望从应用程序中获得什么等。

除了数字健康应用程序库,ORCHA 还与直接服务患者的专业医护人员合作,因为他们是对数字健康感兴趣且真正活跃使用这些工具的群体。那么我们应该如何激发那些不那么活跃的群体来使用数字健康工具呢?最好的方式就是由民众信任的医护人员来向民众推荐数字健康工具,调动人们使用这些工具的积极性,并让他们能从中获益。因此,ORCHA 与医护人员合作,对医护人员进行培训,让医护人员将这些数字健康应用库当作一种处方使用。医生们习惯于用处方开药,而数字健康应用库就是一种数字健康处方,医生、护士、治疗师可以搜索找到适合患者的产品,并通过发短信的方式向患者直接推荐。根据我们的数据,从医护人员处收到数字健康工具推荐的人中,约有 71% 的人接受推荐并下载相关工具,即转化率约为 71%。这与药物处方的转化率类似,也就是说,大部分人都能获取高质量的数字健康工具。同时,后台会反复进行审查,持续确保产品质量,如果发现产品存在潜在问题,我们就会立刻召回,由此,最后一个监管和持续风险管理的障碍也得到了解决。

研究成百上千个数字健康应用库背后的数据同样令人着迷。我们可以追踪用户搜索的内容,例如,新冠疫情期间的搜索结果。2020 年这一数据来自 3—12 月的数据搜索结果。在新冠肺炎大流行初期的 3 月份,使用数字健康工具搜索新冠肺炎患者的呼吸症状的普通民众和医疗保健从业者人数急剧上升;之后,这一趋势迅速转变为搜索精神健康的人数急剧上升;年末,搜索饮食和健身的人数显著增加。仅仅观察这些趋势就很有趣。在我看来，新冠疫情在一定程度上加速了数字健康应用程序的发展。正如前文提到的，使用数字健康工具帮助自己度过新冠疫情危机的人数增长了25%。纵观数字医疗应用库，访问和下载数字健康工具的人数也显著增加。医护人员向患者推荐使用数字健康工具的数量增长了6 500%。由此可见，目前医疗保健系统已经准备好迎接数字健康的世界，迎接高质量数字健康工具带来的机遇。

最后，为了真正地支持数字健康工具的用户，我们必须考虑三个关键问题。其一，必须建立对数字健康工具的信任，这正是实施严格审查的原因；其二，必须通过可靠的合作伙伴如医护人员，来激发普通民众和患者使用数字健康工具的积极性；其三，必须实现强有力的监管和风险管理，利用数字健康工具产生的数据进行下一步规划。

智能医学机器人赋能医生和患者

欧阳琼*

今天我想同大家分享的是智能医疗机器人如何赋能医生和患者,提高医生诊断准确性,并增强医学能力。

人工智能历经多年的迅猛发展,改变了我们与机器的互动方式。与机器人的对话互动正在成为下一个风口,聊天机器人也将成为这场革命的重要工具。近年来,随着人工智能和机器学习的迅猛发展,聊天机器人正在向各个领域渗透。

根据 Gartner 2020 年技术成熟曲线,聊天机器人的渗透率从 2019 年的 5%—20% 增长到 2020 年的 50%,正在成为主要的商业沟通工具之一。随着其进一步落地,并取得更多成绩,未来聊天机器人的受欢迎程度将会不断增长。

作为一家拥有先进的人工智能、大数据技术与专业医疗技术的企业,我们一直在致力于帮助医生和患者打造一款智能医学机器人。它可以通过分析医患在线交流信息,挖掘患者未满足的治疗需求,真正实现以患者为中心的药品推广模式,驱动精准的患者管理。

当下,智能医学机器人的最大挑战在于如何实现医学内容的高效生产。我们用数据来恢复逻辑结构,创造医学内容结构上的数字化,从而提高医学内容的准确性和产出效率。

* 欧阳琼,火石数智 CEO。本文根据欧阳琼在北京大学全球健康发展论坛 2021 上的评论整理。

我们的一款产品可以支持多库、跨库检索,帮助使用者找到想要的医学信息;同时还可以实现多库、跨库医学信息自动检测,为用户实时更新前沿资讯。智能医学云的高效 PICOS 检索策略,可以帮助用户使用标签快速进行内容检索;此外,它还可以从多个维度对医学内容进行挖掘,辅助新的医学证据生成。

目前,中国有超过 400 多万的医生需要不断学习。药品在知识支持和医学查询服务中扮演着重要角色。以往药企需要组建和运营呼叫中心,但是现在药企只需要使用开发好的医学机器人,就可以用更低的成本和更高的效率实现医疗信息的传递。

历经三年的探索,我们已经与五十余家全球知名药企达成合作,帮助他们提高内容准备和医疗查询的效率。我们与诺华合作的一个项目是新一代智能医学问答机器人,聚焦于抗 VEGF 疗法、眼底疾病相关领域。它可以通过对话形式赋能,提供实时的专业医学回复,实现为超过 10 000 名注册医疗保健专业人员提供 24×7 服务。

我们坚信,我们的智能医疗机器人可以真正赋能医生及患者。它不仅为患者提供更好的医疗服务,也可以提高诊断的准确性和治疗效果,最终促进药物的可及性。

面向可持续健康服务，数字为先的价值医疗

Mobasher Butt[*]

实现符合低碳经济的可持续医疗保健对于我们和后代都至关重要，现在是采取行动的时候了。我将向大家简单介绍我们如何重新构想 Babylon Health 的医疗保健，以及如何为我们所服务的人群提供一个数字为先的价值医疗，以实现可持续的医疗保健服务。

首先，我想介绍我们公司的使命。这是一个简单而又大胆的使命，即让地球上的每个人都能获得并负担得起医疗保健。这是我们面向公众的使命，我们还有许多其他使命。例如，其中之一是让 Babylon 成为世界上最适合我们员工工作的地方，同时我们也肩负着使医疗保健可持续发展的使命。

Babylon 成立于 2014 年，最开始是一家位于英国的小型公司，在过去的几年里，我们已经有了长足的发展。现在 Babylon 覆盖全球 16 个不同的国家和地区，覆盖超过 2 400 万人，每 5 秒就为 1 名患者提供帮助，并且已经提供了数百万次线上咨询或大家所称的远程医疗以及全球数百万次人机互动。我们公司大约有 2 000 名员工，并于 2021 年上市。

根据我们的经验，创造可持续的医疗保健不仅取决于我们的努力，还取决于我们合作伙伴的努力。我们在世界各地的合作伙伴，也与我们一样致力于创建可持续的医疗卫生系统。这些合作伙伴包括大型保险公司、医疗

---

* Mobasher Butt, Babylon Health 全球医疗副总裁。本文由北京大学全球健康发展研究院根据 Mobasher Butt 在北京大学全球健康发展论坛 2021 上的发言翻译整理。

服务机构、政府、学术机构以及大型慈善组织。传统上，许多医疗保健当然是通过实体医疗机构提供的，但是现在，我们希望重塑医疗保健服务，并彻底扭转这种局面。实际上，我们能够做的是通过人工智能提供人们需要的大部分医疗保健服务。

当然，我们不能总是通过人工智能服务来解决患者的健康问题。因此，下一步的护理是我们的虚拟服务，即我们通过视频会诊将患者和医生远程联系在一起。通过在全球范围内提供数百万次此类服务，大约十分之九的案例可以通过这种虚拟服务方法完全解决。当然，实体服务总是需要的，我们并不是要尝试取代实体服务或取代医生，而是要尝试缓解世界各地医疗卫生系统承受的压力。通过采用人工智能为先和数字为先的方法，我们实际上减少了许多对实体服务的需求。在患者家中或工作地点为其提供医疗服务，降低医疗保健所带来的环境成本，就是我们重新构想的医疗保健模式。

我们非常注重预防。有两个健康状态的循环：一个是我们的生病状态的循环，另外一个是我们的健康状态的循环。我们正在努力让每个人尽可能长时间地处于健康循环中。如何才能做到呢？我们主动与患者互动，并收集患者数据，使用这些数据为患者提供建议，帮助患者更多地了解自己的健康状况，以及如果他们不采取一些行动可能面临的风险。

一旦我们帮助患者确定了自身的健康状态，我们就会为患者设定目标和行动。然后我们通过安排医疗团队与患者合作，为他们提供支持，通过给予这些患者一个明确的计划来实现他们的目标和行动。之后我们通过监测计划实施情况来帮助患者。当然，重要的是通过奖励的方式来保证患者的积极性。如果我们在某一阶段注意到任何异常，我们就会把患者从健康循环移动到生病循环。生病循环的目的是尽快进行干预，以阻止疾病变得更严重、成本更高，甚至是到了需要住院治疗的情况。相反，通过及早干预，我们通常可以在初级医疗保健机构中提供正确的专业知识，从一开始就给出正确的治疗方案，尽快使患者康复并使他们回到健康循环中。

可以看到，我们通过数据创建了一个非常可持续的体系。我们所有服务的核心是人工智能。当我们成立公司时，我们迅速地意识到，如果我们有机会实现使命,即让每个人都能负担得起医疗保健,那么我们必须足够聪明地了解如何使用技术。为了做到这一点,我们投入巨额资金开发人工智能解决方案。我们试图使开发的系统尽可能地类似人类医生的大脑,我们称之为 Babylon 人工智能大脑,这个大脑能够像医生一样执行一些功能。

我们可以回想一下,当一名医生接受培训时,他必须通过医学院学习和积累知识。这些知识使医生能够推理并做出决定。医生可以利用感知来治疗患者,为他们提供最好的护理,并对他们的健康状况做出预测。这就是 AI 大脑试图复制的东西。

现在,正如我之前强调的,我们相信预防是创造可持续医疗保健的最佳方式。如何做到这一点呢?我们首先将患者纳入我们的体系。这是医疗保健全程的开始,所以它非常重要。我们需要使之成为患者的最佳体验。然后通过数据对患者的健康风险进行评估。通过对患者进行风险评级,我们能够确定他们需要什么样的医疗保健服务。我们会为患者分配一个多学科护理团队,包括医生和其他医疗保健专业人员,如营养学家或行为健康专家等。

医疗保健团队帮助患者制定医疗保健计划,包括一套明确的目标和行动,然后我们通过监测为患者提供指导和奖励来帮助其实现目标和行动。当然,生病是在所难免的。所以正如我之前提到的,我们尝试通过持续监测来尽快发现任何疾病迹象,一旦出现反常,就尽快进行干预。当患者需要任何类型的医疗保健服务时,他们可以联系个人健康助理,这个健康助理一天 24 小时、一周 7 天在线,他的角色就如大家可以想象的那样,可以提供守门人般的服务,帮助患者驾驭其医疗保健旅程的各个方面。

如果患者有任何症状,也可以使用我们的人工智能症状检查器,这就像口袋里有一位医生,赋予患者巨大的自主权。人工智能就像医生一样通过一系列的问题引导患者,然后患者就知道他们需要在哪里寻求医疗保健服务以及可能导致他们出现症状的原因。如果患者需要与医生交谈,我们还会提供远程咨询服务,并且 24 小时在线。必要时,我们还可以将患者与最合适的专科医生联系起来,并确保我们提供的专科医疗服务完全能够满足患者的需求,确保患者第一时间得到最佳医疗保健服务。虽然我们不提供医院服务,但我们可以通过与合作伙伴合作来做到这一点。此外,我们会在患者入院前和出院时，为他们提供非常细致的支持。患者可以通过应用程序与护士进行日常联系，还可以上传伤口的照片等。护士能够监控病情以确保患者不会再次出现任何感染迹象或任何并发症。通过这样的方式，我们可以在发现任何情况时，迅速采取行动确保这不会成为一个更困难的问题，或者需要付出更昂贵的代价才能解决。总体来说，我们尝试通过可持续的方法减少患者再次入院的可能。

正如上文所提到的，我们服务的关键特色是人工智能大脑，它是所有服务的核心。人工智能大脑能够整合所有服务，因此我们可以为每个患者提供非常个性化的方法。他们的所有数据都存储在我们所说的健康图谱中。健康图谱与医疗记录非常相似，但数据来源要更加丰富。因此，这不仅仅是患者与医生的互动，还包括患者与其他事物的互动，例如通过可穿戴设备监测患者健康状况的人工智能。每一次互动都记录在患者的健康图谱中。然后我们能够应用机器学习技术来对这些数据进行推测，并为患者提供更加个性化的医疗保健服务。

人们可能会问，现在这种可持续的医疗保健方法是否真的能够达到我们在传统背景下一些最佳医疗保健示例中所看到的卓越水平？我们认为是可以的，并且我们已经在一些国家和地区进行了应用且获得了成功，如美国、英国和卢旺达。这些国家的患者类型、所处的环境、经济状况都非常不同，但是这些国家的患者都欣赏这种可持续的方式，并且给予了很高的满意评价。

临床质量对我们来说至关重要。除非我们能够提供持续的高质量护理，否则可持续服务将毫无意义。我们通过内部的全面审计项目评估我们的医疗服务质量，也通过外部监管机构对服务质量进行评估。我们从英国监管机构护理质量委员会（Care Quality Commission）那里获得好评。

最后，为了使医疗保健服务具有可持续性，就需要使用者负担得起。可以看到，我们通过使用一些方法节省了大量的成本。这些成本节约往往发生在下游的医院服务成本。因此，通过在初级医疗保健的早期为患者提供服务，能够将大量成本从更昂贵的二级医疗保健中转移出来，这会节省相当多的费用，保证了服务的可持续性。

全球创新与"健康中国 2030"

Jean-Christophe Pointeau*

我是辉瑞生物制药集团中国区总裁彭振科,近期非常荣幸当选了中国外商投资企业协会药品研制和开发工作委员会(RDPAC)新一届执行委员会主席,RDPAC 是以研发为基础的制药行业协会。

过去二十多年,RDPAC 及其成员有幸见证了中国了不起的经济社会变革,这些变革离不开中国政府对人民健康与福祉的大量投入。过去十几年,中国在卫生健康领域的投资实现了翻番,在多个领域取得了巨大进步,如公共卫生、卫生健康服务、医疗保障,以及药品可及性等。最近一段时间,上述领域的发展都在以"健康中国 2030"蓝图作为政策制定的核心。

中国政府大力发展卫生健康的投入与决心令人振奋。在世纪之交,拥有健康保险的中国人不到三分之一。今天,中国基本实现了全面健康保险覆盖。中国的人均寿命达到 77.3 岁,接近发达国家水平;婴儿死亡率和感染病死亡率大幅下降;恶性肿瘤存活率比 10 年前提高 10%。我对创新药和创新疗法在实现这些巨大成就中发挥的作用感到尤为自豪。

当然,世界在发生变化,人民的卫生健康需求也在变化。与世界上很多国家一样,中国的卫生体系也面临多方面的巨大压力,包括不断扩大的中产

---

* Jean-Christophe Pointeau,彭振科,中国外商投资企业协会药品研制和开发工作委员会主席,辉瑞全球高级副总裁、中国区总裁。本文由北京大学全球健康发展研究院根据 Jean-Christophe Pointeau 在北京大学全球健康发展论坛 2021 上的发言翻译整理。

阶级、人口老龄化、疾病负担变化,以及全球新冠肺炎疫情等。

因此,要实现"健康中国2030"描绘的愿景,我们要百尺竿头更进一步。各方都可以发挥作用,包括RDPAC成员。事实上,有研究预计,到2040年,医药行业创新可将中国的疾病负担降低55%……是的,大家没有听错,高达55%!接下来我想谈一谈RDPAC及其成员对实现这一目标的想法。

首先是疾病预防。预防是"健康中国2030"的核心,也是创新药行业坚定支持的领域。当今世界在疾病预防领域最重要的创新成果,莫过于短时间内研制出新冠肺炎疫苗。此外,RDPAC及其成员也致力于开展广泛合作,支持其他疾病预防工作,如提高健康意识、加强医学教育、鼓励早期筛查、建立全国慢病管理机制等。

RDPAC及其成员也高度重视将新型创新药引入中国,提高患者的寿命和生活质量。过去5年中,跨国药企总计引入150种新型创新药,多数药品是针对肿瘤领域未满足的需求。

当然,加速创新只是解决未满足医疗需求的一方面;另一方面,我们必须能够把创新药品和疫苗送达患者手中。

为此,RDPAC积极支持中国近期提高包括创新药品和疫苗在内的医疗卫生可得性的举措。政府的改革措施在以下三个方面已初见成效:

第一,药监局加快药品审评审批,监管框架与国际标准对标。例如,正是因为这些改革,中国乳腺癌患者比原计划提前两年用上了辉瑞的创新药爱博新。

第二,中国政府采取相关举措,提高药品可负担性,降低患者自付费用。例如,政府宣布建立医保药品目录动态调整机制,支持商业健康险发展与普及。

第三,中国政府宣布了加强知识产权保护的若干承诺,包括建立专利期调整和专利链接制度。

尽管如此,还有很多要做。开发创新药和疫苗是需要投入大量资源、耗时多年的复杂过程。从实验室到临床可能需要十多年、数十亿美元的投入,同时需要面对多次失败。如果要加大对中国市场的创新投资,那么生物制药公司需要明确这些投资会得到回报。因此,一个重视创新、鼓励创新的生态环境对持续支持药品和医疗产品的可得性至关重要。这个生态环境的基本要素包括：

- 一个支持可得性与创新的透明、可预期的定价与支付体系；
- 一个支持全球同步研发的监管体系；
- 一个对标国际最佳实践、强大稳定的知识产权体系。

未来,我们期待继续与政府携手支持上述改革措施和其他卫生健康改革。我相信,在我们的共同努力下,我们能够助力中国实现健康中国2030目标。

加速创新,促进健康和可持续发展

周霞萍[*]

诺和诺德成立于 1923 年,总部位于丹麦,是一家全球领先的生物制药公司。我们的使命是,驱动改变,携手战胜糖尿病和其他严重慢性疾病,包括肥胖症、罕见血液疾病和内分泌紊乱等。我们的运营遍布全球 80 多个国家和地区,向全球超过 169 个国家和地区提供产品和服务。每年全球都有超过三千万的患者使用我们的产品来治疗糖尿病。

诺和诺德进入中国近三十年,建立了集运营、生产和研发为一体的全产业链布局。深耕中国,我们致力于通过加速创新与合作来改变糖尿病和其他严重慢性疾病。我们上市了 18 款挽救生命的创新药品和 10 款注射装置,为患者提供丰富的个性化治疗选择,这是我们在帮助中国糖尿病、血友病和生长障碍患者方面的核心贡献。通过与政府和临床专家学者的紧密合作,诺和诺德建立了"改变糖尿病"生态系统,通过能力和基础设施建设来推动糖尿病在中国的早筛查、早诊断、早治疗,实现我们对社会、对患者的承诺,例如在全球倡议的"城市改变糖尿病"、蓝色倡议活动(包括蓝色关怀和蓝色县域等项目)。在过去的几年中,我们一直在切实推动糖尿病早期筛查,助力县域医院,帮助内分泌科的能力建设,培训全科医生以便更好地诊断和治疗糖尿病。此外,我们正在加快提供数字化医疗服务赋能患者,以便更好地进

---

[*] 周霞萍,诺和诺德全球高级副总裁兼大中国区总裁。本文根据周霞萍在北京大学全球健康发展论坛 2021 上的发言整理。

行疾病管理。我们还为环境的可持续发展做出了贡献,这也是本次论坛的主题,我们倡导循环的理念和行动,目前在诺和诺德中国,我们所有的运营都使用可再生能源。

尽管取得了一定的进展,但随着城市化和人口老龄化进程的加速,以及环境的变化,糖尿病依旧是全球以及中国所面临的迅猛发展的健康、经济和社会挑战之一。根据世界糖尿病联盟(International Diabetes Federation,IDF)公布的数据,目前全球有5.37亿成年糖尿病患者,相比2019年增长了16%,如果不加以干预,这个数字预计会在2030年超过6.43亿,到2045年将超过7.83亿(International Diabetes Federation,2021)。在中国,我们有1.298亿成年人患有糖尿病,其中仅有不到一半的患者知道自己患有糖尿病,仅有15.8%的患者治疗达标(Wang等,2017;Li等,2020)。由于缺乏有效的血糖管理和控制,每年导致约140万糖尿病相关死亡和1 650亿美元糖尿病相关卫生支出(International Diabetes Federation,2021),其中80%的费用用于治疗糖尿病相关并发症(Liu等,2014)。想想看,如果能及早地诊断、治疗和更好地控制糖尿病,将会节省多少成本。

另一种严重的慢性病是肥胖症。肥胖已经成为日益严重的全球公共卫生问题,在中国也同样面临巨大的挑战。全世界有超过6.5亿的成年人和1.24亿的儿童及青少年患有肥胖症(WHO,2021),然而,有45%的肥胖症患者没有得到有效诊断。在中国,根据全国范围的调查显示,有16.4%的成年人和7.3%的儿童及青少年患有肥胖症(王烁等,2017),然而,肥胖症的知晓率却非常低,超过54%的人都不知道自己患有肥胖症(Neolite,2021),更大的挑战是,超重和肥胖会增加多种慢性疾病和过早死亡的风险。因此,迫切需要所有相关方共同努力应对这些挑战,通过鼓励创新和可持续发展的方式提高疾病认知、早诊早治并有效控制,减少因糖尿病和肥胖症带来的健康、社会和经济负担。

在诺和诺德,我们继续加快创新,扩大药品准入,以满足这些未满足的医疗需求。我们公司的战略有四个不同的重点领域,它们建立在我们的宗旨、诺和诺德之道和成为可持续发展的企业雄心之上。我们在糖尿病和肥胖症方面不断创新,并扩展到其他严重慢性疾病领域,包括心血管疾病、非酒精性脂肪肝、慢性肾脏疾病、阿尔茨海默综合征等。我们与合作伙伴们紧密合作,将大胆的想法转化为挽救生命的药物和预防性治疗药物。为了确保我们的发现过程在未来能取得成功,我们不断加强自己的能力,并投资于新兴和尖端技术,包括注射和口服多肽类及蛋白质、干细胞疗法、RNA疗法和基因编辑技术。

在诺和诺德,我们始终坚守三重底线来指导决策,始终致力于以对财务、社会和环境负责的方式开展活动,我们认为这是能够可持续地、成功地开展经营活动和长期创造价值的先决条件。我们有一个雄心勃勃的环境战略叫2030年"循环零污染",我们的雄心是到2030年全球运营达到碳中和。我们已经开始执行这个战略,迄今为止取得了重大成果。企业社会责任方面,我们关注创新对人民健康的影响。通过"改变糖尿病基金""蓝色县域"和数字化解决方案等项目,我们助力医生、赋能患者、促进健康产出。我们的财务贡献体现在为社会提供了更多的就业机会,贡献了更多的税收,以及促进了整个行业的发展。我们将努力践行改变中国糖尿病和其他严重慢性疾病(如肥胖症、血友病、生长障碍等)的使命,助力实现"健康中国2030"的目标。我们的雄心是成为一家可持续发展的企业,为社会增加价值。

参考文献

王烁,董彦会,王政和等,1985—2014年中国7—18岁学生超重与肥胖流行趋势,中华预防医学杂志,2017,51(4):300-305.

International Diabetes Federation, *IDF Diabetes Atlas*, 10th edn, 2021.

Li, Y., et al., "Prevalence of diabetes recorded in mainland China using 2018 diagnostic criteria from the American Diabetes Association: National cross sectional study", *BMJ*, 2020, 369: 1-11.

Liu, S., et al., ISPOR 6th Asia Pacific Conference, 2014.

Neolite, China Obesity Patient Journey Study, 2021.

Pan, X., Wang, L., Pan, A., "Epidemiology and determinants of obesity in China", *The Lancet Diabetes & Endocrinology*, 2021, 9(6): 373-392.

Wang, L., et al., "Prevalence and ethnic pattern of diabetes and prediabetes in China in 2013", *JAMA*, 2017, 317(24): 2515-2523.

WHO, Obesity and overweight factsheet No. 311, http://www.who.int/mediacentre/factsheets/fs311/en/, accessed on December 22, 2021.

"支付+服务"商业创新促进人类健康发展

刘挺军[*]

我想与大家分享如何从商业创新的角度看低碳经济和人类健康这一核心议题。毫无疑问,在后疫情时代,双碳和新能源革命一定会对我们的生产、生活方式产生深远影响,双碳这样一个底层能源结构的革命是人类第一次自我约束。泰康提出一个核心观点,就是人类还面临另外一个大变局,即长寿社会的来临,而不是单纯的老龄化社会。因为今天我们面临的是低生育率、低死亡率,人口寿命每十年延长2—3岁的社会,因此人口结构从传统金字塔结构变成柱状结构,而且最重要的是,这样一种柱状结构将会是长期的均衡态。依据第七次人口普查,我国总和生育率已经下降到1.3,估计这两年很有可能出现人口总量最高峰,之后会减少。放开二孩、三孩政策,似乎还是没有太大效果。这是人类社会的选择,在这样一种长期均衡态下,我们未来怎么样应对,刚才各位学者已经从技术角度、生物制药角度等提出了一系列非常好的政策和建议。我个人的看法是:低碳经济和长寿经济,这两个过去看起来不太相干的领域,今天是高度相互联系和相互促进的领域。

后疫情时代一个非常重要的变化就是大家的健康意识持续提升,健康比环境还要重要。长寿社会来临以后,一方面我们拥有了数量庞大的长寿、百岁老人,养老健康需求不断上升;另一方面政府财政负担面临很大的挑

---

[*] 刘挺军,泰康保险集团总裁。本文根据刘挺军在北京大学全球健康发展论坛2021上的发言整理。

战。2020年财政卫生支出达到了7.2万亿，其中政府的开支占整个财政支出的比重快速上升，现在已经达到了8.4%。在这样一个14亿人口的国家，在长寿社会持续深化和推进的过程中，要靠财政支撑我们对美好生活、对健康的需求，或许不太现实，政府保障体系更大程度上是解决了医疗健康的可及性问题。

　　长寿社会来临以后，因为健康和养老的需求，我们需要庞大的资金。今天筹资的现状是什么？我们养老金的三支柱，政府、企业、个人，三部分加在一起为8.8万亿人民币，占GDP的8.9%，而美国的养老金总量为35.5万亿美元，是GDP的166%，所以我们的准备是严重不足的。另外，供给侧还存在结构性的问题，这个结构性的问题包括三方面。第一，我们快速通过全民医保扩大可及性，但在质量方面还有很大的可提升空间，人口寿命中的带病生存时间或者伤残损失的平均寿命年将近10年。第二，在医疗服务结构上，急性期医疗占比很重，但是两端（预防和全科医学、康复和长期护理及养老领域）是供应不够的。第三，医疗花费呈倒金字塔结构，即70%以上的医疗花费在三级医院里，地区优质医疗资源基本集中在发达地区和发达城市，基层严重不足。

　　我们认为从商业的视角来看，无论是国际经验还是中国实践，都有一个基本方向，就是保险支付端和供给侧（也就是医院、医生和药厂）结合起来，去改变整个供给侧供应不足和结构失衡的问题。今天中国医疗卫生行业供给侧面临的问题既存在结构完善问题，同时也存在质量提升问题。我们需要高效率的筹资，只靠政府不够，一定要靠商业保险补充。比如，美国商业保险在医疗卫生支付中占将近40%，而这一比例在中国是4%。我国2020年商业保险赔付2 900亿，不到3 000亿水平，还有很大空间。而且，正如其他嘉宾所分享的观点，生物医药创新是"九死一生"高风险的行业，大家只看到最后成功，没有看到前面很长的坡。要跨过这样一个坡，让企业愿意冒险，那就一定要有高收益和市场机制。为什么美国生物制药领域创新很强？我相信有两个因素：一个因素是科学本身的积累，另一个因素是商业保险公司在整个支付体系促进市场竞争——保险公司跟保险公司的竞争体现在一定要在自己的药品目录和治疗目录上不断推出对患者有益的商品。这是未来可能面临的一个趋势。

把支付端和服务端结合起来，服务端包括医药、医生、医院，是全球的潮流和趋势。泰康作为世界500强的本土保险公司，在中国率先进行了商业创新，实践下来有很好的效果，我们把养老保险和养老社区结合起来，现在叫长寿社区，把健康保险和医疗服务结合起来形成闭环。泰康首先从养老领域着手，在中国建立了全国大型养老社区网络，改变了养老生活方式。美国凯撒医疗的创新模式是把医疗保险和医院、医生结合起来形成闭环，泰康是在中国乃至全世界第一个把养老保险和养老社区对接起来，更重要的核心商业逻辑就是用养老社区改变了人们对待养老的方式和态度，这样能够提前为退休后的生活方式进行筹资。

截至今天，我们在全国24个大型省会城市布局的10家养老社区已经投入运营。泰康与北京大学非常有缘分，我们的养老社区（泰康之家）定位就是为共和国精英、为知识分子提供场所，北大有70多位校友都是我们的居民。

另外我们希望能够探索把医疗保险和医疗服务结合起来。现在我们也在中国构建五个大型医学中心，同时构建一些专科体系，包括中国最大的连锁口腔诊所、中国最大的家庭医生网络等。今天有很多生物制药领域的企业家到场，未来我们还可以在这个领域共同有很多探索。除了用商业保险解决人类健康的筹资不足和用市场机制来推动技术的创新和进步之外，我们在实践中也会践行低碳理论。实际上我们的所有建筑，包括养老社区和医院，在开始的时候都是按照国际的标准建设。接下来我们会提出新的战略，就是所有医院、养老机构都要能够成为低碳建筑。除了关注建筑能耗，还要关注医疗服务的生产方式，比如说一次性耗材的使用导致医疗资源过度浪费。最终是提倡生活方式改变，让人们生活得更加健康，可以更少消耗医疗资源，这就是低碳经济和人类健康的交汇点。

我们的使命是让人健康、长寿、富足，让生命旅程流光溢彩。中国人可以拥有充满活力、幸福的养老生活方式。

强化卫生系统　全球基金在行动

Peter Sands[*]

作为一个旨在加速消除艾滋病、结核病和疟疾的国际组织,全球基金每年动员和投入的资金超过40亿美元,用于支持120多个国家的当地专家们开展项目。

我们与政府、民间社会组织、技术机构、企业界和受疾病影响的人群建立伙伴关系,挑战阻碍和拥抱创新,以同这些疾病进行战斗。新冠肺炎疫情大流行对我们的经济、健康和社会带来沉重打击,甚至可能会摧毁我们过去几十年在抗击贫困、不平等和致命疾病(例如艾滋病、肺结核和疟疾)方面取得的成果。全球基金对新冠肺炎大流行做出迅速反应,通过我们的新冠肺炎响应机制(C19RM),为中低收入国家提供关键的检测、治疗和医疗用品,调整抗击艾滋病毒、肺结核和疟疾的计划,以及加强脆弱的卫生系统。

2020年,我们通过C19RM动员并调动了10亿美元,而2021年,我们至少将调动37亿美元。全球基金是获取抗击新冠肺炎工具加速计划(ACT-A)的创始合作伙伴。ACT-A致力于通过全球合作,确保加速推出和公平部署抗击新冠肺炎疫情的工具,中国是这一市场塑造者中的重要一员。全球基金在这一合作伙伴关系中发挥着至关重要的作用,特别是在联合引领诊断支柱、卫生系统的连接以及为疗法支柱提供工作流程等方面。

---

[*] Peter Sands,全球抗艾滋病、结核病和疟疾基金执行主任。本文由北京大学全球健康发展研究院根据Peter Sands在北京大学全球健康发展论坛2021上的发言翻译整理。

新冠肺炎大流行凸显了对医疗卫生服务进行数字革命的重要性，也展现了数字医疗的基础性。实时数据在防控新冠肺炎大流行中发挥着至关重要的作用。医疗信息系统和数据管理方面落后的国家仍在摸索中前进。健康信息的管理和数据的汇集需要大规模而广泛的变革。

全球基金意识到数据和数字医疗在抗击疾病方面发挥的关键作用。2020年，我们宣布与微软、万事达、谷歌和其他多个技术公司成为全球基金高级别合作伙伴。目前，我们正在与合作伙伴合力开发数字医疗平台，以支持非洲国家加快他们数字能力的转化。

全球基金致力于开发和提供一流的解决方案，改进共同筹资、共同专业知识和信息的获取。我们知道，各国不仅需要更多的资金来建设自己的数字能力，而且还需要更好的解决方案、更多的技术支持和途径来用好这笔钱。我们已经看到，微软和万事达等合作伙伴支持卢旺达开发数据集成标准，这也是卢旺达数字医疗转型的关键要素。我们还看到人工智能和机器学习技术也被用于抗击肺结核、疟疾和新冠肺炎，为决策者提供快速而全面的数据分析结果。这些技术拥有广阔的前景，极具潜力。

全球基金致力于与中国建立战略性和前瞻性的合作伙伴关系。现在时机已经成熟，全球基金将与中国企业界携手应对重大传染病挑战，加强发展中国家的卫生系统，增强全球健康安全。当然，我们知道，中国目前掌握的深入广泛的技术和专业知识，以及中国企业在这些共同关心的领域的深入参与将产生更大影响。

助力国家多层次医疗保障制度体系建设
协助构建可持续医药险产业融合

张小栋[*]

非常荣幸有机会跟大家分享镁信健康如何助力国家多层次医疗保障制度体系建设。随着全世界越来越多的创新医疗医药产品在中国内地不断上市,不论是镁信健康还是整个医疗健康行业,都非常关注究竟未来谁会为这样的创新医疗和创新医药买单。

中国的医疗费用支付结构其实跟全世界其他地区的支付结构有着本质区别。中国的基本医疗保险仍然是非常基础性的支出,在中国医疗支出中,政府支出占有50%的份额。但是在中国其实还有很大的比例是非政府的支出,在这方面主要是老百姓自费,商业健康险还处于早期发展状态,而在美国比较高的部分主要是商业健康险支付。从另外一个角度看,随着中国老龄化的不断加重,到2025年,整个医疗健康支出占GDP的比例预计会达到7.6%,年增长率还会维持非常高的速度,特别是疫情以来全社会对医疗健康的关注明显提升,也进一步促进了我国未来整体医疗健康的支出比例不断增长。

关于我们国家的基本医保,在2021年11月份有一个轰动行业的事情,就是国家医保目录药品谈判。其实我们国家的基本医保已经做得非常好,

---

[*] 张小栋,镁信健康创始人、CEO。本文根据张小栋在北京大学全球健康发展论坛2021上的发言整理。

整体覆盖率几乎在未来几年会达到100%（现在是97%的覆盖率），但是国家医保基金盘子还是会有非常大的支付压力。大家在新闻媒体和相关政府统计报告中也可能会看到，一方面我国整体的医保基金的增速已经开始低于整个医保赔付的增长率，特别在很多经济相对不是那么发达的地区，医保基金面临的压力非常之高；另一方面，因为这一两年疫情因素的影响，国家医保局为疫情，包括相关治疗、疫苗、核酸检测等方面也支付了大量资金。因此在未来的发展过程当中，预计到2025年，虽然整体医保还是会持续增长，但是医保在整体医疗健康的支出，会从现在的50%进一步下降到45%左右。

另外值得一提的是，中国的供给侧医疗医药的创新在过去几年显著加速，也取得了爆发式的发展。以抗肿瘤和免疫调节为例，在过去几年当中，国内药品研发的管线已经超过600多个。我相信中国目前也是全世界最热门的创新药和创新医疗的市场，不管是研发还是终端市场。

但是，我们在与各个相关医药企业沟通的过程中也发现，目前最核心的挑战来源于未来我国的创新药到底由谁来买单这样的问题。一方面大家还是比较看重国家医保的基本覆盖问题，在过去几年当中，国家医保已经陆续将很多创新药纳入国家医保覆盖的盘子里。但是另一方面我们也看到了老百姓需求、医药需求、医保规模限制之间的矛盾，越来越多的创新药，包括罕见病的药物，也希望在医保以外有更大的比例能够覆盖到整个的药品准入当中去。

在支付侧，我们看到市场过去几年发生了非常大的变化。目前整个中国商业健康险的覆盖范围其实还是非常有限，商业健康险在整体医疗支付当中不到5%的贡献力量，除了基本医保，个人自费对老百姓来说仍是很大的经济负担。到2025年，我们预计整个商业健康险的比例能够占到医疗卫生支出15%左右，未来年增长率会达到接近20%。特别是在过去的几年当中，多种多样的商业健康险全面普及，提供了全面的补充医疗支出手段。就以过去几年非常热门的惠民保作为案例，其大幅度的发展只有过去两年左右的时间，目前已经有近100个城市的100多款惠民保的保险。在各地医保局的支持下，我们联合各地的保险监管机构、保险公司，推出了相对比较惠民的产品，一般的价格在几十块钱到一两百块钱不等。惠民保最核心的一点就是将医保补充之上的一部分创新医疗器械、医疗药品、创新疗法纳入保障范围里面，由此未来越来越多的老百姓能够享受到惠民保里的报销，也能极大地减轻未来医保的负担。

我们预计到 2025 年，全中国商业健康险的参保人数有望达到 8 亿人以上，保费 2 万亿元以上。随着商业健康险不断发展，我们也欣喜地看到，国家医保局正在大幅度提升多层次医疗保障体系。我们希望随着健康险不断发展，未来个人自费部分的压力能够大幅度减低，同时也能减轻基本医保部分的压力。

镁信健康是目前行业领军的患者福利支付以及医疗健康的服务平台，我们有三个主要平台。

第一，康复健康是完全服务于 C 端患者的服务平台。在过去的一年当中，通过我们平台得到服务的患者数超过一百万，通过我们平台支付的医药产品、医疗服务和先进的器械产品的总金额已经超过了 100 亿元，累计为患者节约的费用已经超过 15 亿元。我们这样的平台着重于帮助老百姓减轻支付压力，同时让他们第一时间有渠道跟中国创新药、创新的医疗服务接触。在服务 C 端患者的同时，我们希望能重点赋能两个行业。首先是赋能医药行业，像我们的康付健康平台，在过去几年当中，与中国绝大部分的外资跨国药企、创新本土药企都有深度的合作，我们覆盖的药品范围接近 70%，过去几年在中国新上市的创新药品都是我们服务的客户。其次是通过康付智保等平台赋能整个保险行业。过去几年中国健康险行业发展非常迅速，镁信健康为中国健康险行业提供数字化基础设施，为保险公司搭建理赔+支付的医疗药品服务网络，为大概 70 多家保险公司提供健康险服务的基建。

第二，在药企端，过去几年当中，我们为药企提供一站式创新支付解决方案，已经与多家药企形成了非常深度的合作。特别是在过去一段时间比较热门的，像在国内拥有 CAR-T 疗法药物的复星凯特和药明巨诺等创新药企都是我们长时间的合作客户，而且我们也非常欣喜地看到，随着我们与药企合作的深度不断深入，越来越多的药企新药在上市之后，其客户不论来源于创新支付还是商业健康险，都变成他们非常核心的客户。以 CAR-T 疗法药物为例，在它们上市一两个星期之后，商业保险公司通过我们的服务网络，为患者支付了超过 120 万的医疗费用，极大地帮助患者减轻了医疗负担，也为药企提供了更加多样化的创新准入方案。

　　第三，在保险端，我们也持续地引领健康险创新。过去是比较简单的针对肿瘤药品的健康保障，之后逐渐在三个维度（从健康人群到亚健康人群再到已有疾病的人群），以及从肿瘤再到更多的疾病领域，从药品到更多的医疗服务，做一个全面的健康险的保险产品。2020 年，我们提供支持的健康险产品的覆盖人数已经超过 5 000 万。我们刚才提到了惠民保这样的产品，其实 2021 年全中国估计有 8 000 万的人群被各种各样的惠民保所覆盖，镁信健康服务了其中 5 000 万的人群。以上海和北京两个城市做得非常成功的惠民保为例，两个城市加在一起超千万的参保人群都在两地惠民保的覆盖范围。通过这样大范围惠民保的覆盖，我们在一定程度上帮助解决了在基本医保尚未覆盖但是老百姓仍有巨大需求的创新医疗、创新医药的准入。

中国式养老:从家庭走向社会

王格玮　赵耀辉

2020 年,中国 60 岁及以上人口超 2.6 亿,占总人口的比例为 18.7%①,与 2010 年相比,该比例上升了 5.44 个百分点。联合国发布的《世界人口展望(2019 修订版)》预测,在下个十年,该比例将再提高 7.47 个百分点②,届时,几乎每 4 人中就将有 1 位年逾 60 岁。

老龄化在我国不同地区间的分布极不均匀。由于大量中青年的移入,新兴发达城市的老龄化现象并不明显,如深圳,2020 年 60 岁及以上人口比重仅为 5.36%;相应地,老牌重工业和资源型城市成为"锈带"地区,中青年人口不断流出,使这些城市成为未来中国老龄化城市的原型和缩影,例如抚顺和南通已相继成为 60 岁及以上人口超过 30% 的城市。

了解老龄化的窗口——中国健康与养老追踪调查(CHARLS)

CHARLS 是本文作者和团队对我国中老年人口的健康和养老情况所做的全国代表性大样本长期追踪调查。CHARLS 样本由分层、分阶段随机抽样得到,覆盖全国 150 个县区、450 个村居。由于抽样和调查执行过程均实现

---

① 第七次全国人口普查公报(第五号)。
② 联合国经济和社会事务部人口司。取中间预测口径(medium variant),又称"中方案",是最有可能出现的人口变动趋势。

了严格质量控制,样本质量高,可以反映全国总体情况。CHARLS 已经执行了五轮调查,平均样本户数约为 10 800 户,受访者人数为 18 500 人。本文引用的数据如无特别指出来源,均为使用 2018 年 CHARLS 数据并经权重调整得出的有全国代表性的结果。我们尽量避免使用"老年人"这样的字眼,因为我们并不认为超过 60 岁或者 70 岁人就老了,但是为了行文方便,当提到"老年人"时,我们使用的是 60 岁的界限。城镇人口定义为非农业户口人员,农村人口定义为农业户口人员。CHARLS 为我们细致地观察老年人的经济来源、健康状况、照料需求、经济和照料支持提供了清晰的窗口(Zhao 等,2020)。

目前的老年家庭结构、失能老年人口的护理需求和护理模式

我国老年人越来越多地独立居住。2018 年,不到一半(42%)的 60 岁及以上的老人与子女共同居住,这与传统的三代同住的居住模式已经截然不同。但是,不与子女同住并不意味着老年人缺乏照料,在不与子女同住的老年人口中,大部分(85%)仍然有子女住在同一个村居或者同一个县区,只有大约 15% 的老年人没有子女在身边。这意味着当父母出现照料需求时,对于绝大多数家庭,子女仍然是可靠的照料来源。

CHARLS 调查了受访者基本生活自理的情况,包括了穿衣、洗澡、吃饭、起床、上厕所这些日常基本活动,还考虑了更复杂的像家务、做饭、购物、管钱和吃药等功能性活动。如果把完成这个单子里面任何一项活动有困难而需要他人照料和帮助的情况叫作失能,那么 2018 年我国失能老人的规模约为 5 900 万人,占同龄老年人口的比例超过了 23%。

老年失能情况存在着城乡差别。失能在城镇人口中的比例为 17.2%,而在农村中达到 26.5%,高了 9.3 个百分点。这一方面反映出农村人口的健康情况较差,另一方面也反映了人口迁移的选择性,即年轻人和健康的人外出倾向更高。

照料失能老人给家庭带来了沉重的负担。我们的数据显示,在受到照料的失能老人中,至少有一半失能老人需要每月 80 小时的照料。重度失能

老人（定义为完全无法完成某项日常基本活动或功能性活动）带来的负担尤为严重，每月所需的照料达到 105 小时。总体来看，失能老人的平均照料时长达到了每月 160 小时，几乎是对一个全职就业人员的时间需求。

2018 年，失能照料几乎全部是家庭承担，进入养老院的只占 0.6%。在照料时间最长的主要家庭照料者中，配偶的比例为 57%，子女为 24%，市场照料（小时工、保姆）只占 1.1%。男女老人的照料者有显著差别，男性老人的照料更多由配偶提供，而女性老人的照料主要由子女提供。

未来家庭的照料由谁提供以及由谁买单

如图 1 所示，2018 年，我国 70—79 岁人口平均有近 3.4 个存活子女，相比之下，50—59 岁人口只有 2 个存活子女。这表明，二十年间，我国的家庭构成已经发生了巨大变化，受独生子女政策影响的父母开始迈入 60 岁，未来老年人能够依赖的子女数目大幅度减少。另外，我们发现子女迁移已经大规模发生。在 60 岁及以上人口的子女中，居住在同村居的占 40.8%，居住在同县市但不是同村居的占 41.7%，居住在外县市的占 17.5%。子女与父母居住地的距离越来越远以及子女数目下降都表明，未来二十年内，老年人对于社会照料的需求将大幅度上升。

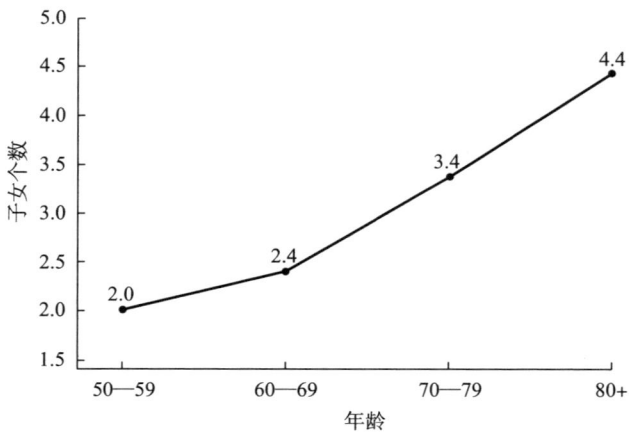

图 1　2018 年中老年人口平均子女数量

根据 CHARLS 项目组的测算，2018 年，由家庭提供的非正规照料的价值为 7 829 亿元，为当年 GDP 的 0.85%。当家庭成员不可用时，这些需求将转化为对社会照料的需求。这些需求由谁来买单呢？

我们首先看老年人自己的收入。2018 年，城镇老年人的养老金收入中位数为每月 2 700 元，农村老年人为 90 元。依靠养老金，城镇老年人可以负担得起一个低标准的养老院开支，但是农村老年人的养老金收入显然远远不够。农村老年人的窘境体现在他们居高不下的就业率，以及对子女的依赖上。所以，当老年人被问到"如果您将来老了干不动工作了，您认为生活来源主要将是什么？"时，83% 的城镇老年人回答"养老金"，而 68% 的农村老年人回答"子女"。

另外一个可以用于养老的资源是财富。我国在过去四十多年实现了高速经济增长，这种增长对老年人积累财富不利，因为他们享受的高收入时期远远少于年轻人，这使得他们能够积攒财富的时期较短，同时，由于物价水平发生了大幅度的上涨，他们早期积攒的银行储蓄相对贬值。我们的研究发现，如果仅仅依靠养老金和自己积攒的财产，相当大比例老年人的生活水平将处于贫困线之下，尤其对于农村老年人更是如此。

在发达国家，老年人通常比中青年人有钱，经济支持的净方向通常是老年人支持自己的中青年子女，但是在我国，经济往来的方向总体来说是反的，即老年人得到子女的支持。这种模式有城乡差异：城市总体上跟发达国家类似，是父母支持子女，而农村是子女支持父母。在未来相当长的时期内，我国老年人的养老总体来说是靠子女支持。

长期照护保险的前景

目前，由于家庭照料的可得性依然很强，因此对商业康养护理产业的需求有限，这解释了为什么大量养老机构难以获得有支付意愿的消费者。不过，随着独生子女年代的父母进入老年阶段，以及家政护理人员的工资不断升高，家庭养老向社会养老转变这一趋势必然发生。但是，未来的养老模式并不是以机构养老为主，即使在发达国家，养老的主体也仍然是家庭。因此，我国政府设定了一个目标，即未来只有3%—4%的老年人通过机构养老，其余的老年人居家养老。无论是居家养老还是机构养老，期望子女亲自照料都是一个奢想。从数据看，失能老年人的子女大多处于50—60岁年龄段，他们大多数仍在就业。尤其是农村老年人的成年子女，自己的家庭仍然面临生活压力，很难放弃就业回家照料老人。因此，长期照料对所有人都是一个很大的财务风险。近年来，政府开展了社会保险筹资模式试点。2016年7月，人社部发布《关于开展长期护理保险制度试点的指导意见》，在15个城市展开试点，并把吉林和山东两省作为国家试点的重点联系省份。按照初步规划，长期护理保险制度原则上主要覆盖职工基本医疗保险的参保人群，也有部分城市拓展至居民保险参保人群，资金来自年度医疗保险缴费。2020年9月，国家医保局会同财政部发布《关于扩大长期护理保险制度试点的指导意见》，将长期护理保险试点扩大到了49个城市。在具体的实施框架上，试点城市在资金筹集、服务供给和政企合作等方式上有各自的特点和差异。

长期护理保险试点过程中暴露出了一些问题，主要的挑战有三方面。第一，由于试点都是局部施行，因此受益人只能在本地享有护理保障，无法携带。这种地区碎片化的筹资模式，无法解决老年人随子女迁移的问题。如果老年人因此而留在当地，就阻碍了子女履行照料责任，反而加重了社会照料的负担。解决这个问题要求长期护理保险在全国层面统筹。第二，筹资和支付水平设计缺乏长期考虑。目前，由于我国人口老龄化程度尚轻，并且从农村吸收了大量年轻人参加职工医疗保险，因此长期护理保险受益人数少，在参保人众多而受益人稀少的情况下，很容易形成财务充足的假象，导致政府制定过高的给付标准，而使得未来不可持续。因此长期护理保险试点的成败不能根据短期财务状况评判，必须对未来的失能趋势进行合理评估，达到精算平衡。第三，目前大部分地区的筹资来源是职工医疗保险，医疗保险和长期护理保险目标不同，应该对两者的责任做一个区分，否则未来可能对职工医疗保险带来巨大的资金风险。

如何维护家庭照护的模式

我国的传统观念是家庭养老。由于亲情的维系,家庭照料的照护质量平均来说更高,而且由于省去床位费,家庭照料也具备成本低的优势,因此,即使有长期照护保险的发达国家,政府也鼓励老人居家养老。2021年11月,中共中央、国务院发布的《关于加强新时代老龄工作的意见》中,要求"鼓励成年子女与老年父母就近居住或共同生活",体现了维护家庭照护模式的思路。就近或者共同居住如何实现?如果要求子女回乡照顾,机会成本非常高。为了应对人口老龄化,我国未来将进一步推迟退休年龄,这使得子女回乡的模式更加行不通,未来主要的照料模式将是父母搬到子女工作的地区,而不是相反。我国一直以来存在阻止老年人迁移的制度障碍,主要体现在医疗保险的可携带性较差,相比于在本地就医,外出就医的报销比例低很多。老年人对医疗服务存在刚性需求,外出就医造成的医疗成本上升阻碍了很多人迁移的脚步。我国目前在异地医疗方面迈出了很大的步子,解决了住院报销的难题,门诊报销的问题也有望很快得到解决,但是外出就医困境的出路根本上还是建立全国统筹的医疗保险体系。

参考文献

Zhao, Y., et al., *China Health and Retirement Longitudinal Study Wave 4 User's Guide*, National School of Development, Peking University, 2020.

后 记

2021年12月22日,正值北京大学全球健康发展研究院成立一周年之际,"北京大学全球健康发展论坛2021:低碳经济转型中的人类健康与医药创新"在北京大学中关新园成功举办。北京大学副校长王博代表北京大学致欢迎辞,第十二届全国政协副主席、中国科协技术协会名誉主席、北大全球健康发展研究院国际顾问委员会联席主席韩启德院士,澳大利亚前总理陆克文(Kevin Michael Rudd),中国医学科学院北京协和医学院院校长、中国工程院副院长王辰院士,国家气候变化专家委员会名誉主任、科技部前副部长刘燕华,北京大学全球健康发展研究院理事会主席詹启敏院士在论坛开幕式上致辞。

来自国内外的专家学者和意见领袖以线上、线下多种形式参与此次论坛,共襄盛会,就国内、国际社会高度关注的人类健康卫生系统优化思路与全球气候变化应对举措分享真知灼见。他们包括全球健康、卫生经济、医药创新、公共卫生、环境科学等相关领域的国内外学界、政界及非政府组织专家、企业代表,以及北京大学全球健康发展研究院的师生。

论坛开幕式由北京大学国家发展研究院博雅特聘教授、全球健康发展研究院院长刘国恩教授主持。开幕式后,大会以"后疫情时代的健康发展""绿色低碳发展中的人类健康""医药创新与可持续发展"三个主题展开分论坛讨论,分别由北京大学经济学院、全球健康发展研究院副院长秦雪征教授,北京大学国际关系学院、全球健康发展研究院副院长张海滨教授,中国外商投资企业协会药品研制和开发工作委员会(RDPAC)执行总裁康韦主持。三个环节均以主旨演讲和圆桌论坛环节呈现，与会专家以恳切的姿态、广博的视野、深刻的洞见与详实的论述为后疫情时代低碳经济社会建设与人类健康发展建言献策，在热烈、友好的氛围中进行积极讨论与深度对话，现场精彩纷呈。

人类健康水平与全球气候变化息息相关，伴随碳排放与全球变暖引发的人类健康问题成为共识，全球健康、生态平衡与低碳经济转型发展议题的紧迫性日益凸显，而在新冠疫情不断冲击的全球大环境下，如何用系统性的绿色低碳发展思路审慎地优化人类健康卫生体系，从而提升人群健康水平，是本次论坛关注的重点，也是北京大学全球健康发展研究院助力健康中国战略、提升全球健康水平的有力实践。

论坛着眼于健康中国战略与双碳战略目标，围绕气候变化、环境保护与人类健康议题，旨在探讨后新冠疫情时代人类的健康发展走向，深入分析绿色低碳与人类健康的关系，分享医药创新撬动发展的研究进展与阶段性成果，探索医药产业创新促进低碳经济转型的路径。新冠疫情使人类命运紧密交织，而重大非传染性疾病、气候变化等人类健康面临的长期艰巨的挑战也应受到关注。与会嘉宾普遍认为，各领域应携手共进，采取战略性、整体化的行动来捍卫健康权利，提高健康收益，集中力量攻克人类健康面临的共同难题；在疫情防控常态化的背景下，着眼于高质量发展要求下的重点任务，优化体制机制，使前景广阔、潜力巨大的医疗健康创新领域充分释放溢出效应，在绿色发展、低碳经济、医药创新等领域开展更加深入务实的合作，共同承担责任，为全球环保和健康事业做出努力。

此次论坛由北京大学全球健康发展研究院主办。2020年，新冠疫情全球大流行，在严重威胁人类健康的同时，导致各国的经济增长、社会稳定以及全球治理面临空前危机。北京大学全球健康发展研究院恰逢其时，成立于2020年12月22日，旨在聚集经济与管理、公共卫生与医学、国际关系与外交、人口与环境、数据与信息等多学科的力量，以跨越国界的视角把全球健康置于人类发展的框架，以"同一世界、同一健康"为核心理念，通过科学研究、智库服务、人才培养、产教融合，以及国际交流，探索人类健康重大议题的应对方案，推动中国积极参与全球治理，促进创新科技成果的转化，打造具有国际性和前瞻性的创新生态平台,提供全球健康公共产品,助力构建人类健康共同体,推动中国更好地融入世界包容性发展的文明进程,促进人类共同发展和健康福祉。成立以来,全球健康发展研究院始终坚持国际视野与一流水准,充分发挥学科交叉优势,锐意进取,拓展合作,积极服务人民健康与社会经济,高效推进全球健康与可持续发展。

此次论坛将为后新冠疫情时代下的医药卫生创新与绿色低碳经济转型提供启示与思路。为纪念北京大学全球健康发展研究院成立1周年,同时将论坛中专家的精彩观点与宝贵建议刊印留存、扩大传播,经过细化梳理、高度凝练,在专家本人确认并同意的前提下,形成本书,从而进一步分享论坛智慧,提升学术影响,为绿色低碳经济下的医药创新发展贡献力量。

北京大学全球健康发展研究院